NOUVEAUX ÉLÉMENTS

DE LA SCIENCE DE L'HOMME.

TOME PREMIER.

ANDRAL. Cours de pathologie interne, professé à la Faculté de médecine de Paris, recueilli et publié par M. le docteur Amédée Latour. 2ᵉ édit. refondue, 1848, 3 vol. in-8.   18 fr.

ANDRY. Manuel pratique de percussion et d'auscultation. 1845, 1 vol. gr. in-18.   3 fr. 50 c.

AUBER (Ed.). Hygiène des femmes nerveuses, ou Conseils aux femmes pour les époques critiques de leur vie. 1844, 2ᵉ édit., 1 vol. gr. in-18.   3 fr. 50 c.

AUBER (Ed.). Esprit du vitalisme et de l'organicisme, ou Examen critique des doctrines médicales des écoles de Paris et de Montpellier. 1855, in-8.   2 fr.

AUBER (Ed.). Guide médical du baigneur à la mer. 1851, 1 vol. in-18.   3 fr. 50 c.

AUBER (Ed.). Traité de la science médicale (histoire et dogmes), comprenant un précis de méthodologie ou de médecine préparatoire; un résumé de l'histoire de la médecine, suivi de notices historiques et critiques sur les écoles de Cos, d'Alexandrie, de Salerne, de Paris, de Montpellier et de Strasbourg; un exposé des principes généraux de la science médicale, renfermant les éléments de la pathologie générale. 1853, 1 volume in-8 de 660 pages.   8 fr.

AUBER (Ed.). Institutions d'Hippocrate, ou Exposé dogmatique des vrais principes de la médecine, extraits de ses Œuvres; renfermant : les dogmes de la science et de l'art, l'histoire naturelle des maladies, les règles de l'hygiène et de la thérapeutique, les éléments de la philosophie médicale et les premiers tableaux des maladies; précédées d'une notice historique et critique sur les livres hippocratiques et suivies d'une dissertation philosophique sur l'hippocratisme. 1858, 1 vol. in-8. *(Sous presse.)*

BARTHEZ et RILLIET. Traité clinique et pratique des maladies des enfants. 1853, 3 vol. in-8, 2ᵉ édition considérablement augmentée.   25 fr.

BAYLE, médecin de l'hôpital de la Charité et de S. M. l'Empereur Napoléon 1ᵉʳ. Traité des maladies cancéreuses, revu, augmenté et publié par M. Bayle, agrégé de la Faculté de Paris. 1834-1839, 2 vol. in-8.   5 fr.

BAYLE. Éléments de pathologie médicale, ou Précis de médecine théorique et pratique, écrit dans l'esprit du vitalisme hippocratique. 1856-57, 2 vol. in-8.   14 fr.

BECQUEREL. Des applications de l'électricité à la thérapeutique médicale et chirurgicale. 1857, 1 vol. in-8, fig.   5 fr.

BECQUEREL. Traité clinique des maladies de l'utérus et de ses annexes. 1858, 1 vol. in-8, fig. *(Sous presse.)*

BECQUEREL et RODIER. Traité de chimie pathologique appliquée à la médecine pratique. 1854, 1 vol. in-8.   7 fr.

BRICHETEAU. Traité sur les maladies chroniques qui ont leur siége dans les organes de l'appareil respiratoire (phthisie pulmonaire, affections diverses du poumon. Maladies catarrhales, asthme). 1852, 1 vol. in-8.   8 fr.

Beauvais. — Imp. d'Ach. Desjardins.

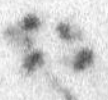

NOUVEAUX ÉLÉMENTS

DE LA

SCIENCE DE L'HOMME

PAR

P. J. BARTHEZ,

Médecin de S. M. l'Empereur Napoléon Ier ;
Chancelier de l'Université de Médecine de Montpellier ;
Professeur honoraire de l'École de Médecine de la même ville ; Membre
de l'Académie des Sciences et de l'Académie des Inscriptions et Belles-Lettres de Paris ;
Membre des Académies des Sciences de Berlin, de Stockholm,
de Gottingue, de Lausanne, etc. ;
Correspondant de l'Institut National de France, etc.

Troisième Édition,

AUGMENTÉE

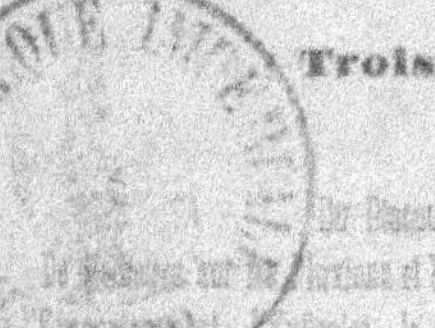

D'un Discours sur le Génie d'Hippocrate ;
De plusieurs sur les Fractures et les Coliques Hépatiques, sur la Thérapeutique des Maladies,
sur l'Homœopathie, la Fascination, le Pouls, la Fièvre, la Vie des Animaux ;

COLLATIONNÉE ET REVUE

Par M. E. Barthez,

Médecin de S. A. le Prince Impérial et de l'Hôpital Sainte-Eugénie, etc.

TOME PREMIER.

PARIS

GERMER BAILLIÈRE, LIBRAIRE-ÉDITEUR,

17, RUE DE L'ÉCOLE-DE-MÉDECINE.

LONDRES ET NEW-YORK,	MADRID
H. BAILLIÈRE.	CH. BAILLY-BAILLIÈRE.

1858.

AVIS DE L'ÉDITEUR.

Les débats qui ont eu lieu, en 1855, à l'Académie impériale de Médecine, à propos du *vitalisme*, nous ont donné la pensée de faire réimprimer l'ouvrage le plus important qui ait été publié en France pendant le dix-huitième siècle, sur la philosophie médicale, par un homme dont on ne doit jamais parler qu'avec vénération et reconnaissance, comme d'un savant de premier ordre dont le nom fait époque dans l'histoire de la Médecine; nous avons nommé *P. J. Barthez* et les *Eléments de la Science de l'Homme.*

La *première édition* des *Eléments de la Science de l'Homme* parut en 1778, en 1 vol. in-8. Elle produisit une grande sensation dans le monde philosophique et médical.

La *deuxième édition* fut publiée en 1806, en 2 vol. in-8, avec des notes très-nombreuses inspirées à l'auteur par ses méditations pendant vingt-huit ans sur les mêmes sujets.

Cette *troisième édition* est conforme à la deuxième pour le texte, les notes, et même la ponctuation.

M. le docteur E. Barthez, petit neveu de l'auteur,
s'est chargé de corriger les épreuves et de collationner
les textes. Son intention est de mettre en tête de cette
troisième édition une appréciation de l'Esprit philosophique qui règne dans les ouvrages de son grand oncle,
et surtout dans *les Eléments de la Science de l'Homme*;
mais, à cause de ses nombreuses occupations, il se
trouve forcé d'ajourner ce projet.

Quelques améliorations ont été apportées dans cette
troisième édition. Les *notes*, mises à la fin de chaque
volume, et difficiles à trouver, ont été placées au bas
des pages du texte qui s'y rapporte. La *table analytique*
qui terminait le second volume a été mise, comme *sommaire*, en tête de chaque chapitre ou section.

Enfin, cette *troisième édition* a été augmentée de Mémoires et d'Articles dont quelques-uns, peu connus, ont
été publiés par P. J. Barthez, dans *les Mémoires de la
Société médicale d'Emulation*, dans l'*Encyclopédie* de
Diderot et d'Alembert, et dans d'autres Recueils scienti-
fiques. Voici l'indication de ces diverses publications :

1° Discours sur le génie d'Hippocrate;

2° Théorie des maladies goutteuses et rhumatismales,
— principes généraux sur les méthodes du traitement
des maladies; — application de ces principes à la formation des méthodes du traitement des maladies goutteuses et rhumatismales;

3° Mémoires sur les fluxions;

4° Observations sur les coliques iliaques qui sont essentiellement nerveuses ;

5° Évanouissement ;

6° Extispice ;

7° Fascination et faune ;

8° Femme ;

9° Force des animaux.

Nous avons pensé que les lecteurs nous sauraient bon gré d'avoir réuni ces divers Mémoires de P. J. Barthez, qui se font remarquer, dit M. Lordat, par une érudition profonde, par une instruction vaste et solide, par une sorte d'intrépidité avec laquelle l'auteur aborde les points les plus problématiques de la science, par un grand désir de ramener aux lois générales les faits rares et singuliers, par la gravité du style, et par une concision poussée quelquefois jusqu'au défaut.

G. B.

1er Mars 1858.

DISCOURS PRÉLIMINAIRE (1).

Sommaire. — La Science de l'Homme est du plus grand intérêt par elle-même, et par rapport à l'art de guérir; indépendamment de son utilité dans la Morale et dans la Métaphysique. — Lenteur de ses progrès. — La cause en est dans l'oubli qu'on y a fait des règles fondamentales de la vraie Méthode de philosopher. — Nécessité d'y renouveler le corps entier de la Doctrine, d'après les vrais Principes de cette Méthode. — But de cet Ouvrage. (C'est à tort qu'on a prétendu que l'Auteur expliquait dans cet Ouvrage tous les phénomènes de la vie dans l'Homme, par la seule action d'un être désigné sous le nom de Principe Vital. — Motifs qui ont empêché l'Auteur de répondre aux Critiques. — Vanité et existence éphémère des discussions polémiques. — Succès général, quoique tardif, de cette nouvelle Doctrine. — Comparaison de la Seconde Edition de cet Ouvrage avec la Première. — Développements et éclaircissements nombreux dans cette Seconde Edition, qui faciliteront l'intelligence de la Doctrine de l'Auteur.) (2)

La Science de l'Homme est la première des sciences, et celle que les Sages de tous les temps ont le plus recommandée.

Ils ont eu sans doute principalement en vue la connaissance des facultés intellectuelles et des affections morales de l'homme. Mais cette connaissance ne peut être assez exacte et lumineuse,

(1) Note générale. — Dans le Discours préliminaire de ma *Nouvelle Mécanique des Mouvements de l'Homme et des Ani-*

(2) Les parties de ce sommaire, qui sont renfermées entre deux parenthèses, se rapportent aux notes correspondantes aux endroits du texte dont l'extrait précède immédiatement.

si l'on n'est très-éclairé sur le Physique de la Nature Humaine.

Indépendamment de son utilité dans la Métaphysique et la Morale, la Science de l'Homme physique présente à la curiosité un aussi grand attrait

maux (aux pages IV et V), j'ai exposé le sort qu'ont eu mes *Nouveaux Eléments de la Science de l'Homme*.

J'ajouterai seulement ici que les critiques que divers Journalistes firent d'abord de ces Eléments, portaient entièrement à faux et avaient un vice radical.

Ce vice consistait à soutenir que dans cet Ouvrage *j'expliquais* tous les phénomènes de l'homme vivant, par l'action d'un Principe Vital : force universelle que j'avais imaginée et ajustée à toutes les fonctions de la vie corporelle.

Mais il faut que ces journalistes (tels, par exemple, que MM. Blumenbach et Tode) n'aient pas su ou voulu reconnaître, ce qui est évident pour tout lecteur attentif de mes Nouveaux Eléments : que je n'y ai jamais employé le nom de Principe Vital, pour *expliquer* aucun des phénomènes de la vie; mais uniquement pour rendre facile et sûre la formation de nouveaux résultats de ces phénomènes, que je me suis attaché à combiner d'une manière plus simple, plus générale, et partant plus utile qu'on n'avait fait avant moi.

Plusieurs motifs m'ont d'ailleurs constamment éloigné de réfuter ceux des Journalistes, qui m'ont été contraires.

J'ai une sorte de paresse, qui jusqu'ici n'a pu céder qu'au désir de rendre mes travaux utiles; et je regarde comme la chose du monde la plus vaine, de perdre du temps dans des discussions polémiques; tandis que le temps de notre vie est si court, et doit nous être si précieux.

Un autre motif de ne pas répondre à ces critiques, est qu'elles sont nécessairement éphémères par leur nature, soit qu'elles s'attachent à un bon ou à un mauvais ouvrage.

Il arrive très-souvent que des Journalistes, qui se sont donné la mission de juger les Auteurs, ne peuvent se faire confirmer ce droit par le Public, qu'en flattant sa malignité; et ils ont plu-

qu'aucune autre science, et elle acquiert le plus grand degré d'intérêt, lorsqu'on voit qu'elle fait la base des connaissances nécessaires à l'art de guérir.

Quelque importante que soit la Science de

sieurs moyens de servir son injustice, et leur propre jalousie, en dépréciant les bons Ouvrages.

Le plus simple de ces moyens est d'extraire seulement d'un Livre quelques traits dont les défauts semblent être saillants; et de présenter l'ensemble de l'Ouvrage, d'une manière tellement sèche et décharnée, qu'il est impossible de juger quels sont le caractère, le genre d'utilité, et le degré de mérite de sa composition.

Lorsque leur mauvaise volonté se manifeste par des objections générales et supercielles, qu'ils avancent impunément, sans les préciser et les raisonner; il faut (ainsi que l'a très-bien dit Reid) les regarder comme trop au-dessous de soi pour y arrêter son attention.

Si le sort de la Doctrine contenue dans cet Ouvrage n'a pas été d'abord complètement avantageux, les temps qui ont suivi lui ont été plus favorables. Il me paraît qu'on est assez généralement convenu depuis, de ce qu'a dit M. Roussel (dans la *Clef du Cabinet des Souverains*, n° 706, du 6 nivose an vu); que mes idées sur la nature et les facultés du Principe Vital sont devenues celles de plusieurs Savants distingués; et qu'on les retrouve dans leurs ouvrages, sous des expressions plus ou moins différentes.

En France, quelques Écrivains récents ont copié, sans me citer, plusieurs endroits de mes Nouveaux Éléments; qu'ils n'ont pas même toujours bien entendus, quoiqu'ils aient pu s'aider des interprétations que j'en avais données dans mes Leçons publiques à Montpellier.

J'indiquerai dans les Notes suivantes plusieurs des emprunts de cette sorte dont j'ai à me plaindre.

Il doit m'être permis de réclamer, quand je le juge à propos, mes droits de propriété, sur tel ou tel point de Doctrine. Sans

l'Homme, ceux qui l'ont cultivée profondément
sont forcés de reconnaître qu'elle a fait peu de
progrès jusqu'à présent, et même beaucoup moins

ces réclamations, il ne serait pas impossible que dans la suite,
on ne m'imputât, ou d'avoir insisté sur des dogmes qui après
m'avoir été propres seraient devenus communs; ou même
d'avoir dérobé ces dogmes à ceux qui sont mes plagiaires (a).

Ces Écrivains me citent quelquefois, par rapport à des
idées accessoires; mais très-souvent ils exposent, sans me citer,
des propositions fondamentales, dont je suis le seul Auteur; en
conservant même les preuves principales que j'en ai données.

On voit qu'un tel procédé est d'une grande injustice, soit
qu'on veuille seulement ôter à un Auteur les vues nouvelles,
et les assertions démontrées qui sont à lui; soit qu'on ait encore
l'intention de s'en faire attribuer la découverte par des gens
peu instruits.

On devrait, au contraire, se faire honneur de se conformer
à cette maxime de Pline l'ancien (dans la Préface de son Histoire
Naturelle) : *est benignum et plenum ingenui pudoris, fateri per
quos profeceris* : il est d'un homme d'un bon naturel, et dont
les sentiments pleins de loyauté ne peuvent souffrir de blâme,
d'avouer qui sont ceux à qui il doit ses progrès dans les
Sciences (b).

Je finirai cette Note en disant un mot de cette seconde Édition
de mes Nouveaux Éléments, comparée à la première.

On m'a accusé d'avoir manqué de clarté dans cet Ouvrage; et
je conviens qu'il n'a pu être facile à entendre, pour ceux qui

(a) Je dirai d'ailleurs comme Isocrate *(Epist. VI, p. 419, Edit.
Henr. Stephani, 1593)* : il y aurait de la sottise à moi (ατοπον υοη),
lorsque je vois des gens qui se servent des choses que j'ai dites le
premier, de m'abstenir seul de les répéter.

(b) Apulée rapporte *(Floridor. L. IV.)* que Thalès ayant fait part
d'une de ses découvertes à Mandrayte, celui-ci souhaita pouvoir le
récompenser de cette communication; et que le sage Thalès lui dit
alors : Je serai assez récompensé, si lorsque vous communiquerez
à d'autres cette chose nouvelle, vous ne vous attribuez point de
l'avoir trouvée vous-même, mais vous publiez que j'en suis l'inventeur.

à proportion que n'en ont fait d'autres sciences utiles.

La cause de cette différence me paraît être

n'ont pu ou voulu l'étudier, avant de le juger. J'avais destiné cet abrégé de ma Doctrine sur la Science de l'Homme, à des lecteurs bien informés de l'état de cette Science, dans laquelle j'ai eu l'intention de faire de nouveaux pas.

La seule clarté qu'on a droit d'exiger dans de tels Ouvrages, est celle qui est attachée à la netteté et à la précision des expressions; surtout lorsqu'on présente des suites de conséquences enchaînées l'une à l'autre. Les expressions qui n'ont point ces qualités, font concevoir les raisonnements, d'une manière ou fausse ou incertaine, qui fait manquer l'instruction dans les points correspondants; et c'est un défaut sensible dans plusieurs endroits de tels Éléments, qui d'ailleurs ont été composés par des savants d'un grand mérite.

Dans cette seconde Édition, mes Principes seront exposés avec de nombreux développements, qui en faciliteront l'intelligence aux lecteurs; et avec des éclaircissements, que m'ont indiqués mes méditations sur les mêmes sujets, dans l'espace d'environ trente années qui se sont écoulées depuis la première Édition.

Il est utile que la composition des parties d'un Ouvrage qu'on désire de rendre classique, soit faite à plusieurs reprises, séparées par des intervalles de temps assez longs. Lorsqu'on part toujours des mêmes bases sur lesquelles on s'est affermi par degrés; avec des renouvellements fréquents des forces de l'intelligence, on parvient d'autant plus facilement à découvrir, dans chaque sujet particulier que l'on traite, des vérités ignorées ou peu connues, et à compléter leurs développements.

Les résultats des dogmes fondamentaux d'une Doctrine nouvelle, quoiqu'ils aient été saisis par un aperçu général, lorsqu'on a conçu le corps de cette doctrine; prennent constamment plus de solidité et d'étendue, après que les dogmes particuliers dont ces résultats sont formés, ont été plusieurs fois discutés profondément, et combinés sous diverses faces.

qu'on a négligé, dans l'étude de l'homme, les
règles fondamentales de la vraie Méthode de Philosopher.

On ne peut attendre de grands progrès dans
une science où la Méthode Philosophique a été
négligée, que lorsqu'on y renouvelle le corps entier
de la doctrine, conformément aux vrais principes
de cette méthode.

C'est ainsi que le vice essentiel de la manière de
philosopher, qui régnait au temps de Bacon, avait
rendu nécessaire une semblable réforme dans les
sciences, et faisait dire, avec juste raison, à ce
philosophe : « C'est en vain qu'on espère de grands
» accroissements dans les sciences, lorsqu'on se
» borne à y sur-ajouter ou à enter les connais-
» sances nouvelles sur les anciennes : mais il faut
» en reconstruire le système entier, depuis leurs
» premiers principes, si l'on ne veut y être tou-
» jours borné à un mouvement comme circulaire,
» qui ne permet que des progrès presque insen-
» sibles (1). »

Je me propose de donner dans cet Ouvrage, un
essai de la forme nouvelle que doit prendre la
Physiologie, ou la Science de la Nature Humaine.

L'objet de ce Discours Préliminaire est de rendre

____

(1) *Frustra magnum expectatur augmentum in scientiis
ex superinductione et insitione novorum super vetera : sed
instauratio facienda est ab imis fundamentis, nisi libeat
perpetuo circumvolvi in orbem cum exili et quasi contem-
nendo progressu.* Bacon, Nov. Org. Aphor. XXXI.

plus sensible la nécessité de cette réforme, et d'annoncer la manière dont je me propose de la commencer.

Je partagerai ce Discours en trois Sections.

Dans la Première, j'exposerai ce que je pense sur les principes fondamentaux de la Méthode de Philosopher dans les Sciences Naturelles.

Dans la Seconde, j'indiquerai combien s'éloignent de ces principes, les sectes les plus célèbres dans la Science de l'Homme.

Dans la Troisième, je marquerai comment la doctrine de cet Ouvrage sera conforme à ces vrais principes de la Méthode Philosophique.

PREMIÈRE SECTION.

DES PRINCIPES FONDAMENTAUX DE LA MÉTHODE DE PHILOSOPHER DANS LES SCIENCES NATURELLES.

SOMMAIRE. — La recherche des causes des phénomènes de la Nature, en tant qu'elles peuvent être connues par l'expérience, est l'objet de la Philosophie Naturelle. — L'expérience ne peut manifester que l'ordre dans lequel se succèdent les phénomènes, les règles que suit leur production, et non ce qui constitue la nécessité de cette production. — Ces causes, ainsi connues par leurs lois, peuvent être indifféremment appelées Principes, Forces, Facultés. — (On ne peut rien dire que d'hypothétique sur l'essence de l'action de ce qu'on appelle cause, ou sur les rapports nécessaires des causes avec leurs effets.)

Les causes expérimentales sont trop nombreuses dans les premiers pas de toute Science Naturelle. Leur nombre diminue peu à peu, par la découverte d'une loi plus générale de succession commune à des phénomènes analogues, qui lie deux de ces causes. — Ce nombre ne doit être ni trop étendu, comme il l'était chez les Anciens, qui d'ailleurs définissaient certaines causes par des affections morales; ni trop resserré à l'exemple des Modernes, qui ont voulu rapporter toutes les forces motrices à la seule force de communication du mouvement par l'impulsion. — Avantages de l'admission de plusieurs sortes de causes : exemple tiré des affinités chimiques, et de l'attraction. — Danger de l'introduction dans une Science Naturelle, d'hypothèses non déduites des faits propres à cette Science.

Il est utile d'employer le nom d'une faculté expérimentale, comme si cette faculté était connue : cette expression indé-

terminée abrégeant ainsi le calcul analytique des phénomènes.
— Les analogies qu'on tire par induction des faits relatifs a
chaque cause expérimentale, conduisent à la découverte des
lois secondaires de cette cause; et chacune de ces lois est à
son tour la clé d'un nouvel ordre de faits. (L'emploi de l'induction fut pratiqué de tous les temps, dans les Sciences de faits.
— Nécessité d'être sévère dans l'emploi de ce moyen. — L'induction peut être détruite par une circonstance qui vient à la
traverse dans une expérience; aussi aisément qu'un terme
ambigu peut mettre un syllogisme en défaut.)
Emploi successif d'une Méthode analytique, et d'une Méthode
synthétique. — Sens différents des noms de ces Méthodes. —
Abus que Condillac a fait de la Méthode analytique, où il
comprend aussi la Synthése.

La Philosophie Naturelle a pour objet la recherche des causes des phénomènes de la Nature ;
mais seulement en tant qu'elles peuvent être connues d'après l'expérience.

L'expérience ne peut nous faire connaître en
quoi consiste essentiellement l'action d'une de ces
causes quelconques (comme, par exemple, celle
du mouvement des corps qui est produit par l'impulsion) : et elle ne peut manifester que l'ordre
et la règle que suivent, dans leur succession, les
phénomènes qui indiquent cette cause.

On entend par cause ce qui fait que tel phénomène vient toujours à la suite de tel autre ; ou ce
dont l'action rend nécessaire cette succession qui
est d'ailleurs supposée constante.

Lorsque l'homme voit qu'un tel phénomène succède constamment à tel autre, il est généralement
porté à croire que le phénomène qui précède a une

force productrice du second; quoiqu'il ne puisse comprendre la nécessité d'action qu'il attribue à cette force productrice.

L'idée de la force nécessaire qu'un phénomène a pour en produire un autre, qu'on voit lui succéder constamment, n'est point sans doute une idée innée : mais elle est une notion que l'homme est porté à se former spontanément, à l'occasion des idées qui nous viennent par les sens.

Les phénomènes de la Nature ne peuvent nous faire connaître la *causalité* (1) ou l'action néces-

(1) Deux considérations doivent faire reconnaître la vérité de ce principe que j'avance : que dans la Philosophie Naturelle, il ne faut point chercher d'autres causes des phénomènes, que celles qui sont expérimentales, ou qui déterminent l'ordre de succession de ces phénomènes par les résultats de l'expérience.

La *Première* est que, par rapport aux causes prochaines qu'on peut vouloir assigner à ces causes expérimentales (comme par exemple à la gravitation), on n'en peut rien affirmer qui ne soit hypothétique, ou qui n'aille au-delà des faits.

La *Seconde* est que l'on peut d'autant moins introduire dans la Philosophie Naturelle, d'autres causes que celles qui sont données directement et immédiatement par les faits ; que l'on ignore absolument ce qui constitue l'essence de l'action de ce qu'on appelle *cause*, ou ce qui rend cette cause nécessairement productrice de l'*effet* qu'on lui rapporte.

Cette seconde considération est celle que j'ai indiquée dans cet endroit du texte, et que je vais m'arrêter à développer davantage.

Nous ne pouvons dire en quoi consiste la *causalité*, c'est-à-dire la puissance que nous attribuons à une *cause* quelconque, pour produire infailliblement ce que nous regardons comme son *effet*.

Hume a dit avec raison (Essais sur l'*Entendement Humain*,

saire des causes dont ils sont les effets; mais seulement nous manifester l'ordre dans lequel ils se succèdent; nous dire quelles sont les règles que suit la production de ces effets, et non ce qui constitue la nécessité de cette production.

De là il suit que dans la Philosophie Naturelle, on ne peut connaître les causes générales que par les lois que l'expérience réduite en calcul a découvertes dans la succession des phénomènes. On peut donner à ces causes générales, que j'appelle expérimentales, ou qui ne sont connues que par

pag. 157-8) : Il ne paraît pas qu'aucune opération corporelle, ni aucune action de l'âme sur ses propres facultés ou sur ses idées, puisse nous faire concevoir la force agissante des causes, ou le rapport nécessaire qu'elles ont avec leurs effets.

Dans la succession des phénomènes naturels, rien ne nous présente l'idée de la *causalité*, ou de la liaison nécessaire de la cause avec l'effet. Mais quand la succession d'un phénomène à un autre est constante, l'esprit humain qui l'observe assidument, et qui souvent peut même la prévoir, est porté à croire que ces phénomènes se succèdent parce qu'ils sont enchaînés l'un avec l'autre.

L'imagination qui voit tous les changements comme dépendants d'une action, ou d'un mouvement, rapporte cette liaison intime à l'idée d'un pouvoir nécessaire qui réside dans le phénomène antérieur, et qui agit pour produire le phénomène immédiatement suivant.

L'idée de cette puissance est donc une fiction de l'imagination. Mais l'esprit humain donne à cette puissance, dont l'idée est indéterminée, le nom de *cause*. A force de voir comme constante la signification de ce mot de convention, dont il fait un usage perpétuel; il est enfin entraîné à croire que l'idée même que ce mot désigne a de la réalité.

Nous croyons à la réalité des objets de nos idées, lorsque la

leurs lois que donne l'expérience ; les noms syno-
nymes, et pareillement indéterminés , de principe,
de puissance, de force , de faculté , etc.

Toute explication des phénomènes naturels ne
peut en indiquer que la cause expérimentale. Expliquer un phénomène , se réduit toujours à faire
voir que les faits qu'il présente se suivent dans un
ordre analogue à l'ordre de succession d'autres faits
qui sont plus familiers, et qui dès-lors semblent
être plus connus.

C'est ainsi qu'après avoir trouvé que la pesan-

sensation ou la réflexion nous présentent ces idées de la manière la plus simple possible ; et sans qu'il nous paraisse que
ces idées aient pu être altérées par aucun travail de l'intelligence.

Ainsi lorsque l'homme a la perception de ces idées les plus
simples, il a une conscience intime, et une persuasion la plus
forte, de la réalité de leurs objets ; tels que sont son Esprit et les
Corps.

Si l'on pouvait croire que les notions de ces vérités premières,
ou de sentiment , peuvent être des illusions ; c'est vainement
qu'on emploierait une démonstration quelconque, pour donner
à l'homme la certitude de son existence , et de celle des corps.

La démonstration que Descartes a prétendu donner de son
existence, en disant : *Je pense, donc je suis* ; renferme une pé-
tition de principe. Quel homme ne douterait pas s'il pense, au
cas qu'il pût douter s'il existe ?

Des hommes du premier ordre ont justement décrié la Métaphysique vulgaire, où ils voyaient qu'on a prétendu démontrer
une infinité de choses dont la démonstration est impossible. Cependant il est tel de ces hommes supérieurs, qui est tombé dans
une erreur semblable, en voulant donner une nouvelle preuve
de l'existence des Corps. Comment la conviction intime où nous
sommes de l'existence des corps laisserait-elle encore à en de-

leur et la force centripète de la Lune suivent une même loi dans leurs effets ; Newton a dit que leur cause commune est la gravitation.

Les progrès de l'Astronomie ont ramené à un petit nombre de causes expérimentales l'immense variété des effets observés dans la Physique Céleste : et la simplicité de ces ressorts nous présente maintenant dans tout son jour la beauté du plus grand spectacle de la Nature.

Dans les premiers pas de toute science naturelle, les causes expérimentales que font connaître les lois observées dans la succession des phénomènes

sirer des preuves ? Et comment resterait-il des moyens de persuader quelqu'un qui résisterait à la plus puissante des persuasions ?

Lorsque les idées des vérités premières, qui sont les plus simples possibles, sont seulement *rapprochées* par l'intelligence qui les compare, cette comparaison ne nous paraît point être un travail de l'esprit qui puisse les altérer ; et les notions résultantes de cette comparaison ont une évidence aussi convaincante, que la notion même de la réalité des objets de ces idées. Telles sont les notions d'égalité, d'inégalité, d'identité ; qui constituent les axiômes.

Ces axiômes, lorsqu'on les applique à des définitions exactes des objets, sont les bases nécessaires de toute démonstration. Mais ils ne sont point susceptibles d'être démontrés ; et il est nuisible aux Sciences de vouloir appuyer par des démonstrations vaines des choses qui sont claires et évidentes par elles-mêmes.

Du Hamel qui en fait la remarque fondée (*De Mente Humand*, pag. 223 4), ajoute que suivant Ramus et d'autres, Euclide même n'est pas exempt de ce vice ; et qu'en effet il n'eût pas dû donner de démonstrations d'une grande partie des Propositions du Cinquième Livre de ses Éléments.

ne peuvent être qu'en grand nombre. Les grands progrès de cette science diminuent le nombre de ces causes expérimentales, en liant deux de ces causes par une troisième, qui est aussi expérimentale : ce qui découvre une loi plus générale de succession entre des phénomènes analogues.

Ainsi les Physiciens sont fondés à regarder le Magnétisme et l'Électricité comme deux causes distinctes. Cependant tout semble annoncer que le progrès des expériences du même genre que celles qu'ont fait Æpinus et mon célèbre ami M. Coulomb, réunira dans la suite ces deux causes en une troisième, qui produit tous leurs effets par des modifications différentes.

L'état présent de chaque science naturelle doit y faire reconnaître un certain nombre de causes expérimentales des phénomènes qui s'y rapportent. Il est également nuisible à la marche de cette science, d'y trop étendre le nombre de ces causes, ou de le trop resserrer.

Les Anciens ont eu trop de facilité à multiplier, dans l'étude de la Nature, le nombre des causes expérimentales. Ils ont introduit souvent une cause ou faculté nouvelle, pour rendre raison des phénomènes qu'ils auraient pu expliquer, par leur analogie avec d'autres phénomènes dépendants des facultés qu'ils avaient déjà admises.

Ils ont aggravé encore cette multiplication vicieuse des causes données par l'expérience; lorsqu'au lieu d'énoncer simplement une de ces causes, ils l'ont définie par une affection morale, ou autre qu'ils ont supposée arbitrairement dans un principe inconnu. C'est ainsi qu'ils ont donné pour cause de l'ascension de l'eau dans les pompes, l'horreur du vuide, qu'ils attribuaient à la Nature ou au Principe universel.

Les Modernes ont porté trop loin leurs préjugés sur l'imperfection de la Philosophie ancienne. Elle n'est pas répréhensible pour avoir établi des causes ou des facultés occultes; mais elle l'est pour n'avoir pas limité le nombre de ces facultés d'après l'état présent des connaissances positives sur les résultats des faits.

La plupart des Modernes sont tombés dans un défaut opposé, en diminuant dans les sciences naturelles le nombre des causes expérimentales, fort au-dessous de celui qu'indique l'observation. Quelques-uns d'entre eux ont voulu rapporter toutes les forces motrices des corps à la seule force de communication du mouvement par l'impulsion ; et ils ont ainsi voulu réduire à une seule force les facultés occultes des Anciens, qu'ils croyaient d'ailleurs pouvoir détruire entièrement.

Mais ce n'est qu'en multipliant de vaines hypothèses qu'on peut diminuer à ce point le nombre des causes expérimentales.

C'est pourquoi il est, par exemple, infiniment mieux d'admettre comme autant de causes, les affinités particulières qu'indiquent les phénomènes de la Chimie, jusqu'à ce qu'on ait découvert successivement des principes généraux de ces affinités. C'est inutilement qu'on voudrait expliquer ces phénomènes par des applications arbitraires des lois du seul principe de l'attraction, lorsqu'elle a lieu entre les particules des corps (ainsi que Freind l'a tenté vainement pour expliquer les opérations de la Chimie).

Dans toute science naturelle, les hypothèses qui ne sont point déduites des faits propres à cette science, et qui ne sont que des conjectures sur des affections possibles d'une cause occulte, doivent être regardées comme contraire à la bonne Méthode de Philosopher. Leur introduction ne peut devenir utile que par un hasard heureux, dont les chances sont trop rares.

De ce genre fut le hasard qui conduisit Kepler à découvrir la loi qui est fondamentale en Astronomie : que les quarrés des temps périodiques des révolutions des Planètes sont comme les cubes de leurs distances moyennes au Soleil.

Il pressentait qu'il devait exister une relation constante entre ces distances, et les temps de ces mouvements. Il la chercha d'abord par plusieurs essais arbitraires, en appliquant aux nombres qui expriment ces mouvements et ces distances, des rapports tels que ceux des dimensions des *cinq solides géométriques* qui sont terminés par des polygones réguliers ; et ensuite des rapports tels que ceux qui ont lieu entre des corps *harmoniques* sonores.

Après avoir reconnu, d'après les observations astronomiques, l'inutilité de ces applications de la Musique et de la Géométrie à la Physique Céleste, Kepler poursuivit la même recherche, en comparant des rapports des *puissances*, ou semblables ou diverses, des *nombres* qui expriment les temps des mouvements des Planètes, et leurs distances moyennes au Soleil. Ce fut ainsi que, par des tâtonnements toujours incertains, il réussit enfin à fixer la loi des révolutions de ces Astres, qui depuis a été expliquée par Newton.

Dans chaque science naturelle, on ne doit point se proposer de deviner la Nature par des hypothèses, où l'on emploie des principes étrangers aux faits qui sont l'objet de cette science; d'autant qu'on néglige, ou qu'on altère trop souvent ces faits, selon qu'ils se refusent, ou qu'ils peuvent être pliés à ces hypothèses.

C'est en combinant et en calculant les faits bien observés, qui se rapportent à chaque cause générale ou faculté expérimentale une fois établie; qu'on parvient à la découverte des lois secondaires de cette cause.

Dans la recherche de ces lois secondaires d'une cause ou faculté expérimentale, il est utile d'employer le nom de cette faculté, comme si cet élément était connu : par exemple, le nom de la faculté *plastique* dans les théories des phénomènes de la génération.

Une semblable expression indéterminée (1)
abrége le calcul analytique des phénomènes ; dans
lequel on ne peut lui substituer aucune explication
ou paraphrase qui ne soit hypothétique, et qui ne

(1) La première édition de mes *Nouveaux Eléments* ayant
paru l'an 1778 (en mai), on ne peut pas m'attribuer d'avoir
emprunté rien de ce que j'y ai dit (dans le Discours Préliminaire) sur les causes occultes ; de diverses choses très-ressem-
blantes que M. de Luc (en 1779) et d'autres ont dites depuis sur
le même sujet.

Un nouveau Physiologiste, dans un Ouvrage qui n'a paru
qu'en 1800, y a exposé avec une singulière conformité, la
Doctrine qui m'était propre : ce qu'il eût dû reconnaître.

Ainsi il a dit : « La chose qui se trouve dans les êtres vivants,
» et qui ne se trouve pas dans les morts, nous l'appellerons
» Ame, Archée, Principe Vital ; X , Y, Z, comme les quantités
» inconnues des géomètres. Il ne nous reste qu'à déterminer
» la valeur de cette *inconnue* ; dont la supposition facile,
» abrège le calcul des phénomènes que nous connaissons, et
» de ceux que nous cherchons à connaître. »

Or, j'avais dit dans ce discours préliminaire (page xviii) :
« Je regarde le *Principe de Vie* dont *l'Homme* est animé, comme
» *la cause expérimentale* la plus générale que nous présentent
» les phénomènes de la Santé et des Maladies ; » et j'y avais
dit (page x), « Il est utile d'employer le nom d'une cause ou
» faculté expérimentale , comme si cet élément était connu.
» Une semblable expression indéterminée abrége le calcul ana-
» lytique des phénomènes, etc. »

J'ai depuis confirmé et développé cette Doctrine , non-seulement dans mes Leçons publiques à Montpellier ; mais spécialement dans le *Discours Préliminaire de ma Nouvelle Mécanique
des mouvements de l'Homme et des Animaux* , que j'ai publiée
en 1798. J'y ai dit (à la page ii de ce Discours) : « Les noms des
» *facultés occultes* sont utiles pour simplifier le calcul des phé-
» nomènes , et pour lui donner beaucoup plus d'étendue. Ces
» noms étant alors employés, comme les lettres le sont dans
» l'Algèbre ; aucune opinion préjugée n'entrave la recherche

rende les propositions où on la fait entrer, embarrassées et incertaines.

C'est en formant, par des *inductions* (1) entre les faits qui se rapportent à chaque cause expérimen-

» des causes prochaines et immédiates des faits. L'on arrive
» ainsi d'une manière sans comparaison plus facile et plus
» directe, à des formules, ou *expressions générales des analogies*
» *de ces faits.* »

(1) Ce moyen de l'*induction* d'un fait particulier à un autre, par lequel on reconnaît et détermine une analogie qui peut les lier, a été pratiqué de tout temps par tous ceux qui se sont livrés à des recherches utiles dans les Sciences de faits. Ils ont tous nécessairement formé des inductions, et suivi des Méthodes analytiques.

D'Alembert a très-bien dit (dans l'*Encyclopédie*, art. *Analytique*) : « Quand même les raisonnements qu'on fait sur les
» expériences par la voie de l'induction, ne seraient pas des dé
» monstrations des conséquences générales qu'on en a tirées,
» c'est du moins la meilleure Méthode de raisonner sur ces
» sortes d'objets : le raisonnement sera d'autant plus fort, que
» l'induction sera plus générale. S'il ne se présente point de
» phénomènes qui fournissent d'exception, on peut tirer la
» conséquence générale : par cette voie analytique, on peut
» procéder des mouvements aux forces qui les produisent, ou
» en général des effets à leurs causes, et des causes particulières
» à de plus générales. »

Il est cependant essentiel d'observer que la voie de l'induction ne peut être employée sûrement, non plus que la voie des syllogismes, que par les hommes qui sont doués d'une logique naturelle ; et qu'ainsi l'on n'est pas plus avancé dans l'étude des Sciences des faits, si l'on croit, comme Bacon l'a pensé, que le Principe de l'induction doit être la règle générale de la Logique artificielle.

Baker (dans ses *Réflexions sur les Sciences*) a dit avec raison : Que quelque sûre que la voie de l'*induction* ait pu paraître à Bacon ; une seule circonstance qui vient à la traverse dans une expérience, peut aussi aisément détruire l'*induction*, qu'un terme ambigu peut mettre un Syllogisme en défaut. Il ajoute

tale, des analogies, qui sont d'abord très-limitées, et qu'on généralise successivement de plus en plus; qu'on réussit à découvrir les lois secondaires de cette cause : et chacune de ces lois devient ensuite la clé d'un nouvel ordre de faits, qui dépendent de cette loi, et qu'on n'y avait point rappelés.

Dans cette manière de procéder, pour faire des progrès solides dans la Philosophie Naturelle, il faut donc employer successivement une Méthode Analytique et une Méthode Synthétique.

Cotes et d'Alembert ont bien vu que, suivant Newton (d'après ce qu'il a dit dans la Préface de ses *Principes*), la Méthode *Analytique* consiste à procéder des expériences et des observations sur les phénomènes du mouvement, aux forces qu'emploie la Nature pour les produire, et aux lois les plus simples de ces mêmes forces; et qu'ensuite, par la Méthode *Synthétique*, on explique l'ordre et la disposition d'autres phénomènes qui dépendent immédiatement des premières lois de ces forces, qu'on prend comme déjà connues et constatées (1).

qu'il n'y a qu'à en faire l'essai sur les parties que Bacon a données de l'Histoire Naturelle.

(1) Les noms de Méthode *Analytique* et de Méthode *Synthétique*, ont d'ailleurs été pris en des sens très-différents.

Ainsi en Géométrie on peut résoudre les Problèmes, et démontrer les Théorèmes, soit par la Méthode *Analytique*, dans laquelle on emploie l'Algèbre (ou le calcul des grandeurs en général) ; soit par la Méthode *Synthétique*, ou l'on se sert (comme ont toujours fait les anciens) des lignes même, qui composent les figures, sans représenter ces lignes par des caractères algébriques. (D'Alembert, *Encyclop.*)

Condillac (dans ce qu'il a dit sur l'Analyse en divers endroits

Le développement successif qu'on peut donner aux phénomènes, en les rapportant à des lois qui sont propres à une cause ou faculté expérimentale ; peut seul manifester des liaisons nouvelles entre cette cause et les autres causes ou facultés qui sont données semblablement par l'observation ; préparer la diminution du nombre de ces causes occultes ; et donner à la science entière une face nouvelle et plus lumineuse.

de son *Art de Penser*) a donné à ce qu'il appelle la *Méthode d'Analyse*, un sens si étendu, qu'il y renferme aussi la *Synthèse* ou la recomposition des objets analysés.

La dénomination de Méthode Analytique devient alors si vague, qu'on peut dire qu'on emploie de l'Analyse, dans toutes les opérations par lesquelles on tend à quelque découverte dans la Philosophie Naturelle.

Dans la Méthode que Condillac appelle d'*Analyse*, il n'y a rien qui soit véritablement analytique, que la décomposition, qu'il dit qu'on doit faire d'abord des qualités ou des éléments de l'objet dont on veut connaître la nature.

Mais l'essentiel des procédés qu'il indique ensuite pour la même Méthode, consiste à composer les idées ou notions partielles ainsi acquises, en les comparant par tous les côtés (et surtout sous les rapports favorables à la découverte qu'on a en vue); de manière qu'on épuise, s'il est possible, toutes leurs combinaisons (par addition et soustraction), jusqu'à ce qu'on leur ait fait reproduire complétement l'objet dont on s'occupe.

J'observe en passant, que ce procédé conseillé par Condillac, serait trop vague, trop long, et trop étranger à ce que doit suggérer l'esprit d'invention. La sagacité qui caractérise un inventeur, va beaucoup plus directement à son but : elle lui fait pressentir le choix qu'il doit faire entre les analogies dont sont susceptibles les parties élémentaires de l'objet qu'il a analysé, pour découvrir le lien naturel, qui recompose cet objet par la réunion de telles ou telles de ces parties.

SECONDE SECTION.

DES OBSTACLES QUE LES SECTES LES PLUS CÉLÈBRES DANS LA
SCIENCE DE L'HOMME METTENT AUX PROGRÈS DE CETTE
SCIENCE, EN S'ÉLOIGNANT DES PRINCIPES DE LA BONNE
MÉTHODE DE PHILOSOPHER.

SOMMAIRE. — Insuffisance des explications mécaniques des phénomènes des corps vivants, démontrée par Stahl et les autres
Animistes. — Il est contraire aux faits de regarder avec les
Animistes l'influence de l'âme pensante, comme la seule
cause d'action spontanée dans les corps vivants.
Les forces vitales, qui produisent les diverses fonctions générales et particulières, doivent être rapportées à un seul Principe de la Vie. — Vice de la Doctrine de Van-Helmont, qui
distinguait les vies particulières de chaque organe, de la vie
commune de tout le corps.
Doctrine des Solidistes. — L'énergie des causes d'irritabilité, etc.,
qu'ils admettent, est supérieure à l'intensité des impressions
que les solides reçoivent. — La considération principale qu'on
suit dans cette Doctrine des Antagonismes, ou actions et
réactions mécaniques réciproques des solides, doit être subordonnée à l'étude des déterminations essentielles du Principe de la Vie, indiquées par la seule expérience, et dont les
lois sont d'un ordre transcendant par rapport aux lois de la
Physique et de la Mécanique. — Différences fondamentales en
tous les points, de la Doctrine contenue dans cet Ouvrage,
d'avec celles de Stahl, de Van-Helmont, et les Solidistes, entre
lesquels Bordeu est un des principaux auteurs.

Le plus grand nombre des Physiologistes du
dernier siècle a cru pouvoir expliquer tous les phénomènes de la Physique des animaux, par des

principes de Mécanique ou de Physique générale. Ils ont tâché d'étendre suffisamment par des hypothèses, les suites manifestes d'effets mécaniques que présentent les phénomènes des fonctions de l'économie animale ; et ils n'ont pas voulu reconnaître que les communications des forces vivantes qui produisent ces effets, ne peuvent être rapportées aux lois de l'impulsion.

Cette secte des Mécaniciens a été très-bien réfutée par Stahl et les autres Animistes, dont les opinions sont aussi fort répandues. Ces derniers ont prouvé que les principaux phénomènes de la santé et des maladies ne peuvent être expliqués avec vraisemblance par des mouvements mécaniques. Pour rendre raison de ces phénomènes, ils ont cru qu'il suffisait de recourir à l'influence de l'Ame pensante, qui était la seule cause d'action spontanée dans toutes les parties du corps.

Mais les faits ne démontrent d'aucune manière, que tous les mouvements qui s'exécutent dans le corps vivant (sans être sensiblement dépendants de la volonté), soient causés par le même Etre pensant dont l'influence détermine les mouvements volontaires.

Cela est même d'autant moins probable, que la nature et les facultés essentielles de cet Etre n'ont été jusqu'ici définies que par des notions purement métaphysiques ou théologiques.

Dans l'état actuel de nos connaissances sur l'Homme, on doit rapporter les divers mouvements qui s'opèrent dans le corps humain vivant , à deux Principes différents , dont l'action n'est point mécanique , et dont la nature est occulte. L'un est l'Ame pensante, et l'autre est le Principe de la Vie.

La bonne Méthode de Philosophie dans la Science de l'Homme , exige qu'on rapporte à un seul Principe de la Vie dans le corps humain , les forces vivantes qui résident dans chaque organe, et qui en produisent les fonctions, tant générales, de sensibilité , de nutrition , etc. que particulières, de digestion, de menstruation, etc.

Van-Helmont prétendait que chaque organe du corps humain , comme la matrice , la rate , etc. a une vie qui lui est propre et innée depuis le commencement du fœtus ; et que la vie commune de tout le corps doit être considérée comme distincte, et comme existant séparément de ces vies particulières (1).

Mais rien ne prouve que les causes des fonc-

(1) Van-Helmont dit (*Oper. p.* 696. *in fine Tr. Vita Brevis*) : l'esprit qui a formé les parties du corps, et les a distinguées entr'elles, y a pris aussi des modifications propres à ces mêmes parties produites de la semence ; l'esprit influent y étant déterminé par celui qui est inhérent (*insitus*). Chacune de ces vies particulières (*principiantes*) dans les divers organes (*vel a fœtu initio deinceps, unique membro præsidens assistens rector spiritus (Idem Op. p.* 412) est séparée de la vie commune de l'homme, autant que des choses qui ont des existences différentes (*quæ singulæ (vitæ principiantes) in tantum a vita communi hominis sunt diremtæ, quantum illa quæ diversas habent existentias).*

tions de ces organes ne puissent être rapportées aux facultés d'un seul Principe Vital, modifié et déterminé dans ses opérations par l'organisation propre à chacun d'eux ; et que ces causes particulières doivent exister hors de ce Principe. La supposition de ces êtres fictices ne peut que multiplier vainement le nombre des causes occultes, et le porter au-delà de ce qui peut être utile aux vrais progrès de la Science de l'Homme (1).

Le siècle dernier a produit une secte nouvelle de Médecins, qu'on a désignés communément par le nom de *Solidistes*, qui rejettent la doctrine des Animistes et celle des Mécaniciens. Cette secte s'est fort étendue, et a eu parmi ses partisans des hommes célèbres.

Les divers Auteurs solidistes s'accordent à faire

(1) M. Blumenbach (dans sa *Physiologie*) a fait plusieurs Classes de Forces vitales ; et il a distingué de plus des forces qu'il n'a pu ranger sous ses classes, en les rapportant *à la vie propre* de divers organes, telles que les Forces qui produisent les sécrétions en grande partie, les mouvements de l'iris, et ceux de la matrice, etc.

C'est en suivant la même manière de voir, que j'avais indiquée en cet endroit ; qu'on a depuis objecté avec raison dans un journal allemand (*Allgem. Literatur-Zeitung*, *Mars* 1787. *Col.* 107), contre cette théorie de M. Blumenbach ; qu'il est plus philosophique et plus naturel de ne supposer qu'une force vitale du corps animal ; de considérer les actions diverses des organes, comme des effets de cette force unique, diversement modifiée par la différente structure des parties ; de voir ainsi la force nerveuse comme la fonction de la force vitale dans le cerveau et les nerfs, etc.

dépendre les principaux phénomènes du corps vivant, de la sensibilité, de l'irritabilité, ou bien d'une force innée de ressort de fibres (1).

Ils admettent dans ces causes productives des mouvements des solides vivants, une énergie extrêmement supérieure à l'intensité des impressions que ces solides reçoivent, et qui leur sont extérieures.

D'ailleurs, après avoir exposé des considérations vagues sur les causes ; lorsqu'ils viennent à rendre raison de chaque fonction ou affection du corps vivant, ils ont perpétuellement recours à des hypothèses de tels ou tels ensembles de mouvements qu'ils conçoivent comme étant simplement mécaniques.

Ainsi, ils expliquent les fonctions du corps vivant, par des mouvements de traction ou de ressort que divers organes voisins exercent les uns sur les autres ; par des courants ou suites d'oscillation qui se succèdent dans le tissu cellulaire, et dans les membranes qui lient diverses parties, etc.

La plupart de Solidistes ont pensé que les oscillations des fibres dont ils dérivaient les principaux phénomènes du corps vivant, se propageaient, en partant de certains centres d'efforts qu'ils

(1) On peut voir ce qu'a dit, sur cette force de ressort innée, Baglivi, dans le Premier Livre de son *Specimen de Fibrâ Motrice*, surtout aux Chap. V, VI, VII et VIII.

ont supposés, ou dans la dure-mère avec Baglivi (1), ou dans les viscères de la région épigastrique avec La Case.

Ces opinions singulières ont semblé être appuyées sur des faits qui sont faciles à observer, ou même qui peuvent être sentis par tout le monde. Mais on a donné à l'interprétation de ces faits, qui sont en petit nombre, une extension immodérée : et faute de connaissances assez vastes, on a voulu plier tous les phénomènes de la Nature vivante de l'homme, à des formes qui sont infiniment trop étroites.

La doctrine de ces Solidistes est radicalement affectée d'un vice semblable à celui des théories des Médecins Mécaniciens, tels que Bellini et Boerhaave.

En effet, cette doctrine considère principalement dans les phénomènes de la santé, des *an-*

(1) Baglivi a été le premier Auteur qui ait proposé la théorie de semblables oscillations, comme la clé de la vraie doctrine sur les fonctions du corps humain vivant.

Il a soutenu que la dure-mère ayant un mouvement fort et continuel de systole et de diastole (auquel il a rapporté des faits qu'on sait aujourd'hui dépendre des mouvements de la respiration); ses oscillations s'étendent à toutes les autres membranes, d'autant qu'elles prennent leur origine de la dure-mère; qu'elles excitent et dirigent tous les mouvements des solides et des liquides; et que le jeu perpétuel de ce ressort de la dure-mère dépend de l'équilibre du mouvement *successif* qu'elle imprime de la tête vers les autres parties du corps, et du mouvement *réflexif* de ces parties vers la tête.

tagonismes ou des actions et réactions mécaniques que les divers organes exercent entre eux.

Elle rapporte à de semblables efforts réciproques des organes, un très-grand nombre de symptômes des maladies, qui se marquent par des sensations intérieures, qu'il est sans doute important d'observer, mais qui doivent presque toujours être conçues, d'une manière entièrement différente.

Dans le cas où il faut reconnaître de véritables antagonismes, ou des résistances mécaniques que s'opposent dans leur jeu les organes du corps vivant; la considération doit toujours en être extrêmement subordonnée à l'étude des déterminations essentielles du Principe de la Vie; que la seule expérience nous fait connaître, et dont les lois sont d'un ordre transcendant par rapport aux lois de la Physique ou de la Mécanique (1).

---

(1) Après avoir parlé de la Secte des Solidistes, j'aurais pu considérer comme formant une Secte nouvelle, quelques Auteurs; qui dans ces derniers temps, croient qu'on a des idées suffisantes sur les forces productives de toutes les fonctions du corps humain vivant; dès qu'on a dit que ces fonctions sont opérées par l'*organisation* qui est propre à ce corps, et à ses différentes parties.

Mais 1° il est impossible de concevoir : l'analogie nécessaire, qu'on suppose exister entre la forme d'organisation d'une partie du corps, soit similaire, soit composée; et le genre de la fonction à laquelle cette partie est destinée exclusivement.

2° On ne peut imaginer que la première production et le

Dans le cours de cet Ouvrage, je ne m'arrêterai presque jamais à combattre les opinions que je crois erronées des Auteurs de différentes sectes. Si ma doctrine est fondée, elle suffira pour les réfuter; car, sur les points les plus importants de la Physiologie, elle est très-souvent diamétralement opposée aux dogmes qui sont propres aux Mécaniciens, à Van-Helmont, à Stahl, à La Case; et elle est toujours essentiellement différente de toutes les doctrines connues jusqu'à ce jour; avec

renouvellement des mouvements d'une fonction propre à un organe déterminé quelconque, ayent lieu en vertu de la simple organisation ou structure de cet organe; cette structure, quelque parfaite qu'on la suppose, ne pouvant être conçue que comme une chose absolument passive, et incapable de se donner du mouvement.

3° On ne saurait expliquer comment, dans un organe d'une structure quelconque supposée (auquel on donne, si l'on veut, toutes les facultés physiques connues), des successions et des combinaisons de mouvements physiques, pourraient faire naître des phénomènes, tels que ceux des fonctions du corps humain vivant; phénomènes qui sont complétement et immensément différents de tous ceux que peuvent opérer des forces physiques, mécaniques, et chimiques.

Le nombre des objections qu'entraînent ces suppositions incompréhensibles, est incalculable. Ainsi l'on ne doit point s'arrêter à voir, comme formant une Secte particulière, les Médecins qui tendent à exclure toutes les recherches utiles qu'on peut faire sur les forces productives des fonctions de la vie; en affirmant qu'il suffit de dire que les causes de ces fonctions sont simplement les différences d'organisation, qui sont propres au tout, et aux parties, dans le corps humain.

lesquelles on ne pourra la confondre, après qu'on m'aura lu avec l'attention nécessaire (1).

(1) J'insiste à dire que ma doctrine sur tous les points les plus importants de la Science de l'Homme, diffère essentiellement de toutes les Doctrines connues avant moi; et même qu'elle est diamétralement opposée aux opinions de Van-Helmont, de Stahl, et des Solidistes, entre lesquels je mets au premier rang mon illustre ami M. Bordeu.

Il y a quelques Médecins qui ont affecté d'avancer et de redire que des opinions de ces Auteurs s'est formée, dans l'école de Montpellier, une nouvelle Doctrine qu'ils prétendent sans aucun fondement être la mienne.

Je me borne à répondre ici à ces détracteurs indirects qu'on ne peut indiquer un seul article fondamental en Physiologie, sur lequel je n'aie combattu, par des assertions qui me sont propres, les idées qui appartiennent spécialement à Van-Helmont, à Stahl, et aux Solidistes, idées qui ont pu d'ailleurs être ou n'être pas adoptées par tels ou tels Membres de l'école de Montpellier.

On peut se convaincre de la vérité de ce que j'affirme, en comparant les dogmes de Van-Helmont, de Stahl, et des Solidistes, avec ceux que j'ai publiés le premier en 1774, dans ma *Nova Doctrina de Functionibus Naturæ Humanæ*, et en 1778, dans la première édition de ces *Nouveaux Éléments de la Science de l'Homme*. Il est vrai que l'attention nécessaire pour bien juger ces Ouvrages, a été plus pénible à certaines gens, qui ne leur a été commode de les confondre dans la foule, en avançant que ma doctrine est essentiellement celle de Van-Helmont, de Stahl et d'autres Auteurs qui m'ont précédé.

Je crois devoir réitérer ici cette réclamation de mes droits, que j'avais faite il y a quelques années (dans les *Mémoires de la Société Médicale de Paris*, troisième année, p. 426) et à laquelle on n'a pu rien opposer.

TROISIÈME SECTION.

DE LA CONFORMITÉ DE MA DOCTRINE DANS LA SCIENCE DE L'HOMME, AVEC LES VRAIS PRINCIPES DE LA MÉTHODE DE PHILOSOPHER.

SOMMAIRE. — La connaissance des lois du Principe de la Vie doit être le premier objet des recherches dans la Science de l'Homme. — Les rapprochements des faits bien observés dans l'homme sain et malade, fournissent des analogies simples et vastes, pour se former des idées justes sur les lois et les facultés de ce Principe. — Utilité de considérer particulièrement les faits rares et singuliers, dont la crédibilité est suffisamment appuyée. — Méthode Hippocratique, c'est-à-dire, qui consiste à n'omettre aucune partie utile du sujet, en négligeant les moindres détails de chaque partie, et en en laissant suppléer beaucoup d'autres analogues moins importants. — Il suffit de lier les objets propres à la Science de l'Homme par des combinaisons simples et étendues, sans recourir aux applications des Sciences Mécaniques, Physiques, Chimiques ; lorsqu'on doit considérer essentiellement les éléments de la Science de l'Homme, ou les forces du Principe Vital, leur réunion en système, leurs modifications, etc. — D'ailleurs la mécanique des mouvements des corps vivants doit servir uniquement à déterminer les avantages mécaniques des organes de ces corps, dans les fonctions auxquelles ils sont destinés. — Utilité de l'Anatomie comparée.

Influence sur la Médecine Pratique du renouvellement de la Physiologie, exécuté dans cet Ouvrage. — Exemples pour le traitement des fluxions, etc.

Les maladies qui ne sont pas produites immédiatement par des lésions du corps, dans l'organisation des parties, sont des suites d'affections du Principe de la Vie. Ces affections sont

Le premier objet de nos recherches dans la Science de l'Homme, doit être la connaissance des lois du Principe de Vie dont il est animé.

Je prouverai qu'on doit se réduire à un Scepticisme invincible sur la nature du Principe de la Vie dans l'homme. L'utilité des conceptions abstraites sur cette Nature inconnue est de nous garantir des vues trop limitées qu'ont eu tous les sectaires, et des erreurs où ils sont tombés en voulant définir ce Principe de Vie par des notions plus déterminées.

Pour approcher plus qu'on n'a fait jusqu'à présent de la connaissance des lois générales que suivent les forces du Principe de Vie dans l'homme, les facultés de ce Principe qui servent à chaque fonction, et les modifications de ces facultés; je tâcherai de n'employer que des analogies simples et étendues que donne le rapprochement convenable des faits bien observés dans l'homme sain et malade.

L'Histoire des divers genres de Maladies, et des effets qui y produisent les différentes Méthodes de leur traitement, renferme un très-grand nombre de faits, qui sont de la plus haute importance pour former de justes idées sur l'économie de la santé. Hippocrate a vu avec génie, que la Nature Humaine ne peut se manifester pleinement par aucune de ses faces, qu'à celui qui possède le système entier des connaissances de l'Art de guérir (1).

Dans les masses de faits qui doivent être employés pour former un corps de doctrine nouvelle et sûre dans une science de faits, il faut considérer comme particulièrement utiles ceux qui sont rares et singuliers, pourvu que leur crédibilité soit suffisamment appuyée.

Cette crédibilité est sans doute proportionnée aux lumières et à la véracité des observateurs qui attestent chaque fait. Mais elle est plus particulièrement motivée; lorsque ce fait étant bien développé, présente un rapport intime avec un très-grand nombre d'autres faits déjà connus, mais imparfaitement observés; et lorsqu'il se rattache à des chefs d'*analogies essentielles*, avec d'autres faits pareillement nombreux, qui ne sont pas contestés par les hommes instruits.

C'est lorsqu'on n'estime point d'après ces principes, la crédibilité des faits sur lesquels se fonde la Science de l'Homme sain et malade, que

---

(1) *Censeo verò, quod de Naturâ (Hominis) manifestum quidpiam cognoscere non aliundè possibile fuit, quam ex Arte medicâ : quod quidem facile erit penitùs nosse, si quis ipsam artem medicam universam probè complexus fuerit.*

Hippocrates, *Libro de Priscâ Medicinâ.*

se vérifie la maxime : *Periculosum est credere et non credere* (1).

Mais lorsqu'on sait fixer, par le calcul que j'indique, la probabilité suffisante des faits relatifs à cette science ; on peut en faire des combinaisons exactes, dont on applique les résultats à d'autres faits, qui n'avaient pas été vus comme analogues aux premiers, auxquels on démontre qu'ils se rapportent.

C'est ainsi qu'un homme doué de la force de jugement et de la sagacité nécessaires, peut contribuer beaucoup plus aux progrès réels d'une Science de faits ; que celui qui est principalement occupé à ajouter à cette Science, par des tentatives expérimentales. Car il est d'observation que les savants qui se bornent presque uniquement à multiplier les expériences, ne peuvent ajouter que peu à la masse totale des faits importants déjà connus dans une Science, et ne peuvent la renouveler jusques dans ses fondements.

Si l'on réussit à rassembler, avec sagacité et avec méthode, un très-grand nombre de faits, qui doivent servir à l'une des bases d'une Science naturelle ; on voit arriver ce qu'a dit M. de Fontenelle (2), « que des vérités de fait qui existaient

---

(1) Phèdre, *Fabul. L.* III. *Fab.* 10, *v.* 1.

(2) *Préface de l'Histoire de l'Académie des Sciences*, année 1699.

» séparées, offrent si vivement à l'esprit leurs
» rapports et leur mutuelle dépendance ; qu'il
» semble qu'après avoir été détachées par une
» espèce de violence les unes d'avec les autres,
» elles cherchent naturellement à se réunir en un
» corps, dont elles étaient les membres épars. »

Je ne chercherai point à épuiser tous les faits qui sont relatifs à mes assertions. Je me proposerai plutôt d'imiter la manière d'Hippocrate que Vallesius a très-bien saisie. Elle consiste à n'omettre aucune des parties utiles de son sujet, mais à ne point suivre chaque partie jusqu'aux moindres détails, à exposer seulement les choses les plus intéressantes qu'on peut offrir à considérer dans chaque objet, et à en laisser suppléer beaucoup d'autres analogues, qui sont d'une moindre importance.

Dans les parties essentielles qui sont les éléments de la Science de l'Homme, le corps de la doctrine doit se former uniquement en liant les faits *propres* à cette Science par des combinaisons simples et étendues, et en excluant les applications qu'on voudrait y faire des Sciences Mécaniques et Physiques.

Ainsi, l'on ne peut faire d'application utile de ces Sciences aux principaux objets dont je traite dans ce Livre.

Ces objets sont les forces du Principe Vital de l'homme, leurs communications ou sympathies, leur réunion en système, leurs modifications dis-

tinctives dans les tempéraments et les âges, et leur
extinction à la mort.

Dans les autres parties de la Science de l'Homme,
dont je pourrai traiter dans la suite ; je rapporterai les applications fondées qu'on a faites à cette
Science des connaissances Métaphysiques, Physiques et Mécaniques ; et je donnerai un très-grand
nombre de semblables applications que j'ai faites
le premier.

J'y ferai voir comment la Métaphysique de l'Ame
Humaine doit être éclairée par l'exposition des
fonctions des organes des sens, et par des considérations sur les rapports qu'ont entre elles les affections de l'Etre pensant et celles du Principe de
la Vie.

J'y confirmerai, par de nouveaux exemples,
ceux que l'on connaît déjà, sur l'utilité qu'ont les
applications de la Physique et de la Mécanique,
non pour donner la raison suffisante des lois primitives des fonctions du corps humain vivant,
mais pour déterminer la perfection des instruments
par lesquels chacune de ces fonctions s'exécute.

On doit cependant remarquer à cette occasion,
qu'en général on ne sait point comment les affections essentielles du Principe Vital sont liées
intimement avec tels mouvements des fluides qui
ne paraissent pas s'y rapporter, et avec telles perfections des organes dont l'effet semble étranger à
ces affections.

On ignore, par exemple, comment la circula-

tion du sang sert à entretenir la vie des humeurs ;
comment la netteté de l'image peinte sur la rétine
est nécessaire à la vue ; etc.

Entre les Sciences Physiques on regarde aujourd'hui la Chimie comme pouvant être appliquée
très-utilement à la Science de l'Homme. Mais
quelque estimable que soit la Science de la Chimie,
il paraît que jusqu'ici elle ne peut occuper une
place dans l'ensemble des connaissances Physiolo-
giques, que par les analyses qu'elle donne des
humeurs et des substances animales, lorsqu'elles
ne sont plus vivantes ; tandis que la Science de
l'Homme est essentiellement la connaissance des
lois que suit le Principe de la Vie dans le corps
humain.

Les affections du Principe Vital qui produisent
et renouvellent, dans un ordre constant, les fonctions nécessaires à la vie, sont absolument différentes des causes productives des mouvements qui
ont lieu dans la Nature morte, comme sont ceux
que déterminent les opérations de la Chimie.

La Mécanique n'est point une science seulement
accessoire à la Science de l'Homme, mais elle en
est une branche fort importante. Elle y doit être
employée assidûment pour déterminer, autant
qu'il est possible, en quoi consistent les avantages
des organes du corps vivant, dans le mécanisme
des fonctions auxquelles il est destiné.

C'est en vain qu'on a cru pouvoir assigner des
causes qui déterminent la respiration d'abord après

la naissance, et qui la continuent ensuite dans un certain rythme, etc. Mais c'est toujours par les Principes de la Mécanique qu'il faut expliquer les avantages de la structure des côtes, et de leurs appendices cartilagineuses pour augmenter la grandeur des inspirations, etc.

Plusieurs des avantages Mécaniques de la structure des organes du corps humain ont été négligés ou mal vus jusqu'à présent. Je crois avoir démontré un grand nombre de ces usages des parties, qui n'ont point été indiqués avant moi ; et j'espère que ces découvertes frayeront la route à beaucoup d'autres du même genre.

L'Anatomie des animaux ou l'Anatomie comparée est très-importante pour appuyer les observations déjà faites sur les usages des organes du corps humain, et pour en faire naître de nouvelles.

Telle partie dont l'utilité nous échappe dans le corps humain, parce qu'elle y est faiblement dessinée et produite comme par hasard, se montre dans les animaux avec des variétés de forme et de grandeur, qui sont manifestement relatives aux variétés des besoins et des mouvements de chaque animal : et le dessein fondamental se découvre par cette diversité d'exécution.

Pour mieux juger les effets de la Nature, il faut la voir en grand le plus qu'il nous est possible. Il faut tâcher de nous placer à ce point de vue, d'où nous pouvons saisir le mieux, l'ensemble des objets que présente ce grand tableau. Si nous nous rapprochons d'une partie de ce tableau, de manière à perdre l'effet de l'ensemble, nous ne découvrons plus le dessein de l'Auteur ; nous n'apercevons que des traits grossiers, et qui ont souvent l'apparence de la confusion et du hasard.

Baglivi a très-bien dit (1), que pour assurer plus de commodité au jeu des organes du corps humain ; le Créateur semble avoir seulement ébauché par des coups de pinceau, les suites des mouvements qui s'y exécutent. En effet dans la Mécanique du corps humain, les précisions sont négligées; parce que les organes sont destinés à être mûs par un agent beaucoup plus libre ou plus variable que les agents physiques connus, et parce qu'ils ont été formés par un Artiste sûr du succès et fécond en ressources.

Mais si l'on considère dans diverses espèces d'animaux la structure des organes semblables, leur Mécanique manifeste une extrème *simplicité* de fins, et une immense *variété* de moyens. On reconnaît dans cette Mécanique des beautés sensibles, et infiniment supérieures aux perfections imaginaires qu'y ont voulu montrer Galien et beaucoup d'autres ; lorsqu'ils ont cherché à prouver que la forme de chaque organe du corps humain est la plus parfaite de toutes celles que cet organe a pu avoir.

Je termine ici ce que j'avais à dire sur les prin-

____

(1) *Praxeos Medicæ*, *Lib.* I, *Cap.* VI.

cipes que j'ai suivis dans la composition de cet
Ouvrage, où je me propose de donner une *Nouvelle Science de l'Homme*. Si ce plan est adopté, je ne
doute point que dans la suite on ne le remplisse
mieux que je n'ai pu faire; mais j'aurai l'avantage
d'avoir indiqué le *vrai genre* dans lequel on doit
travailler sur cette Science, et d'avoir donné dans
ce genre plusieurs essais nouveaux et utiles.

Je ferai voir par divers exemples, qu'on peut
classer des faits relatifs à la Science de l'Homme,
qui sont restés comme isolés, ou qui n'ont pas été
mis à leurs places; de manière à en faire sortir des
faits généraux, ou des résultats d'expérience, dont
on a ignoré jusqu'à présent la formation et les
applications naturelles.

C'est ainsi que je donne dans ce Traité la vraie
théorie, ou l'exposition la plus simple et la plus
exacte des faits connus sur les forces musculaires :
et cette version littérale des faits me découvre
l'existence d'une force musculaire, qui était inconnue avant moi, et qui n'a point d'analogue dans
les forces mécaniques.

Ce dernier résultat donne ensuite les vraies idées
qu'on doit se former de la rupture du tendon
d'Achille par des causes légères, de la maladie qui
fait qu'on ne peut parler ou marcher qu'avec précipitation, etc.

De semblables résultats qui n'ajoutent rien aux
faits, et qui en sont déduits le plus simplement
possible, ne sauraient être confondus avec des

hypothèses. Il faudrait manquer d'intelligence pour ne pas voir qu'ils ne sont que des énoncés des faits rapprochés, et qu'ils excluent nécessairement toute hypothèse.

Lors même que les résultats que je donnerai dans cet Ouvrage seraient imparfaits, ils seront utiles dans la suite pour en former de plus généraux : car tout résultat de faits qui est exact, est encore un fait ; et comme dit M. l'Abbé de Condillac, chaque fait étant toujours certain, ne peut cesser d'être principe des phénomènes dont une fois il a rendu raison.

Le renouvellement qui est nécessaire dans la Physiologie, doit avoir de grandes influences sur le perfectionnement de la Médecine-Pratique.

C'est ainsi que la doctrine qui m'est propre, et que j'ai exposée dans cet Ouvrage, m'a servi à éclairer, à coordonner, et même à rectifier les règles qu'on trouve éparses chez les Médecins Anciens et Modernes, sur le traitement des Fluxions (1) ; qu'elle m'a paru devoir diriger le traitement de la Paralysie rebelle qui succède à la Colique du Poitou ; etc.

Ma Théorie étant déduite le plus simplement et le plus rigoureusement qu'il est possible, des faits qui appartiennent à la Science de l'Homme ; à une

______

(1) *Mémoire sur le traitement des Fluxions et les Coliques iliaques*, réimprimé à la fin du Tome II de cette nouvelle édition.

utilité qui s'étend sur toute la Science de la Médecine-Pratique.

D'après cette Théorie, les Maladies sont essentiellement des suites d'affections du Principe de la
Vie dans l'homme ; qui ne sont , que par des accidents rares, corrélatives aux volontés de l'Ame
pensante : ou bien elles sont des suites nécessaires
de lésions physiques primitives dans l'organisation
des parties du corps. Mais d'après la même Théorie,
les Maladies sont en général déterminées automatiquement par l'action des causes morbifiques , soit
externes , soit internes ; conformément à des Lois
qui sont établies pour le Principe Vital , et qui ne
sont ni mécaniques ni arbitraires.

D'ailleurs , un art merveilleux , ordonné par
l'Etre suprême , fait que dans les diverses Maladies
qui affligent le Genre Humain ; il en est plusieurs,
surtout de celles qui sont simples et ne sont pas
très-graves ; où les affections même qui constituent
la Maladie , peuvent produire des effets , qui en
changeant la manière d'être du Principe Vital ,
introduisent d'autres affections qui le ramènent à
l'état de santé.

En suivant cette doctrine, on n'est point borné
pour la cure des divers genres de Maladies , aux
Méthodes de traitement trop vagues , et trop uni-
formes, qu'y ont prescrites les Médecins Animistes;
et les Médecins Mécaniciens , ou Solidistes , ou
autres. Ces Méthodes n'étant formées que d'après
des vues extrêmement limitées, sont généralement

imparfaites, et très-souvent pernicieuses dans leurs applications.

Mais ma doctrine nouvelle sur les facultés et les fonctions du Principe Vital de l'Homme, étant sévèrement déduite des faits, et indépendante de tous les systèmes des différentes sectes dans la Science de l'Homme; elle n'exclut aucune des vues qui sont essentielles pour reconnaître, perfectionner, et multiplier utilement toutes les Méthodes (Naturelles, Analytiques, et Empiriques), que l'Art de guérir peut embrasser dans le traitement des divers genres de Maladies (1).

Il est un grand nombre d'hommes bornés, ou

(1) Je m'arrête à indiquer particulièrement combien est vicieuse l'application à la Médecine-Pratique, de la Théorie Médicale de Sthal; d'autant que depuis quelque temps il est assez ordinaire parmi nous, je ne sais par quels motifs, de vanter Sthal, comme un très-grand Médecin.

Dans les cours publics et particuliers de Médecine-Pratique, que j'ai faits pendant longues années dans l'Université de Médecine de Montpellier; j'ai dit constamment que Sthal, qui était d'ailleurs un Homme de génie dans la Chimie, avait fait, avec beaucoup de sagacité, plusieurs observations concernant l'Histoire de quelques Maladies, et spécialement des hémorroïdes : mais j'y ai en même temps prouvé que Sthal n'a conseillé dans presque tous les genres de Maladies, que des Méthodes de traitement qui sont communément très-défectueuses, et qui seraient souvent nuisibles.

Ce n'est point ici le lieu de rappeler en détail ces preuves de mon assertion. Mais je ne doute pas que tous ceux qui sont suffisamment instruits de l'état présent de la Science de la Médecine-Pratique en France, en Allemagne, en Italie, et en Angleterre; ne puissent facilement se démontrer la vérité de cette assertion générale; en parcourant les Tables de Thérapeutique

jaloux, qui refusent de reconnaître la liaison intime qu'ont dans leurs progrès la Science de l'Homme et celle de la Médecine-Pratique. Mais de même qu'il suffit de marcher pour répondre aux Sophistes qui combattent l'existence du mouvement ; on ne doit opposer à ceux qui nient le rapport nécessaire et réciproque, que ces deux Sciences ont entr'elles, que des nouveaux pas qui le démontrent.

Spéciale de Juncker, où il a donné en extrait tout ce que Sthal a écrit sur la Médecine-Pratique.

Le vice fondamental de la Théorie de Sthal, appliquée à la Pratique de la Médecine, consiste en ce qu'il a soutenu que les Maladies sont produites par des mouvements que l'Ame excite et dirige, en se proposant d'agir comme doit faire une Nature prévoyante et conservatrice.

Ce dogme entièrement invraisemblable, et contredit par une infinité de faits vus exactement, ne peut convenir, et même jusqu'à un certain point, qu'aux cas de Maladies où sont indiquées des Méthodes de traitement Naturelles.

Mais dans les cas de Maladies où il faut employer des Méthodes de traitement Empiriques, ou Analytiques, ce dogme porte Sthal et ses disciples, à substituer des procédés et des remèdes insignifiants, à ceux par lesquels on doit arrêter ou changer, en tout ou en partie, les affections du Principe Vital, constitutives de la Maladie ; qui sont forcées et non raisonnées avec sagesse, et dont la persévérance ne pourrait être que pernicieuse (a).

(a) Sthal a senti la force de l'objection qu'on lui a faite ; que si l'Ame est une cause productive des Maladies, par des mouvements qu'elle détermine pour rétablir la santé ; cette Ame tombe dans des erreurs qui sont extrêmement fréquentes et dangereuses. Mais il a cru (ainsi que quelques-uns de ses sectateurs) qu'il suffisait, en convenant de ces fautes et de ces erreurs de l'Ame, de les rapporter à la dégradation par la chute du premier Homme, ou par le Péché originel. (Voyez l'Introduction Générale à la Pratique par Sthal ; qui est à la tête de l'Edition en allemand de ses *Observations Clinico-Practicu*, au §. 38.)

NOUVEAUX ÉLÉMENTS

DE LA SCIENCE

DE L'HOMME.

CHAPITRE PREMIER.

VUE GÉNÉRALE DES PRINCIPES DE MOUVEMENT
ET DE VIE QUI ANIMENT LA NATURE.

SOMMAIRE. — Différence des Principes de la vie et des Principes de Mouvement. — Sorte de gradation de ceux-ci aux premiers. — L'activité que l'homme ne voit d'abord que dans les êtres mobiles de l'Univers, lui est ensuite découverte dans toutes les parties de la matière par leurs divers Principes de Mouvement. (Principe d'animation de la matière y produisant la discorde et l'union, reconnu par Empedocle. — Il n'est rien d'inanimé ou qui ne participe à l'âme du monde, selon Platon. Sentiments relatifs de Campanella, de Glisson, de Ray, de Gassendi.)

La force d'impulsion est le principe de Mouvement dont les lois sont les plus simples. — La facilité de concevoir cette force n'est qu'apparente. — La force d'attraction paraît moins simple. — Force d'affinité encore plus composée. — Différence de celle-ci d'avec la force d'attraction des corps célestes.

Les directions spéciales que l'affinité imprime aux parties de chaque espèce de corps, pour y former des figures constantes, se font d'après des lois inconnues. — Les forces qui donnent des formes régulières aux molécules salines, métalliques etc, agissent sans aucun organisme, et sont comme superficielles aux cristaux qui sont produits.

Les forces vitales des Animaux et des Végétaux, qui sont des principes de mouvement d'un ordre supérieur, ne semblent différer entre elles que par des degrés de la complication de leurs lois, et des organes sur lesquels elles agissent.

La puissance vitale est douée dans les végétaux de forces motrices et sensitives. — Nécessité d'y distinguer les forces motrices, en tant qu'elles sont déterminées par des lois primordiales (direction constante des racines, des tiges, des branches, des feuilles, etc.); et en tant qu'elles sont déterminées par l'influence des forces sensitives (appétits pour divers sucs nourriciers, pour la lumière. — Perception des objets de ces appétits différente de celle que les Animaux reçoivent par leurs sens.)

Les mouvements produits dans les Végétaux par une cause irritante, n'ont aucun rapport mécanique avec elle, et dépendent, comme ceux de même genre chez les Animaux, d'*une sorte de sensibilité*. — Cette faculté sensitive a diverses modifications dans les diverses espèces de plantes. (Irritabilité trèsremarquable des parties sexuelles de certaines plantes. — Chaleur produite pendant le temps de la fécondation, dans quelques plantes.)

Tendance vaine de l'esprit à séparer par des limites précises, les deux Classes des Animaux et des Végétaux. — Echelle des Êtres vivants très-ancienne. — Grande différence des Natures Végétale et Animale dans les êtres parfaits des deux classes. — Liaisons de ces deux natures dans les Zoophytes; où la partie qui végète, a avec la substance animale des rapports déterminés et correspondants, de manière qu'elles ne forment qu'un seul tout. — Les seules forces de la Nature Universelle sont au-dessus des forces génératrice et vitale des Animaux.

I.

Je donne le nom de *Principe* aux causes générales des phénomènes du mouvement et de la vie, qui ne sont connues que par leurs lois que manifeste l'observation.

Ainsi j'appelle *Principe Vital* de l'Homme, la cause qui produit tous les phénomènes de la vie dans le corps humain. Le nom de cette cause est assez indifférent, et peut être pris à volonté. Si je préfère celui de Principe Vital (1), c'est qu'il présente une idée moins limitée que le nom d'*impetum faciens* (τὸ ἐμποιοῦν) que lui donnait Hippocrate, ou autres noms par lesquels on a désigné la cause des fonctions de la vie.

Il paraît que les Principes de vie ne diffèrent des Principes de mouvement, qu'en ce que les premiers déterminent et modifient, par des lois beaucoup plus compliquées, l'action des parties de la matière. On peut observer une échelle de gradations assez marquées depuis les Principes de mouvement les plus simples, jusqu'aux Principes de vie qui engendrent et conservent les corps organisés des végétaux et des animaux.

(1) Aristote (*De Gener. Animal. L.* ii. *C.* 3.) est peut-être le premier qui ait employé l'expression de Principe Vital des Animaux : et ce nom a été adopté par Théophraste.

Aristote entendait par là le principe vivifiant de la semence, qu'il croyait être analogue à l'élément des Astres ; d'après l'opinion générale de son temps, que plusieurs animaux avaient été produits par la chaleur du Soleil.

Apinus et quelques autres Modernes qui ont écrit depuis un siècle, ont adopté le nom de Principe Vital des Animaux. Gaubius s'en est servi en plusieurs endroits de sa Pathologie, etc.

II.

Le premier coup-d'œil que les hommes jettent sur l'Univers, leur présente une étendue immense et fixe sur laquelle ils rapportent tous les mouvements des animaux, des éléments, et des corps célestes. Ils ne reconnaissent de l'activité que dans ces êtres mobiles, et tout le reste de la Nature leur paraît brute et inanimé.

Mais à mesure que l'intelligence s'élève, elle découvre que toutes les parties de la matière ont une activité qui leur est propre, et qui manifestent les divers Principes de mouvement qui les animent (1).

(1) Empédocle me paraît être le plus ancien Auteur de cette opinion, dans laquelle Héraclite l'a suivi; que la matière de tout l'Univers est animée par un Principe, ou une force inhérente et vivante *(Origenis Philosophumena, Cap. 3 et 4)*, qu'il a dit produire la discorde et l'union (νικος και φιλια), ce que les Modernes appellent la Répulsion et l'Attraction.

Platon a constamment attribué un Principe d'*animation* à la Matière; et le plus fameux de ses disciples, Plotin, a dit *(Ennead* iv, *L.* iv, *Cap.* xxxvi.) que rien dans l'Univers n'est inanimé, ou sans participer à l'Ame du monde (aussi son Commentateur Marsile Ficin).

Campanella *(De Sensu Rerum, L.* i, *Cap.* vii.) dit que Dieu ne conduit toutes choses à leurs fins, que parce qu'il a imprimé à chaque Nature d'Etres une puissance intrinsèque, une vertu suffisante, pour tous les actes que cette Nature produit; qui non-seulement fait tendre ces Etres à leur fin, mais encore leur donne l'Art nécessaire pour *savoir* y tendre.

L'homme, dit-il, ne pouvant donner le même Art à la flèche

Cette activité qui réside essentiellement dans la Matière, n'est pas seulement indiquée par les divers Principes de mouvement qu'on observe dans les différents Corps. Elle peut l'être encore par la Nature propre de cette substance ; où, suivant un grand nombre de Philosophes Anciens et Modernes, il faut reconnaître que toutes les parties ont une faculté vitale et même une sorte de per-

qu'il lance, la meut avec une force violente, qui dure peu, et qui ne peut faire que cette flèche se dirige de nouveau à son but, après qu'elle a été détournée par quelque empêchement ; au lieu que la Nature de chaque chose tend toujours à la même fin, si cette chose n'est détruite.

Glisson a soutenu *(Natura Substantiæ Energetica, seu de Vita Naturæ. Londini* 1672.) que le mode par lequel la Nature produit ses opérations, n'est point assez connu de ceux qui croient que tout Etre qui se meut, est mû par un autre, qui lui imprime (par quelque sorte de *pulsion*) un mouvement qui se perpétue ; de manière que la quantité du mouvement reste toujours en même proportion dans l'Univers, et ne diffère que dans sa distribution aux Corps particuliers.

Glisson dit qu'on doit reconnaître que le mouvement vient de l'intérieur des substances, dans leurs opérations naturelles, qui sont des fruits et des indices d'une *Vie* cachée. Il veut en conséquence que l'on déclare le mode par lequel la Nature opère dans ces substances, en donnant à cette Nature énergique, le nom de *Principe Vital.* Il prétend que cette Nature Vivante a de soi-même trois Facultés primitives qui lui sont propres, la perceptive, l'appétitive, et la motive.

Glisson (*Livre cité*, p. 229) se fonde à établir qu'un Principe de Vie doit être inhérent à la Matière ; par la raison qu'elle ne peut être prédestinée nécessairement à toutes ses opérations, par l'action d'une cause génératrice qui soit hors d'elle. Car, dit-il, on ne voit pas comment cette cause pourrait déterminer

ception ; si l'on veut trouver une raison générale
et suffisante des phénomènes de l'Univers.

III.

Le Principe de mouvement dont les lois sont
les plus simples, est la force d'impulsion. L'action
de cette force semble être facile à concevoir, parce
que l'imagination voit le mouvement comme un
être qui peut se partager aux corps unis par le

en une seule fois *(simul)* la Nature à produire plusieurs actions
d'une même espèce ; d'autant que toute détermination actuelle
doit être unique.

D'où Glisson conclut que, puisque la Nature n'est point contrainte antérieurement à une seule action, mais que selon les
circonstances *(pro re nata)* elle est déterminée, tantôt à une
action, et tantôt à une autre ; il faut que ses déterminations
soient les effets d'un principe intérieur ; en vertu duquel elle
aperçoit ce qu'elle doit faire, et *appète* la poursuite de son
action.

Jean Ray a adopté cette opinion de Glisson, quand il a dit *(a)*
qu'on ne peut mieux et plus heureusement expliquer l'origine
du Mouvement et d'autres merveilleux Phénomènes de la Nature, qu'en ayant recours à un Principe Vital, qui est une
cause assistante.

Le sage Gassendi, quoiqu'il dise bien qu'on ne peut attribuer
à toutes les choses existantes dans l'Univers, une sorte de connaissance *semblable* à celle dont l'homme est doué ; soutient
cependant qu'on ne peut leur refuser une *faculté de perception*
qui leur est propre, au moyen de laquelle elles exécutent leurs
opérations, que l'homme ne saurait produire *(Phys. Sect.* 1.
L. IV. *C.* 1. *Oper. Tom.* 1, p. 286).

(a) Dans le Second Chapitre de son Livre, sur la Sagesse de Dieu
manifestée dans les Œuvres de la Création.

choc, quoiqu'il ne puisse franchir un espace intermédiaire.

Cependant, dès qu'on écarte cette fausse image du mouvement, la force d'impulsion, quelque simple qu'elle soit, reste incompréhensible, aussi bien que les forces de la Nature qui suivent les lois les plus compliquées (1).

La force d'attraction, dont la manière d'agir est pareillement inintelligible, paraît cependant être moins simple que celle d'impulsion. On croit aujourd'hui communément qu'elle perpétue le système du Monde par la gravitation des Astres, une fois projetés dans l'espace immense des Cieux (2).

(1) La difficulté de comprendre ces forces n'a été qu'échangée contre une autre également insoluble, par ceux qui (comme Poiret, et Sam. Farr) ont soutenu qu'un Corps ne peut en mouvoir un autre, que par quelque force d'un Etre spirituel qui se porte et agit successivement avec un effort divers dans différentes parties de la Matière.

(2) Maclaurin, dans le dernier Chapitre du Premier Tome de son *Traité des Fluxions*, considère comment un Corps Céleste qui se meut dans une ellipse, après s'être rapproché du centre des forces, en descendant de la plus haute apside à la plus basse, s'en écarte ensuite en remontant de cette apside plus basse à la plus haute.

Pour expliquer ce mouvement nécessaire de ce corps dans cette ellipse, il a déterminé quels devaient être les différents rapports que pouvaient avoir aux distances du centre à chaque apside ou autre point de l'ellipse, tant la force de projection de ce corps, que sa force de gravité.

Mais comme la loi de la force de gravité (qu'il suppose tou-

Mais cet effet de l'attraction n'est pas produit nécessairement, et il est toujours difficile à concevoir, soit que l'on suppose l'Espace vide ou plein. Sans doute, c'est le sentiment intime de semblables difficultés qui a persuadé si généralement aux Anciens, que dans les Astres étaient des âmes qui continuaient et régissaient tous leurs mouvements.

Les forces d'attraction opèrent peut-être, en agissant sur des fluides différents, tous les phénomènes du Magnétisme et de l'Électricité. Mais telle est la profonde obscurité de la manière d'agir de ces forces que ces phénomènes semblent manifester ; que dès la naissance de la Philosophie, Thalès donnait une âme à l'aimant et au succin.

IV.

Un genre de forces plus composées que celles de l'impulsion et de l'attraction, est celui des forces d'affinités qui lient entre elles, les parties intégrantes des corps élémentaires et des corps mixtes. On reconnaît que les lois de ces forces sont

jours être en raison renversée du quarré de la distance) est connue seulement par les observations, et ne peut être rapportée à aucune autre cause qu'à la volonté de l'Auteur du Monde ; on ne peut assigner aucune cause physique de la loi du rapport particulier que la force de projection doit avoir à celle de gravité dans chaque point de l'ellipse : et l'on ne peut connaître que la nécessité indiquée par les faits même, suivant laquelle le corps supposé se meut ainsi dans cette courbe.

entièrement différentes de celles de l'attraction des Corps Célestes.

Ces forces d'affinités, en formant plusieurs espèces diverses de corps solides, impriment aux parties qu'elles unissent pour les former, des directions spéciales, qui produisent des assemblages d'une figure constante et propre à chacune de ces espèces.

M. Haüy, qui a fait des découvertes très-curieuses sur la formation des cristaux primitifs et secondaires dans diverses espèces de sels; reconnaît qu'il ne nous a point été donné jusqu'ici de dévoiler les lois auxquelles sont soumises les forces qui produisent les diverses formes de ces cristaux, suivant différentes circonstances de la cristallisation. Mais il faut ajouter qu'on ignore, de même que par rapport à la formation des cristaux primitifs ou secondaires; comment opèrent les forces d'attraction entre des molécules, soit similaires, soit de nature dissemblable; lorsque ces forces produisent et unissent les molécules propres à chaque sel avant qu'il ne se cristallise (1).

(1) M. Haüy a observé que dans chaque espèce de cristaux de sels, il est des *cristaux secondaires* de forme variable : qu'il y existe un *noyau* dont la figure est constante : et que les *molécules intégrantes* du cristal ont une figure primitive, identique, qui est toujours l'une des trois solides géométriques les plus simples : savoir la pyramide triangulaire ou le tétraèdre, le prisme triangulaire, et le parallélipipède (sans qu'on puisse dire pourquoi la Nature a affecté ces figures).

Il a établi que chaque cristal secondaire est formé par des

V.

On peut regarder comme la plus simple des cristallisations, celle qui forme les étoiles de la neige ; et qui dépend manifestement de ce que les particules de l'eau qui se gèle, affectent un mouvement qui les incline l'une à l'autre sous un angle de soixante degrés. Cette tendance angulaire des particules de la glace a été bien prouvée par l'illustre M. de Mairan. Il a pensé qu'il faut reconnaître qu'elles sont déterminées à cet arrangement, par une cause active, par un mécanisme caché, et par une espèce d'organisation (1).

C'est d'après une idée semblable que Bourguet (2) a demandé si l'on s'éloignerait beaucoup de la vérité, en disant que les molécules, qui sont de figure cubique dans le sel marin, pyramidale dans l'alun, etc.; sont des corps organisés de diverses classes, qui varient entre elles autant que

rangées de molécules ou lames, qui sont ajoutées au noyau, et superposées suivant une loi fixe de décroissement. Il a découvert par une Analyse savante, les lois de ce décroissement, qui doivent produire la forme de tel ou tel cristal secondaire. Ses assertions ont été depuis confirmées synthétiquement par les procédés qu'a enseignés M. Le Blanc dans son Ouvrage sur la Cristallotechnie.

(1) *Dissertation sur la Glace*, pag. 169.

(2) Dans ses Lettres sur *la Formation des Sels et des Cristaux*, pages 70, 71.

celles des plantes et des animaux ; et que leur organisation est infiniment simple , quoiqu'elle soit
accompagnée d'un principe de force.

Mais cette idée d'une organisation quelconque ,
qui ait lieu dans les cristaux de sels et autres , est
une fiction qu'aucun fait ne rend vraisemblable. Ce
n'est point par le moyen d'aucun organe ou instrument , mais directement et en obéissant à des
lois primordiales des forces qui les meuvent , que
les parties des corps qui se cristallisent, se si-
tuent les unes par rapport aux autres , de manière
à donner à leurs masses telle ou telle forme régulière.

C'est par l'habitude de voir dans tous les corps
vivants, des organes intérieurs, dont les fonctions
font varier l'état extérieur de ces corps, et les
opérations qui leur sont propres ; qu'on a été conduit à supposer dans ces corps , des organes dont
rien n'indique l'existence , la structure , ni la manière d'agir.

VI.

Les rapports fixes de situation nouvelle que des
forces productrices donnent aux parties compo-
santes des cristaux de sels , sont analogues à ceux
que des forces semblables donnent aux parties de
plusieurs métaux natifs , surtout de l'argent , qui
affectent ordinairement des formes régulières en
filaments simples ou ramifiés, et en végétations de

différentes figures (1). C'est ce qui a fait dire à Guillaume Granger (2), que les métaux végètent et sont vivants à leur manière.

Il est évident que toutes ces forces génératrices des cristaux de sels, et des masses de métaux natifs, agissent sans aucun organisme; qu'elles sont toujours comme superficielles, par rapport à ces cristaux et à ces métaux, et comme ne procédant point de leur nature intime; qu'elles sont des forces attractives simples ou composées, des forces expansives, et même des forces végétatives, dont elles sont le premier degré.

VII.

Des Principes de mouvement d'un ordre supérieur, sont les forces vitales des végétaux et des animaux : forces dont les fonctions ne peuvent s'expliquer par des lois de Statique, d'Hydraulique ou de Chimie.

En suivant les plans que l'Auteur de la Nature a tracés pour chaque espèce, ces Principes produisent et conservent dans les divers individus, une extrême variété de formes superficielles et d'organisation intérieure.

Les Principes de Vie dans le Règne Végétal,

____

(1) *Minéralogie* de Wallerius.

(2) Dans son paradoxe, au second volume de la *Métallurgie* d'Alonzo Barba, traduit de l'Espagnol.

sont analogues à ceux du Règne Animal, et semblent ne leur être inférieurs que par des degrés de moindre complication de leurs lois, et des organes sur lesquels ils agissent.

Entre les anciens Philosophes (1), quelques-uns ont admis dans les Plantes un Principe de Vie qu'on a pu appeler Ame; et d'autres leur ont même attribué, sans aucune vraisemblance, une Ame semblable à celle de l'Homme.

De nos jours, M. Bonnet a reconnu qu'il existe dans les Végétaux une Puissance Vitale, qui imprime le mouvement aux solides et aux fluides; et il s'est borné à dire que nous sommes fort peu éclairés sur ce qui la constitue (2).

J'ajoute que cette Puissance Vitale est douée de Forces motrices, et de Forces sensitives. Il me paraît essentiel de distinguer ces deux sortes de Forces dans la Science de l'Economie des Plantes, ainsi que dans celle de l'Economie des Animaux, où j'établirai cette distinction des Forces Vitales :

De considérer séparément les opérations des Forces motrices, et suivant qu'elles sont déterminées directement par des lois primordiales du Principe de la Vie, et suivant qu'elles sont excitées par l'influence des Forces sensitives (3) :

(1) Dont les opinions ont été recueillies par Gassendi, dans le Livre de sa Physique, où il traite des Plantes.

(2) *Contemplation de la Nature*, Tome 1, pag. 302-3.

(3) Les forces motrices du Principe de la Vie dans les Plantes,

De reconnaître que c'est par le concours de ces différentes Forces toujours agissantes suivant les lois qui leur sont propres, que s'opèrent les fonc-

où l'action de ces forces est produite directement et immédiatement par des affections primordiales, sans paraître déterminées par aucune espèce de sensibilité, se manifestent dans les phénomènes suivants.

1° Il arrive constamment que les racines des plantes s'enfoncent dans la terre, et que leurs tiges s'élèvent vers le ciel.

Si on sème une graine dans une situation inverse de celle où elle doit se développer; la *plumule* (ou la plantule qu'elle contient) se relève toujours, et la *radicule* se tourne à contresens vers la terre, où elle s'enfonce. (Percival rapporte ce fait à un instinct énergique qui existe dans les Végétaux.)

2° Les branches des arbres situées sur des plans inclinés, se disposent sur leurs troncs, de manière que les touffes de ces arbres s'étendent parallèlement au terrain.

3° Les feuilles des arbres, et des plantes herbacées, quand on a changé forcément leur situation naturelle, ou qu'on les a renversées, se retournent par leurs pédicules, de manière à présenter toujours leur surface supérieure au Ciel ou à l'air libre. (Bonnet.)

4° Les plantes grimpantes ont une tendance à s'élever en tournant autour de l'appui qui leur est présenté; en tordant pour cet effet en spirale leurs vrilles, ou même leur tige au défaut de vrilles; avec cette circonstance très-remarquable (dont M. l'Abbé de Sauvages (*Dictionnaire Languedocien*, aux mots *Birou* et *Empanoula*) dit que la raison reste à deviner); qu'une plante dont la tige se tortille naturellement de droite à gauche, ne prend jamais le change pour se donner une direction contraire, qui sera propre à une autre plante.

5° La sève des plantes se meut dans les vaisseaux qui lui sont propres par des successions de mouvements toniques, ou dont le progrès n'est point sensible. Bonnet a reconnu dans sa *Contemplation de la Nature*, T. II, p. 453; et dans ses *Re-*

tions de la Vie dans les Végétaux, leur génération, leur nutrition, les mouvements de leur sève, les sécrétions de leurs diverses humeurs.

cherchet sur l'Usage des Feuilles que le principe caché des mouvements de la sève est un jeu secret de ces vaisseaux ; qui est plus lent et plus faible que celui des vaisseaux de l'animal ; et que les meilleurs verres n'ont pu nous faire découvrir.

Cependant il est des circonstances où le mouvement propre des fibres des plantes devient sensible dans leurs trachées. Lorsqu'on arrache quelque partie de ces trachées, particulièrement dans les herbes et dans certains arbres en hiver, on s'aperçoit qu'elle conserve assez longtemps un mouvement péristaltique, ou une espèce de tremblement (a).

6° Il existe un mouvement total, oscillatoire, progressif dans toute sorte de directions, des filets de la Tremelle ; suivant les observations de MM. Adanson, l'Abbé Corti, et de Saussure (qui dit qu'il n'a pu parvenir à distinguer le mécanisme par lequel s'opère ce mouvement progressif).

Les Forces sensitives du Principe de la Vie dans les Plantes, qui sont dirigées par des lois primordiales, se manifestent dans diverses affections spontanées de ces plantes, par lesquelles sont déterminés leurs mouvements à l'extérieur.

1° Des appétits naturels qu'ont évidemment les plantes, n'indiquent point, comme l'a prétendu Darwin (*Zoonomia*. Sect. xiii. N. V. 2), qu'il existe en elles des organes des sens, du toucher et de l'odorat, ou autres analogues aux nôtres ; et que les Plantes puissent avoir des idées proprement dites de plusieurs propriétés des objets extérieurs. Mais les perceptions qu'elles ont des objets de leurs appétits sont, selon toute apparence, entièrement différentes de celles que l'Homme ou l'Animal reçoit par ses sens.

Les racines de plusieurs plantes changent leurs directions premières, pour aller chercher un terrain dont l'humidité leur

(a) Courtial paraît avoir le premier observé ce fait. (Voyez sa *Dissertation sur l'Air*, à la suite de ses *Observations sur les Os*, p. 193.)

VIII.

L'esprit humain est porté généralement à voir, comme ayant hors de lui une existence réelle ,

convienne davantage. Ainsi, comme l'a remarqué M. Medicus , elles tendent vers un terrain gras, et s'éloignent de celui qui est maigre. Gassendi a observé *(Oper.* T. ii, p. 445) que le concombre tend vers l'eau dont il est proche, et s'éloigne de l'huile qu'on a répandue dans son voisinage.

Il semble qu'on peut encore rapporter à la sensibilité des Plantes , et à un goût de préférence, le choix des sucs nourriciers que leurs racines pompent du sein de la terre, pour la réparation des solides et des fluides de chaque Plante.

2° L'appétit de la lumière, surtout de celle du Soleil , est général ; et il est singulièrement marqué dans quelques espèces.

Il est des Plantes qui ne sont déterminées à ouvrir leurs fleurs, que par certains degrés de la lumière (ou de la chaleur), à certaines heures de la journée ; suivant les observations de Linnæus, d'après lesquelles il a construit une espèce d'*Horloge Botanique.*

On sait que le Tournesol et plusieurs autres Plantes tournent leurs fleurs ou leurs feuilles vers le Soleil , en suivant les positions de cet Astre dans son cours journalier , et même lorsque le ciel est couvert. Ce qui est très-digne d'attention ; c'est qu'une tige de Houblon , qui en tournant autour de la perche qui la supporte , suit le cours du Soleil d'Orient en Occident , n'interrompt cette marche que pendant le temps qu'on y met obstacle ; et périt bientôt , si on tâche de lui donner constamment , par force , une direction contraire.

3° Des affections des forces sensitives des Plantes sont encore manifestées dans l'état qu'on a appelé leur sommeil.

Linnæus a décrit sous le nom de *Sommeil des Plantes*, l'état où elles disposent , pendant la nuit , leurs feuilles (surtout celles qui sont à feuilles pinnées), dans une situation différente de celle qu'elles avaient pendant la veille , ou durant le jour ; ce

les résultats des notions abstraites qu'il produit. Cette disposition générale a fait qu'on a presque toujours voulu séparer, par des limites précises,

qu'elles font par un mouvement de plication, que Linnæus a regardé comme produit par un état d'affaissement.

M. Zinn a prouvé que les phénomènes de ce sommeil doivent avoir d'autres causes encore inconnues, outre celles qu'on en a données; et qui sont indépendantes des différences de la chaleur et de la lumière, et des variations de l'air.

L'irritabilité des Plantes produit des mouvements dont le progrès est visible dans différentes parties d'une Plante auxquelles s'applique l'action d'une cause extérieure ; et ces mouvements sont tels, qu'ils n'ont aucun rapport mécanique avec cette cause.

Ces mouvements, semblables à ceux qui sont produits par l'irritabilité dans les Animaux, paraissent ne pouvoir être rapportés qu'à une sorte de *sensibilité*; en prenant dans un sens général ce mot de *sensibilité*, par lequel les Hallériens et d'autres ne veulent désigner que la faculté que l'animal entier a d'éprouver et de percevoir des sensations ou des sentiments dont la cause fait impression sur une de ses parties.

S'il faut admettre (comme je le prouverai plus bas dans le Chapitre VI), qu'un mouvement de contraction dont on voit le progrès dans une fibre musculaire ou autre, est déterminé spontanément dans l'Animal, quand il a le sentiment de l'application à cette fibre d'une cause irritante; nous ne pouvons attribuer un semblable mouvement de contraction, produit dans une Plante, lors de l'application d'un stimulant, à aucune cause occulte, mécanique ou physique; mais seulement à la sensibilité de cette Plante. Car autrement (comme l'a très-bien observé M. Percival), c'est nous écarter des règles fondamentales de la Philosophie; qui nous apprend à ne pas multiplier les causes, quand l'effet paraît le même.

La faculté sensitive est différente dans diverses espèces de Plantes; non-seulement quant à son degré; mais encore quant

les deux classes des Animaux et des Végétaux ; mais
la Nature se joue de ces vaines distributions créées
par l'Art des Hommes (1).

à sa nature propre à telle ou telle de ces espèces ; qui fait varier
les moyens, les conditions et les effets de son irritabilité.

Darwin a observé (*Zoonomia*, Sect. XIII, N. II, et N. V. ?),
que les fleurs de plusieurs Plantes ferment leurs pétales et leurs
calices dans les temps froids de la journée, et dans l'obscurité.
Il remarque que le froid et l'obscurité étant des quantités négatives, ne peuvent, par une simple irritation, causer ces mouvements des pétales ; qui doit déterminer la sensibilité affectée
désagréablement par la privation des impressions excitantes
accoutumées de la chaleur et de la lumière.

Le Sainfoin oscillant (*Hedysarum gyrans*), dont les feuilles
sont continuellement agitées par des mouvements spontanés en
divers sens, qui se succèdent d'une *foliole* à l'autre ; se montre
toujours insensible à toute irritation qui puisse exciter ses mouvements. Les rayons du Soleil ne causent aucun changement à
cette Plante, s'ils ne l'échauffent trop vivement ; mais dans ce
cas, comme aussi lorsqu'elle est exposée au vent, ses folioles
cessent leurs mouvements spontanés.

Il me paraît que c'est la sensibilité même de cette Plante, qui
lui fait arrêter les contractions spontanées perpétuelles de ses
folioles et de leurs pédicules, quand les impressions du vent ou
d'un Soleil très-chaud lui causent une irritation trop forte ; et
qu'ainsi cette sensibilité produit un repos forcé, et non des
mouvements à progrès visibles, tels que ceux qui ont lieu dans
l'irritabilité ordinaire.

Une perception vague du stimulus qui les irrite, semble

(1) En considérant la série immense des gradations des forces
vitales, qui ont lieu dans des espèces diverses du Règne Animal
et du Végétal ; on peut leur appliquer ce vers d'Ovide sur les
nuances des couleurs de l'arc-en-ciel.

Usque adeo quod tangit idem est, tamen ultima distant.

Metam. L. VI, v. 67.

On peut sans doute , avec assez de vraisemblance, réunir les Etres de ces deux Classes , en
les disposant sur une échelle commune des Etres

pouvoir déterminer les mouvements spontanés èt rapides qui
ferment les feuilles de la *Dionæa muscipula* (Attrape-mouche);
lorsqu'un insecte , ou même une paille, touche le fond d'une de
ces feuilles. Cette irritabilité est analogue à celle des fleurs du
Laurier-rose , des Asclépias , des Apocins ; qui ferment leurs
pétales comme par ressort , saisissent par la trompe , et retiennent ainsi jusqu'à la faire mourir , la mouche qui pompe le
suc de ces fleurs.

Il est plusieurs Plantes dont les feuilles sont douées d'irritabilité , ou de mouvements spontanés , que détermine leur sensibilité à une irritation extérieure. Telles sont l'*Oxalis sensitiva* ,
l'*Onoclea sensibilis*, et autres ; auxquelles on peut joindre l'arbre
décrit par M. Rob. Bruce (*Transact. Phil.* Vol. LXXV, P. II.
Art. XX) sous le nom d'*Averrhoa carambola*.

Les plus connues de ces Plantes sont des espèces de *Mimosæ*
ou Sensitives , et principalement la Sensitive commune.

M. Du Hamel assure , d'après ses expériences ; que tous les
irritants qui excitent un mouvement vif dans les organes des
Animaux , déterminent aussi les mouvements des feuilles de la
Sensitive ordinaire , qui se plient sur leurs pédicules avec une
contraction extrêmement raide dans sa *Physique des Arbres* ,
T. II, p. 167 et suiv.

Il est sans doute un grand nombre d'autres Plantes dont les
feuilles ont une irritabilité qui n'a point été encore reconnue.
Dans une de mes Leçons de Botanique , j'avais dit (comme dans
la Première Édition de cet Ouvrage) , qu'il m'avait paru voir , à
la suite d'une forte irritation , des mouvements spontanés de
resserrement des folioles conjuguées de la *Cassia chamæcrista*.
J'ai vu depuis que Kalm rapporte dans son *Voyage d'Amérique*,
T. II, p. 250, qu'il a observé que les feuilles de la *Cassia chamæcrista* ont la faculté de se contracter, lorsqu'on les touche.

C'est surtout dans les parties sexuelles des fleurs , que s'est

vivants. Sulzer, Bonnet, et d'autres ont admis cette échelle, qu'ils ont cru pouvoir s'étendre depuis l'Homme jusqu'à la Trémelle et à la Mousse (1).

montrée le plus souvent l'irritabilité des Plantes ; qui produit dans ces parties, lorsqu'on les irrite, des mouvements alternatifs de contraction et de relâchement.

Borel avait observé le premier (*Cent. I, Obs.* 100) l'irritabilité des fleurs de quelques espèces de Centaurées.

M. Del Covolo a fait un très-grand nombre d'expériences qui lui ont prouvé l'irritabilité des étamines dans ces fleurs, comme dans les fleurs composées de plusieurs autres plantes de la Syngénésie ; et il a été suivi par M. J. Fr. Gmelin qui a fait des observations analogues. M. Del Covolo a remarqué aussi sur la plupart de ces fleurs, qu'une étamine entière, ou même des segments d'une étamine, qu'on irrite après une séparation totale de la fleur, se contournent spontanément de diverses manières, comme feraient des vers.

MM. Du Hamel, Adanson, et Koëlreuter, ont observé l'irritabilité des fleurs de l'Épine-vinette, et de diverses espèces de Cactus et de Cistus ; ainsi que la contraction et la restitution alternatives que l'irritation détermine dans le stigmate de chaque fleur de la *Martynia annua*, et de la *Bignonia radicans*.

L'irritabilité des parties sexuelles de plusieurs plantes se démontre le plus souvent dans ces parties, lorsqu'elles se rappro-

(1) L'idée d'une Échelle analogue est fort ancienne. On la retrouve dans Macrobe, qui a dit (*In somnium Scipionis*, Lib. I, Cap. 14) que comme l'Ame émanée de Dieu vivifie et illumine toutes choses, qui se suivent jusqu'à la dernière par des successions continues ; on découvrira, en y regardant de près, une connexion formée par des liens réciproques, et qui n'est point interrompue, depuis le Dieu suprême, jusqu'à la matière la plus basse. C'est, suivant Macrobe, la chaîne d'or qu'Homère dit que Dieu a suspendue du ciel à la terre.

Dans une semblable échelle, il faut, comme l'a dit Linnæus (1), comparer et lier les Végétaux les plus imparfaits avec les Animaux qui sont aussi les plus imparfaits. Mais c'est dans les êtres parfaits de

chent vivement et s'unissent pour la fécondation des germes.

La tendance des parties sexuelles mâles vers les parties sexuelles femelles de la même espèce qu'elles doivent féconder, est tellement forte dans la plante aquatique dite *Vallisnerioides*, qui est la plante mâle dont la femelle est la *Vallisneria*; que les fleurons mâles se séparent de la plante qui les porte, et vont à la surface des eaux, chercher et féconder les fleurs de la plante femelle.

Ainsi la faculté de mouvement spontané qui déplace en tout, ou en partie un corps organisé, quoiqu'elle ait semblé être un caractère propre aux Animaux, se marque singulièrement dans cette espèce de Plantes.

Micheli qui a connu cette séparation, mais qui n'en a vu qu'imparfaitement la cause et l'effet; a dit que c'est un phénomène admirable, et presque sans exemple (a).

M. Broussonnet a observé sur l'*Hedysarum gyrans* que dans le temps où cette Plante est le plus chargée de fleurs, et où se fait la fécondation de ses germes, ses folioles sont beaucoup plus agitées que dans toute autre circonstance; et qu'elles cessent de se mouvoir, dès que ce temps de la génération est passé.

On a remarqué aussi qu'après le temps de la génération, les Sensitives ne sont plus irritables, et qu'alors les pétales de plusieurs Plantes perdent l'habitude de se fermer à de certaines périodes. Il paraît que la saison de l'amour exalte la sensibilité ordinaire de ces plantes, qui tombe et s'éteint, quand cette saison est passée.

M. De Lamarck a remarqué le premier, que les spadices

(a) *Nova Plantarum Genera*, p. 13. Voyez sur ce fait, un Mémoire de M. Picot de la Peyrouse.

(1) *Philos. Botan.*

ces deux classes, que sont bien marquées les grandes différences des facultés de la Nature Animale, et de la Nature Végétale.

Ces deux Natures existent dans les Zoophytes (Animaux-Plantes), où elles sont unies par un lien qu'il me semble qu'on n'a pas bien conçu et exposé jusqu'ici (1).

d'une espèce d'*Arum (Arum italicum)*, produisent une chaleur sensible. Il a dit que lorsque les chatons fleuris de ce Végétal ont acquis un certain état de développement ou de perfection (et il a soupçonné que ce peut être l'époque où s'opère la fécondation de leurs fleurs), ces chatons deviennent chauds au point de paraître brûlants, etc.

M. Bory de S. Vincent (*Voyage dans les quatre principales Iles des Mers d'Afrique*) dit positivement, d'après des expériences de M. Hubert, que les spadices de l'*Arum cordifolium*, exhalent, pendant la fécondation, une chaleur qui est assez vive.

J'ai donné beaucoup d'étendue à cette Note, où j'ai voulu exposer et développer amplement ce que j'avais dit sur le *Principe Vital des Végétaux*, dans les Leçons de Botanique que je donnais au Jardin des Plantes de Montpellier.

M. Gilibert a indiqué l'extrait de ces Leçons dans son Ouvrage intitulé : *Linnæi Systema Plantarum Europæ* (T. 1, dans la Préface, Note). Après y avoir observé combien la Physiologie des Plantes est encore imparfaite, malgré les belles recherches qu'ont faites sur cette matière, Linnæus, Du Hamel, Bonnet et d'autres hommes célèbres; il a bien voulu dire que je suis le premier qui ait établi, en peu de mots, les fondements de la vraie Physiologie des Plantes, en tant qu'elles sont animées.

(1) Linnæus a défini le Zoophyte, une Plante qui de l'état de végétation passe par *métamorphose* à l'état d'un Animal pro-

IX.

Je crois qu'on s'est fait communément une fausse idée des Zoophytes, en disant qu'ils sont animés par un Principe de Vie, dont la nature est comme moyenne ou mixte, par rapport au Principe de Vie de l'Animal et à celui du Végétal.

Il me semble résulter des observations (ce que j'ignore qu'on ait remarqué jusqu'à présent), que le Zoophyte est composé de deux parties distinctes,

duisant des fleurs (a). Mais cette métamorphose, qui fait que le Zoophyte passe de la Nature Végétale à la Nature Animale, n'est point prouvée par les faits, et doit être regardée comme une pure fiction.

Ellis (*Histoire Naturelle des Corallines*) pense que dans les Corallines (et il en donne pour exemple celle qui est dite sertulaire), un Animal intérieur qui est *arborescent*, a un corps pulpeux qui remplit la cavité du tuyau de la coralline ; et qu'il en fait sortir par tous les rameaux ses têtes ou ses cornes. Ces têtes ne sont point des polypes existants séparément, et produits par cet Animal ; comme l'a cru Baster ; et elles paraissent n'être que des *bouches tentaculées;* comme l'a pensé M. Cuvier.

Ellis croit aussi que dans les Corallines, l'Animal intérieur arborescent construit son incrustation extérieure (qui est comme la coquille) et des cellules à ses extrémités. Mais l'observation ne prouve point la faculté qu'il attribue à cet Animal, de se construire ces enveloppes ; qui d'ailleurs ne sont point (comme l'a bien remarqué M. Cuvier) des additions construites par des polypes.

Il me paraît que dans les corallines, une Nature Végétative

(a) *Zoophytum est stirps vegetans, metamorphosi transiens in florens Animal.* (Linn. *Systema Naturæ,* p. 1287.)

l'Animale et la Végétale, qui ne se confondent point, mais qui sont unies par un rapport intime : et que ce rapport n'est point établi par leur seule contiguité, mais qu'il est lié avec une correspondance harmonique dans les développements, et les changements simultanés de l'organisation de l'une et de l'autre. C'est ainsi que ces Parties animées par des forces vitales d'une nature si diverse, sont unies par un nœud qui fait qu'elles ne forment qu'un seul Tout.

Au-dessus des forces génératrices et vitales des

produit leur écorce, ainsi que leurs rameaux ; et que la substance qui végète ainsi, a avec la substance animale qu'elle renferme, et dont les prolongements la pénètrent, des rapports déterminés et correspondants dans leurs développements ; de sorte que l'Animal intérieur se forme, s'étend, et se ramifie en même temps et semblablement avec l'écorce et les rameaux de la coralline. Cette doctrine me semble être le résultat nécessaire des faits observés.

Je ne parlerai point ici de ces petits corps vivants, qu'on a compris aussi sous le nom de *Zoophytes* ; qui diffèrent et des Animaux et des Végétaux ; qui ont des mouvements prompts, variés, et dans des directions sensiblement spontanées ; et dont la structure est tellement simple, qu'elle ne paraît pas même être organisée.

Tels sont les Vers Bursaires (de M. Bruguière), les Volvoces, les Monades des diverses infusions (sur lesquels on doit voir ce qu'a dit M. Cuvier) ; des animaux microscopiques distingués par M. Muller, et qu'il a jugés être entièrement non organisés.

On a objecté à M. Muller, que ces animaux doivent avoir des organes pour leur nutrition et leurs autres fonctions. Mais dans cette objection, on avance ce que les faits n'ont point dit, et ce qui est en question.

animaux, nous ne voyons que les forces de la Nature
Universelle. C'est ce qui a fait dire à des Sages de
l'antiquité, que les animaux sont des miroirs où se
peint l'image de la Nature (1).

X.

L'homme s'élève au-dessus de tous les animaux
par la perfection de ses organes, et la perfectibilité
de son intelligence.

Sans doute, le Principe Vital de l'Homme est
uni étroitement aux organes; et ses fonctions ont
des rapports intimes avec celles de l'Ame.

Mais pour mieux connaître les forces de ce
Principe, il faut les considérer séparément des
affections de l'Ame pensante, et de celles du Corps
simplement organisé. Car dans l'étude des sujets
fort compliqués, la faiblesse de l'esprit humain lui
rend de semblables abstractions absolument nécessaires.

La doctrine des forces du Principe Vital de
l'homme, doit naturellement être précédée de
l'histoire des opinions qu'on a eues, et qu'on peut

______

(1) *Animalia sunt Naturæ specula a sapientibus nuncupata :*
dit Cælius Aurelianus (*Morbor. Chronic.* Liv. IV, Cap. 9).

Cicéron (*De Finibus*, Lib. II. 32, N. 40, Edit. Olivet.) dit : *nec
tamen argumentum hoc Epicurus à parvis petivit, aut etiam à
bestiis, quæ putat esse specula Naturæ.* Epicure est donc le
Sage qu'indique ici Cælius Aurelianus : ce que son Editeur
Almeloveen ni personne autre n'a remarqué.

avoir sur la nature de ce Principe. Quoique la discussion de ces opinions ne doive mener qu'à des doutes et à des vraisemblances, elle sera utile pour empêcher qu'on ne se fasse de ce Principe des idées fausses, et nuisibles aux progrès de la Science.

XI.

C'est pourquoi je consacrerai à cette recherche le Second et le Troisième Chapitres de cet Ouvrage.

Dans le Second, je ferai voir que les différentes sectes de Philosophes et de Médecins ont toujours été partagées sur cette question fondamentale, concernant la nature du Principe Vital de l'homme; savoir, s'il est, ou non, un Etre distinct du Corps et de l'Ame.

Dans le Troisième Chapitre, je prouverai que le Principe Vital doit être conçu par des idées distinctes de celles qu'on a du Corps et de l'Ame; et que nous ignorons même si ce principe est une substance, ou seulement un mode du corps humain vivant.

CHAPITRE II.

EXPOSITION DES DIVERSES OPINIONS DES PHILOSOPHES ET DES MÉDECINS, RELATIVES A CETTE QUESTION : SI LE PRINCIPE DE LA VIE DANS L'HOMME Y A SON EXISTENCE PROPRE, DISTINCTE DE CELLE DU CORPS ORGANISÉ QU'IL VIVIFIE, ET DE CELLE DE L'AME PENSANTE.

XII.

Je partagerai ce Chapitre en deux Sections. Dans la *première*, j'exposerai les opinions qu'ont eues, par rapport à la question présente, les Philosophes et les Médecins, qui ont cru que le Principe de la Vie dans l'Homme n'est point un Etre distinct du Corps et de l'Ame : dans la *seconde Section*, j'indiquerai les opinions relatives qu'ont eues les Philosophes et les Médecins qui ont été d'un sentiment contraire.

PREMIÈRE SECTION.

SOMMAIRE. — L'être qui donne le mouvement et la vie aux Animaux, a été d'abord regardé comme une substance aérienne, ou comme de la nature du feu. — Par une suite d'abstractions sur les qualités sensibles des corps, on est arrivé au concept d'une substance immatérielle.

Des Sectes qui ont reconnu des substances immatérielles, deux seulement ont rejetté un Principe de vie différent du Corps et de l'Ame : l'Aristotélisme, et le Cartésianisme. (Explication et développements des Dogmes d'Aristote sur l'Ame et sur l'Homme vivant.) — La Secte de Descartes a produit celle des Mécaniciens et des Animistes. — Les sémi-Stahliens disent que des irritations violentes ôtent à l'Ame sa liberté, et la contraignent à des mouvements involontaires des organes.

XIII.

Dans le premier âge de la Philosophie, on n'a point cherché à connaître si le Principe Vital de l'homme avait une existence distincte de celle du corps, puisqu'on ignorait qu'il pût exister des êtres immatériels.

Ce n'est que par des gradations lentes et fort remarquables, que l'esprit humain est parvenu à se faire des idées de la Nature immatérielle, qu'il a attribuée aux principes du mouvement et de la vie.

L'homme n'a connu d'abord d'autres êtres que les corps visibles et palpables. Il a observé ensuite l'inertie des corps durs et des grandes masses, et la mobilité qui est propre aux corps subtils et fluides.

Les mouvements sensibles de l'air qui est invisible, ont fait imaginer que l'être caché qui donnait le mouvement et la vie à chaque animal, et qui s'évanouit à sa mort, était une substance aërienne. On sait que l'esprit (même celui de Dieu) a le nom de *souffle*, dans la langue hébraïque et dans beaucoup d'autres (1).

Par une semblable association d'idées, d'autres hommes ayant remarqué les effets puissants que produit l'élément de la chaleur, qui ne frappe point la vue, ont cru que l'Ame de tout corps vivant était de la nature du feu élémentaire.

Ainsi Hippocrate a pensé que l'Ame de l'homme est une *chaleur innée*, qui est continuellement tempérée par la respiration (2). Il a été jusqu'à attribuer à l'élément même de la chaleur, l'immortalité divine, et la science universelle.

Héraclite a combiné cette opinion avec la précédente, lorsqu'il a dit que l'air qui forme la substance

(1) Chez les Hébreux le vent et l'esprit ont le nom commun de *Rouach* : *Nephesch*, et *Neschamah* signifient également *Anima* et *Halitus*. Cependant *Nephesch*, dans l'Ancien Testament, désigne aussi tantôt l'Ame pensante et susceptible des affections morales; et tantôt la vie du corps humain que les Hébreux confondaient avec l'Ame.

On sait que les Anciens ont employé assez indistinctement, pour désigner l'Ame, ou le Principe de la Vie, les mots *Anima*, Ψυχή, **Spiritus**, Πνεῦμα.

Chez les Anciens, Ψυχή signifiait le Principe de la vie (*Anima*), lorsqu'on l'opposait à Νοῦς (*animus*, l'âme pensante). C'est dans ce sens que Parménide disait que la Ψυχή et le Νοῦς étaient la même chose; par où il affirmait que le même Principe produisait la vie et la pensée. C'est le sens de ce que fait dire à Parménide, Diogène de Laërce, dont le passage n'a été entendu par aucun de ses interprètes (*Vies* et *Dogmes des Philosophes célèbres*, L. IX, Sect. 121).

(2) Voyez sur cette opinion, que Galien a développée, l'*Hippocrate de Foësius*, Tom. II, page 1167.

spirituelle est une vapeur de l'élément du feu. Cet éther igné, qu'Héraclite croyait incorporel; qu'il disait être l'âme universelle, dont celle de l'homme faisait une partie, ne pouvait être conçu que par abstraction des qualités sensibles de l'air et du feu, dont il réunissait les natures élémentaires.

XIV.

Ces abstractions qu'on a faites successivement des différentes qualités sensibles des corps, ont pu faire présumer enfin que l'étendue même pouvait n'être qu'une qualité accidentelle à la matière.

On eût pu aussi être conduit à cette opinion par la considération de la lumière, qu'on a toujours regardée comme matérielle. Car il ne paraît pas possible d'expliquer comment la lumière, si elle est essentiellement étendue et impénétrable, peut dans chaque point de l'espace éclairé, transmettre les images qui y parviennent dans tous les sens possibles et même contraires (1).

(1) Aristote a pensé que la lumière n'est pas un corps, ni un mouvement quelconque des corps.

Quoique la lumière, par ses mouvements de transport direct (dont la vitesse a été calculée), par ceux de réflexion et de réfraction, et par sa divisibilité (celle de ses rayons primitifs en plusieurs rayons colorés diversement) semble appartenir à ces Êtres que nous appelons Corps; il est impossible de rapporter aux lois du mouvement et du choc des corps, l'action des rayons de la lumière, qui renvoyés d'une infinité de points, et se croisant dans tous les sens possibles, vont peindre sans confusion dans la chambre obscure, ou sur la rétine; les images d'un

C'est par quelque chaîne semblable d'idées métaphysiques qu'on a pu parvenir à supposer une abstraction générale de tous les attributs sensibles de la matière ; et enfin à former le concept d'une substance immatérielle.

XV.

Depuis que cette notion des substances immatérielles a été généralement établie, elle a été encore rejetée par un grand nombre de Philosophes, auxquels on a donné le nom de Matérialistes.

On peut regarder comme leurs chefs Démocrite et Epicure. Ces auteurs du Système des atomes ont distingué dans l'Ame humaine deux parties, l'une raisonnable, placée dans la poitrine ; et l'autre irrationnelle répandue dans toute la machine (1) : mais ils ont cru que ces deux parties n'en faisaient qu'une (2).

nombre immense d'objets répandus sur la terre, au ciel, et dans toute l'étendue visible.

Comment des corpuscules lumineux qui sont dans les points de croisement des rayons peuvent-ils, sans confusion, transmettre les impressions qu'ils reçoivent dans des sens opposés, et dans tous les sens possibles ?

Qui est-ce qui peut douter que la lumière ne soit un *Etre* dans le sens général de ce mot ? Et cependant ne nous est-il pas impossible d'affirmer d'après la connaissance exacte des phénomènes qu'elle produit ; si cet Etre est *corporel* ou *incorporel*, s'il est une *substance* ou le *mode d'une substance ?* Ne sommes-nous pas pour connaître l'essence de la lumière, au même point où se trouvent les Aveugles-nés ?

(1) Plutarque, *de Plac. Philosoph.* L. iv, C. iv.

(2) Diogène Laërce, *Vie de Démocrite.* — Lucrèce, L. iii.

Dicæarque a pensé qu'il n'existe point dans l'homme ni dans les Animaux d'Ame séparée du corps vivant; mais que les formes et la combinaison des parties y produisent la sensibilité et la vie (1).

XVI.

Entre les Philosophes qui ont reconnu l'existence des substances immatérielles, il n'y a que deux Sectes qui n'aient point distingué dans l'homme d'être différent de l'Ame et du corps. Ainsi l'on peut assurer que l'opinion qui fait du Principe Vital de l'homme une troisième partie de la Nature humaine, a été admise par le plus grand nombre des Sectes de Philosophes et de Médecins : quoique le défaut d'érudition, qui est si général dans ce siècle, fasse croire communément que cette opinion a été introduite par Van-Helmont.

Les deux Sectes qui n'ont distingué dans l'homme que l'Ame et le Corps, sont l'Aristotélisme et le Cartésianisme. Il suffit d'indiquer la doctrine Cartésienne sur ce point. Mais je m'arrêterai à expliquer les dogmes d'Aristote, sur l'Ame et sur

(1) Cette opinion de Dicæarque est analogue à celle des Philosophes Arabes, dont la secte a porté (chez Maïmonides) le nom de *Meddaberim* (Dialecticiens); et qui expliquaient leur Théologie par leurs principes métaphysiques. Ces Philosophes attribuant la production du monde à un concours d'atomes créés par la volonté de Dieu, qui pouvait les anéantir, ont pensé que la vie, le sentiment, l'intelligence, et la sagesse ne sont que des accidents de ces atomes; de même que les couleurs, etc.

l'homme vivant, qui ne me paraissent point avoir été bien éclaircis par aucun de ses Interprètes et de ses Commentateurs.

XVII.

Aristote a dit de l'Ame en général : « qu'elle est » la première entéléchie du corps naturel et orga- » nisé, qui a la vie en puissance. » La principale obscurité de cette définition vient de ce qu'on ignore le sens qu'Aristote a attaché au mot *Enté-léchie*, auquel on a donné beaucoup de significations différentes, et qui me semblent toutes être mal fondées.

Pour découvrir quel est le vrai sens de ce mot fameux, je crois qu'il suffit de lire avec attention le premier chapitre du second Livre d'Aristote, *De Animá*, où il a donné la définition que je viens de rapporter. On y voit qu'Aristote, en disant que l'Ame est une entéléchie, a entendu qu'elle est dans le corps actuellement vivant, par rapport au corps naturel organisé, qui a la vie (ou l'animation) en puissance, ce que la forme est dans un corps quelconque, par rapport à la matière première dont ce corps est formé (1).

____

(1) Voici la traduction de ce passage d'Aristote : « Je dis que » l'entité ou la chose existante, (ωσία) est générique par rap- » port aux choses qui existent ; qu'une sorte d'entités, est ce » qui est *comme la matière*, et qui n'est par soi-même rien de » déterminé ; qu'une seconde sorte d'entités est la *forme* et la

La fiction de cette entéléchie est un exemple remarquable du vice radical qui règne dans la métaphysique d'Aristote. Je crois pouvoir caractériser

» *spécification*, qui fait que chaque chose est dite telle; qu'une
» troisième sorte d'entités résulte de la combinaison des deux
» premières. Or, si la puissance est considérée comme matière,
» la forme est l'*Entéléchie.* »

Aristote répète ces idées à la fin du Second Chapitre du même Livre. Il y dit que l'Ame est une forme, et une sorte de rapport (λόγος τις); et qu'elle n'existe point comme matière ou sujet.

Aristote y dit qu'un genre commun qui embrasse toutes les choses existantes est l'Entité, ou plutôt l'Etre (ο τι γενος ουσια). On traduit vulgairement ce mot par *substantia;* mais mal-à-propos, vu l'équivoque qui naît de l'usage où sont les Philosophes Modernes, d'appeler *substance* un Etre subsistant par lui-même.

Il ajoute que l'Etre est de trois sortes, dont la première étant comme la Matière, n'a point, par elle-même, de détermination particulière dans son existence; la seconde est comme la *forme* et l'*espèce* qui constitue la détermination telle ou telle de l'Etre de la première sorte; et la troisième est le résultat de l'union de ces deux autres sortes d'Etres.

Aristote a dit ensuite : la *première* sorte d'Etre qui est *comme la Matière*, existe dans la puissance de recevoir les déterminations particulières. Le mot *Matière*, ὑλη, désigne ici en général un *substratum*, το υποκειμενον, tel que celui qui est le sujet des formes :

La seconde sorte d'Etre, qui est *comme la forme*, est l'Entéléchie; dont la notion abstraite est générique et plus étendue, par rapport à la notion de forme. Elle existe sans doute partout où il y a forme, étant le complément nécessaire, qui qualifie tous les corps particuliers : et c'est un Etre qui appartient à la forme (ουσια κατα το ειδος, dit Aristote).

Aristote a employé dans la définition de l'Ame ce mot nouveau, qui devait y signifier la forme qui qualifie un Etre spécifié

ce vice avec précision; en disant qu'Aristote avait une grande force de tête, mais que cette puissante intelligence l'a induit souvent en erreur, par rap-

par la réunion de plusieurs formes particulières. (Voyez là-dessus Philoponus, au Second Livre de son Commentaire sur Aristote, *De Animâ*, p. 3, Edit. gr. 1535.)

Suivant Aristote, ces formes particulières réunies dans les corps animés, sont celles qui les constituent. Premièrement des Corps; Secondement des Corps naturels (formés par la Nature et non par l'Art); Troisièmement des Corps doués de vie (ou qui ont par eux-mêmes les facultés de croître et de se nourrir, etc.).

Ainsi, continue Aristote, l'Ame ne pouvant être ce qui est comme la Matière (le sujet, *υποκειμενον*); il faut nécessairement que l'Ame soit l'Entéléchie, ou existe comme la forme du Corps Naturel organisé, ayant la vie en *puissance* (seulement quand on considère ce Corps séparément de l'Ame qui l'informe).

Aristote dit aussi que l'Ame est l'Entéléchie *première* du Corps Naturel qui a la vie en puissance. Il considère l'Ame comme étant la première ou antérieure dans l'ordre de la production (*γενεσει*) du Corps Animé, avant que la vie soit produite : de même, dit-il, que la Science est première (ou antérieure) par rapport à la spéculation (ou à l'opération scientifique).

Quoique les développements que je donne le premier, de l'opinion d'Aristote sur la Nature de l'Ame ou du Principe de la Vie dans les Corps Animés, aient dû nécessairement être longs et abstraits; j'espère qu'ils intéresseront le petit nombre de ceux qui peuvent désirer de savoir quel a été le véritable concept de l'*Entéléchie* par laquelle ce grand Philosophe a défini l'Ame en général. Je me suis livré à cette recherche difficile avec d'autant plus de soin; qu'il m'a paru évident que tous les Commentateurs d'Aristote; même les Grecs, comme Alexandre d'Aphrodisée, et Philoponus; ont ignoré l'explication simple et bien fondée de cette *Entéléchie*.

Ils n'ont pas connu qu'Aristote n'a jamais pensé que cette Entéléchie fût seulement une *forme*, mais une entité abstraite

port aux résultats qu'il devait se former sur les
causes des faits qu'il avait d'ailleurs observés avec
beaucoup de sagacité.

Ainsi, au lieu de se borner aux analogies vraies
et circonscrites, qu'il devait fonder sur les observa-

analogue à la forme; à laquelle il a voulu donner une existence
absolue (en la considérant comme force ou puissance), conformément à sa manière de philosopher.

Cependant cette Entéléchie d'Aristote a été fameuse de tout
temps dans l'Histoire de la Philosophie. L'invention en a dû
même être regardée comme la découverte la plus mémorable
d'Aristote, par celui qui a fait frapper une médaille d'A-
ristote, avec cette épigraphe: ENTEΛEXEIA. (Médaille dont a
parlé Charles Patin, dans son *Introd. ad Histor. Numismatum*,
p. 140.)

Alexandre d'Aphrodisée (*Comment. in Quæstiones de Animâ*,
fol. 134 recto, Edit. gr. 1536) a mal dit que c'est à raison de la
perfection que l'Âme, qui est une forme, donne au Corps organisé, lequel a la vie en puissance, qu'elle a été appelée Entéléchie par Aristote.

Berigard (*Circ. Pisan.* P. IV, *Circ. 2*, p. 81) dit que la difficulté ne peut être que dans le mot Entéléchie; que vous direz
peut-être (ajoute-t-il) être employé par Aristote seulement pour
exprimer la *forme* qui affecte la Matière, de telle manière qu'il
vous plaît (*eo modo, prout vobis placet*). Ce passage me montre
que Berigard, malgré sa perspicacité accoutumée pour saisir les
opinions d'Aristote, n'a point connu le vrai sens de la définition qu'Aristote a voulu donner de l'Âme Humaine.

Tout ce qu'a dit Brucker sur l'Entéléchie (*Hist. Crit. Philos.*
T. I, p. 821) se réduit à dire qu'Aristote définissant l'Âme, n'en
a eu qu'une notion confuse, et n'a employé qu'une expression
très-obscure. Brucker n'a donc point connu l'abstraction dou-
blement métaphysique, par laquelle Aristote a cru pouvoir
donner de l'Âme, une idée plus exacte et plus générale que
celle que les Philosophes en avaient donné avant lui.

tions, il croyait pouvoir en généraliser les résultats d'une manière solide et la plus étendue possible ; en les rapportant à des notions d'une Métaphysique aussi vague que subtile; pour lesquelles il créait des termes qu'il pliait aux formes de la Logique, et auxquelles il supposait qu'on dût attribuer une existence nécessaire et réelle hors de l'entendement.

Dans cette entéléchie qui ne fait point un être séparé du corps vivant de l'homme, Aristote réunit plusieurs facultés : la sensitive, la nutritive, la génératrice, et l'intelligence passive : facultés qu'il croit ne pouvoir exister sans le corps auquel leurs actions se rapportent. Il attribue les mêmes facultés à tous les animaux vivants, comme co-existantes dans l'entéléchie qui constitue la vie animale. Il accorde même aux animaux les plus imparfaits (qui n'ont d'autre sens que celui du tact), les sensations, l'imagination, les appétits ; et leur refuse seulement la faculté délibérative (*De Animâ*, L. iii, C. ii.)

XVIII.

Aristote enseigne qu'au corps vivant de l'homme, doué de toutes ces facultés animales, advient l'intelligence active, qu'il reçoit d'une source commune des intelligences humaines ; et qui seule peut être séparée du corps vivant et périssable auquel elle est étrangère (*De Animâ*, L. ii, C. ii). Il croit que lorsque l'homme est parvenu à un certain âge, son entéléchie se combine avec cette intelligence, et que cette réunion peut seule rendre l'homme susceptible de raisonnement et de passions.

Ce n'est point, dit-il, l'Ame (ici l'Ame signifie l'intelligence active) qui raisonne, etc.; mais c'est l'homme qui remplit ces fonctions par le moyen de cette Ame, et en tant qu'il la possède. Cette Ame est une substance incorruptible, qui n'est point empêchée de voir dans la vieillesse, parce que cet âge s'affaiblit ; mais parce qu'il affaiblit l'organe de la vue, de même que font l'ivresse et la maladie. La force même de contemplation ne languit alors, que par une corruption des organes internes auxquels l'Ame est jointe. Lorsque cette union est altérée ou détruite, la mémoire et les passions le sont en même temps, mais l'intelligence est quelque chose de divin et d'impassible (*De Anima*, L. 1, C. v).

D'après cette exposition des dogmes d'Aristote sur l'Ame et sur le corps vivant de l'homme, on a lieu de conjecturer quel a pu être le motif de cette obscurité dont il paraît s'être enveloppé dans ses livres sur l'Ame, plus que dans aucun autre de ses écrits. Il a pu craindre d'expliquer trop nettement son système sur l'Ame, qui ne pouvait s'accorder avec les opinions religieuses sur la vie future.

XIX.

Descartes n'ayant distingué dans la Nature que deux sortes d'êtres, les esprits et la matière, doit être mis à la tête des Philosophes et des Médecins modernes, qui n'ont distingué que l'Ame et le Corps dans l'homme vivant.

Les Médecins qui ont suivi cette opinion de Descartes, se sont partagés en deux sectes : celle des Mécaniciens, et celle des Animistes.

Les premiers, dont les chefs ont été Bellini et Boerhaave, ont cru que toutes les fonctions du corps humain vivant, hors celles que produit manifestement la volonté, s'exécutent par des mouvements nécessaires, qui se succèdent dans les organes depuis que la vie a commencé.

Il est remarquable que les premiers des Médecins Animistes, ou qui ont attribué à l'Ame seule toutes les fonctions du corps humain, ont été des Aristotéliciens, tels que Télésius, Jules-César Scaliger, Sennert et autres (1).

(1) Télésius a fait un Traité sur ce sujet : *quod Animal universum ab unica animæ substantia gubernatur.*

J. C. Scaliger (*Exercit.* 307, N. 5, p. m. 928) dit que les facultés vitales et nutritives agissent sans raisonnement, mais non pas sans raison ; ayant pour fin la vie, et ce qui la développe. Voilà la fameuse distinction que Stahl a donnée de λόγος et λογισμός ; particulièrement dans sa Dissertation, *De Differentia Rationis et Ratiocinationis.* (*Hal.* 1701.)

Scaliger dit aussi (*Hal.* N, 29, p. 957.) que les mouvements du corps animé n'en sont pas moins des fonctions de l'Ame, quelqu'ils se fassent sans imagination et sans désirs. Il ajoute :
« *Anima sibi fabricat dentes, cornua ad vitam tuendam ;*
» *iis utitur, et scit quo sit utendum modo ; sine objecto aut*
» *phantasia ulla. Qui animam fecit, eam præceptis or-*

Ceux-ci ont pensé qu'il faut rapporter à une seule Ame toutes les actions et les facultés de l'homme vivant ; sans quoi on ne reconnaîtrait plus dans l'homme d'unité de forme, ce qui serait monstrueux.

XX.

Entre les Médecins Animistes qui, n'admettant dans la Nature que des esprits et des corps, ont rapporté toutes les fonctions de la vie aux opérations de l'Ame ; un des premiers a été le fameux Perrault, qui a cru que l'Ame est agissante dans toutes les parties du corps.

Stahl qui est venu ensuite, a travaillé à fonder sur un très-grand nombre de preuves l'opinion qui attribue à l'Ame pensante tous les mouvements du corps vivant ; et il a donné son nom à la secte des Animistes.

Cette secte s'est fort répandue dans ces derniers temps. Les Stahliens rigides ont soutenu que l'Ame

» *navit, quæ pertinent ad unionem suam cum corpore* » *conservandam. Ejus itaque studiosa movet cor : coquit* » *in ventriculo : recocuit in jecore : perficit in venis :* » *digerit in membra : mutat in corpus, etc.* » Voilà le principe fondamental du Stahlianisme.

Sennert a soutenu que l'Ame de l'Homme est dans la semence, et qu'elle se propage du père aux enfants ; qu'elle est présente dès le premier moment de la conception ; et que l'Ame seule opère la formation du fœtus, etc. (*Hypomnemata Physica*, C. VI, p. 185 ; et C. XIII, p. 328.)

a toujours une fin utile dans la production des mouvements des organes, quoique dans la poursuite de cette fin, elle soit très-sujette à des erreurs ; et que l'Ame est toujours libre de résister aux irritations du corps.

D'autres médecins, semi-Stahliens, du nombre desquels ont été Porterfield, Mead, et Whytt, ont prétendu que les irritations violentes du corps ôtent à l'Ame sa liberté, et la contraignent à produire des mouvements involontaires des organes.

Mais la liberté est un attribut essentiel de l'Ame pensante, à moins qu'on ne change les définitions reçues ; et quand même on les changerait, comment les semi-Stahliens pourraient-ils démontrer l'identité qu'ils admettent entre le Principe pensant, et le Principe de la Vie dans l'homme ?

<hr>

SECONDE SECTION.

Sommaire. — Admission de plusieurs Ames dans l'Homme, par certains Philosophes anciens : Ame mortelle existant de toute éternité dans la matière, Ame immortelle émanée de Dieu. (Développements de la doctrine de Pythagore, de Platon, de Marc-Aurèle. Opinions de Saint Augustin, de Herder, sur l'existence d'un Principe de vie particulier.) — Bacon a reconnu la distinction de l'Ame, et d'un principe Vital qu'il dit tenir de la nature de l'air et du feu. — Monades ou substances simples de Leibnitz, douées de perceptions qui sont moins distinctes que celles de l'Ame pensante. — Van-Helmont qui distingua le Principe de Vie, du Corps et de l'Ame pensante.

ne put arriver à de grands résultats, faute de faits, et d'utiles méditations. — Vaine opinion d'Hoffmann sur la nature moyenne du Principe Vital entre l'Ame et le Corps. — Opinion de Kaau Boerhaave, et de Gaubius, qui ont regardé la nature du Principe Vital comme dépendante du Corps.

XXI.

PYTHAGORE est le premier des Philosophes connus, qui ait admis plus d'une Ame dans l'homme. Il a dit, en général, que l'Ame humaine est l'harmonie du corps vivant ; qu'elle est nourrie par le sang, et fixée par les veines, les artères, et les nerfs, comme par autant de liens. Cependant il a distingué dans l'homme une Ame mortelle qui a des parties, et l'Ame raisonnable ou immortelle qui est émanée de Dieu, ou de l'Ame du monde (qu'il a dit être l'Harmonie de l'Univers), et qui s'y rejoint après avoir été purifiée dans diverses transmigrations, etc.

La Philosophie de Pythagore, beaucoup plus subtile que celle des Sages qui l'avaient précédé, refusait à tous les corps, même aux plus déliés et aux plus fluides, la mobilité spontanée ; et n'admettait pour principes de mouvement des corps, que des harmonies, des nombres, ou des êtres purement intelligibles (1).

(1) Les Nombres sont, suivant les Pythagoriciens, des Principes Éternels et immuables, qui subsistent par eux-mêmes ; qui unissent en un système la Nature de toutes choses ; la-

Platon a distingué dans l'Ame de l'homme l'intelligence ou la partie raisonnable qui est immortelle, d'avec la partie irrationnelle qui en diffère essentiellement par sa nature. Il a pensé que l'Ame immortelle qui se meut, et qui produit par elle-même le mouvement et la vie, est émanée du Dieu suprême. Quant à l'Ame mortelle, il me paraît qu'il a voulu qu'elle fût une émanation d'une Ame ou d'un Principe de mouvement qui avait toujours existé dans la matière, et même avant la formation du Monde (1).

quelle étant toujours muable et fluxile du côté de la Matière, a reçu de ces Principes une durée éternelle (Brucker, *Hist. Crit. Phil.* T. 1, p. 1138).

Il me paraît que ces Nombres étaient (ainsi que les facultés occultes) des expressions indéterminées des principes cachés du mouvement des corps; expressions utiles pour le calcul analytique des phénomènes.

(1) C'est ainsi que je crois qu'il faut entendre ce que Platon a dit (dans son Timée, p. 542, *in fine*) sur la manière dont l'homme fut formé par les Dieux qu'avait produits le Dieu Suprême. « Ces Dieux, dit-il, ayant pris un Principe d'Ame » immortelle, fabriquèrent ensuite un corps mortel qu'ils » donnèrent à cette Ame pour véhicule. Dans ce corps mor- » tel, ils construisirent aussi une Ame mortelle, sujette à des » passions violentes par la nécessité de sa nature. »

Cette nécessité doit sans doute être rapportée à ce que Platon faisait émaner cette Ame mortelle d'un principe de mouvement inhérent à la matière. Car, quoique les Platoniciens aient été divisés sur ce point *(a)*; suivant qu'ils soutenaient, ou que le Monde avait été formé dans le Temps, ou qu'il était

(a) Voyez *Proclus*, *in Timæum Platonis*, p. 116, *Edit. Græc. Basil.* Mon opinion est aussi celle de Plutarque *(De Animæ Pro-*

Les Stoïciens ont distingué dans l'homme, l'Ame raisonnable d'avec les parties d'Ame qui sont transmises par la semence, et qui forment l'Ame irrationnelle, ou le principe sensitif (1).

Éternel ; il me paraît manifeste que Platon a admis un Principe de mouvement qu'il croyait être inhérent à la Matière, et y avoir existé pendant le Chaos.

Platon a rapporté l'origine du mal à un Principe aveugle, aimant le désordre et la difformité, Principe qui a existé dans la Matière informe, l'a agitée en tous sens, et de toute éternité par des mouvements irréguliers ; qui a empêché que Dieu, lorsqu'il a formé le Monde, n'y pût établir le mieux en toutes choses ; et qui a résisté à l'ordre et aux lois que voulait lui donner la Cause efficiente.

Entr'autres preuves de mes assertions, elles me semblent pouvoir être solidement établies par un passage de Diogène de Laërce, où il explique la doctrine de Platon sur ce sujet (*Vie de Platon*, L. III, Segm. 75, 76, 77, Edit. de Meibomius). Je vais extraire et traduire ce passage, d'autant que je ne crois pas qu'on en ait donné une bonne interprétation.

Diogène de Laërce dit (L. C. N. 73) que suivant l'opinion de Platon, puisqu'il existe deux *causes* (générales) *des choses*, il faut dire (reconnaître, *ανεσσει*) qu'entre les choses, les unes

(1) Ainsi Sénèque a dit (*Epist.* 71) : *Memini ex duabus partibus illum esse compositum. Altera est irrationalis ; hæc mordetur, uritur, dolet. Altera rationalis : hæc inconcussas opiniones habet, intrepida et indomita.*

creatione ex mente Timæi, T. II, p. m. 155), que Brucker a mal réfutée (*Hist. Crit. Philos.* T. I, p. 680).

Cependant Brucker a été tellement persuadé que Plutarque s'était trompé en ce point, qu'il a dit ailleurs (*H. C. P.* T. II, p. 159), que cette opinion de Plutarque est une preuve que cet Auteur n'avait point la force de jugement qu'on lui a généralement attribuée, et qu'il n'avait cette faculté qu'à un degré médiocre.

L'empereur Marc-Aurèle , qui est un Auteur
principal de cette secte, a distingué de la manière

existent par leur Nature permanente (διὰ μονὴ) *(a)*, et les autres sont produites par une cause *nécessaire* (qui opère des
changements). Celles-ci sont l'Air, le Feu , la Terre, et l'Eau :
et ces Corps ne sont point Élémentaires, à parler exactement ;
puisqu'ils sont susceptibles de recevoir des formes différentes ;
d'autant qu'ils sont composés de divers triangles, qui sont leurs
éléments, et dans lesquels ils se résolvent.

Deux Principes et deux Causes ont constitué toutes choses
(ce que Diogène de Laërce a déjà dit, d'après Platon, L. III,
Segm. 69) et ont pour *Paradigme*, Dieu et la Matière (Dieu
agissant par ses idées ; la Matière étant une Nature soumise à la
Nécessité).

Je crois que ce mot de *Paradigme* a été ici mal rendu par
exemplar ; et que Platon a vraisemblablement entendu par cette
expression, l'Être abstrait par lequel on conçoit chacune de ces
deux causes, considérée soit avant, soit après la production de
l'Univers.

Ce *Paradigme* (suppléez , considéré dans la Matière), doit
être nécessairement sans forme (constante), de même qu'il en

(a) Ménage et les autres interprètes ont pensé que cet endroit
du texte est corrompu, et ils ont proposé d'y faire divers changements, plus ou moins vraisemblables. Je crois qu'il suffit de di-
viser le mot διαμονή, et de lire διὰ μονῆς, pour désigner les Êtres
séparés par leur permanence, ou la constance de leurs formes.
Celà a été employé dans ce sens par Sextus Empiricus (*Pyrrhon.*
Hypotyp. L. III., *C.* 15.), comme J. A. Fabricius l'a très-bien remarqué.

Peut-être serait-il mieux de lire διὰ μονῆς. Ces mots auraient un
sens analogue à celui dans dans lequel Straton a dit, suivant le
rapport de Proclus (*l. cit. p.* 242 , *in fine*), que l'Être (en général)
est la cause de la division des Êtres : ωσπερ τὸ διαιρεῖ νοῦν. Car
c'est ainsi qu'on lit, et qu'il faut lire, et non διαμονῆς, comme dit
M. Brucker, (*Hist. Crit. Phil. T.* I, *p.* 850), qui paraît avoir eu ce
passage de la seconde main , et qui ne l'a point compris. Sans
doute Straton , fameux Matérialiste, entendait par cette proposition ; que l'Être (ou la substance unique) a en lui-même le principe
de la division de toutes les choses existantes , que produisent ses
modifications.

la plus précise , le Corps , l'Ame , et l'Esprit de
l'homme (1).

est de tout ce qui est (seulement) susceptible de formes (δεκτικῷ
καὶ τῶν ἄλλων ἐνελικων).

C'est par la Nécessité que la Matière (ou son *Paradigme*)
recevant les idées, de quelque manière qu'elles lui adviennent
(πως, *aliquo modo*), engendre des Etres (οὐσίας); est mue diversement à raison de la dissemblance des puissances qui l'a-
gitent ; et réagit par son mouvement propre sur les Etres qu'elle
a produits.

« Les productions de la Matière étaient auparavant (dans le
» Chaos) excitées sans aucun rapport et sans ordre : et ses
» mouvements désordonnés ne formaient que des traces d'Etres.
» Mais lorsqu'elles commencèrent à constituer l'Univers , elles
» se firent avec règle et symétrie, par les impressions reçues
» de Dieu, etc. »

On voit assez clairement par ce passage, quelque difficile
qu'il soit (et quoique vers sa fin les phrases aient pu y souffrir
quelque transposition); que Platon a cru que Dieu en formant
les Etres qui composent l'Univers, a assuré leur permanence ,
ou leur division constante ; et que dans le Chaos , la nécessité
des formes qui se succédaient, détruisait les Etres à mesure
qu'elle dessinait leur production.

(1) En rapprochant divers endroits des Livres de Marc-
Aurèle , je trouve qu'il dit que cet esprit de vie, qui est distinct
de l'Ame et du corps vivant (auquel il rapporte les sensations) (L. III , N. 16) n'est pas toujours le même ; qu'il est renouvelé par la respiration (L. II , N. 2. — L. x , N. 7); qu'il
s'unit intimement au corps (L. XII , N. 3); qu'il est le principe
caché qui fait mouvoir les membres (L. x , N. 38. — L. VI ,
N. 16) ; enfin qu'il pénètre les fluides vivants, et le sang dont
il s'exhale comme une vapeur (L. v , N. 33. — L. VI , N. 13).

Je conclus que le *Spiritus* (Πνευμα) dont parle Marc-Aurèle ,
n'est point l'air même atmosphérique ; mais une espèce d'*aura
vitalis (pabulum vitæ)*, que l'homme vivant attire par l'inspiration ; qui pénètre dans le sang , et se combine avec ce fluide ;

XXII.

On peut mettre Bacon à la tête des Philosophes
modernes, qui ont distingué dans l'homme le Prin-

de manière qu'en s'en détachant par une sorte de sécrétion
(analogue à celle qu'on a longtemps supposée se faire des esprits animaux), elle devient un *impetum faciens* ; qu'elle est
cette cause cachée, qui noue les parties du corps comme par
des cordons (qui leur donne la *[illegible]*, dont il
est parlé L. vi, N. 28); et qui est la puissance vivante qui
produit et arrête les mouvements de tous les organes du corps
(L. x, N. 38).

Il ne paraît pas douteux que S. Paul n'ait distingué dans
l'homme, le corps, l'Ame pensante, et l'esprit de vie
(*Epist.* i. *ad Thessalonic. Cap.* 5, *v.* 25).

Je trouve que S. Augustin a dit que les brutes ont un esprit
vital, composé de leur sang et d'air ; qui est doué de sentiment
et de mémoire ; mais qui manque d'intelligence, et qui s'évanouit, à la mort (*L. de Scientia veræ Vitæ, Cap.* 4. Voyez
aussi son *L. de Spiritu et Anima, Cap.* 23, etc.).

Je finis mes Notes sur ce Second Chapitre, en rapportant un
passage remarquable d'un Ouvrage de M. Herder, intitulé :
Ideen zur Philosophie der Geschichte der Menscheit.

Dans la seconde Partie de cet Ouvrage qu'il a publié en 1785
(ou sept ans après la première Édition de mes Nouveaux Eléments), à la page 108 ; il dit que le Principe Vital qui est en
nous, qui s'assimile les parties analogues, et qui sépare celles
qui sont hétérogènes ; qui vit encore dans quelques parties après
la mort, etc. ; n'est point du tout la puissance intellectuelle de
notre Ame : celle-ci n'ayant point formé le corps qu'elle ne
connaît point, etc.

Il ajoute qu'à la vérité cette puissance intellectuelle de l'Ame
est cependant liée avec le Principe Vital ; de même que toutes
les forces de la Nature sont liées entr'elles : d'autant que les

cipe Vital et l'Ame pensante, comme deux êtres séparés.

Bacon dit que l'homme a deux Ames ; l'une raisonnable et qui lui vient du souffle de Dieu ; l'autre irrationnelle, qui a été produite des matrices des éléments, et qui lui est commune avec les Brutes. Il pense que cette dernière Ame est une substance corporelle, atténuée et rendue invisible par la chaleur ; qui tient de la nature de l'air, dont elle a la mollesse pour recevoir des impressions ; et de la nature du feu, dont elle a force, pour propager au loin son action ; qui, dans les animaux parfaits, a son siège principal dans la tête, parcourt les nerfs, et s'entretient par le sang spiritueux des artères, etc.

XXIII.

Plusieurs Philosophes ont singulièrement multiplié dans l'homme les Principes de vie distincts de

pensées de l'esprit et les désirs du cœur dépendent de l'organisation, et de la santé du corps.

Herder conclut : tout cela sont autant de faits que donne la Nature, qu'aucune hypothèse ne peut renverser, qu'aucun langage scholastique ne peut anéantir. Reconnaître ces faits est la plus ancienne Philosophie de la Terre, comme vraisemblablement elle en sera la dernière. Autant je sais avec certitude que je pense, et que je ne connais point ma force pensante ; autant je vois et je sens certainement que je vis, quoique je ne connaisse pas non plus ce que c'est que le Principe de la Vie. Cette puissance est innée, organique, génératrice ; elle est le fondement de mes forces naturelles ; elle est le génie intime de tout mon Être.

l'Ame pensante; et ils diffèrent seulement entre eux, en ce que les uns accordent, et que les autres refusent à ces Principes la faculté de perception.

Leibnitz a été conduit, par des idées de Jordanus Brunus et de Gassendi, à admettre pour les Principes créés de toutes choses, des monades ou des substances simples, douées de perceptions moins distinctes que celles de l'Ame, et non suivies de mémoire, etc.

Cudworth a admis dans l'homme, ainsi que dans les animaux et les plantes, des natures plastiques et vitales; qui sont devenues célèbres par la dispute dont elles ont été le sujet entre Bayle et Le Clerc. Il a supposé que chacune de ces natures plastiques est un instrument actif, qui, sans aucune intelligence, produit et conserve l'homme ou le corps vivant, dans un ordre qui est réglé, et avec un pouvoir qui lui est donné par l'Etre suprême.

XXIV.

Van-Helmont est de tous les Modernes celui qui a le plus indiqué de phénomènes, qui annoncent dans l'homme un Principe de vie distinct du Corps et de l'Ame pensante, et néanmoins doué de sentiment et de perception.

Mais ce grand Chimiste, quoiqu'il ait vu avec sagacité qu'il faut distinguer dans l'homme le Principe Vital et sensitif, n'a pu donner à la Science de l'Homme des fondements solides; parce qu'il a encore trop peu connu de faits relatifs aux fonctions et aux lois de ce Principe ; et surtout parce qu'il s'est livré à beaucoup de rêveries sur sa nature et ses opérations.

Il avoue que dans ses recherches, qui lui semblaient les plus heureuses, il avait été entraîné par des méditations approchantes du délire (1). Aussi a-t-il eu sur les affections du Principe de Vie qu'il a nommé Archée, un très-grand nombre d'idées vaines ; auxquelles son imagination ardente et déréglée a imprimé une force de persuasion qui leur assure encore beaucoup de sectateurs.

L'*Archée* de Van-Helmont a été reproduit sous divers noms, par divers auteurs ; comme par Rivinus, et par Wepfer qui l'appelle *Præses systematis nervosi* (2).

Boerhaave a fait un bon usage de plusieurs dogmes analogues à ceux de Van-Helmont ; mais rectifiés, dans ses Leçons sur les *maladies des nerfs ;* et ces Leçons me paraissent avoir de l'avantage sur ses autres livres de Médecine-Pratique, où il a suivi la secte des Médecins-Mécaniciens.

(1) *Fateor me plus profecisse per imagines, figuras, et visiones phantasiæ somniales, quam per rationis discursus.* Helmont. Cap. de Venatione Scientiarum. Voyez sur la doctrine de l'Archée, *Archæus Faber*.

(2) Voyez ce qu'il dit (*Cicut. Aquat.* p. 136-7) sur les efforts de cet Archée, et sur les moyens de calmer la violence de ses irritations.

XXV.

François Hoffmann et d'autres Auteurs célèbres ont dit, que le Principe de Vie qui anime l'homme est d'une nature moyenne entre l'Ame et le Corps. Mais cet Etre moyen est un Etre de raison ; car on ne peut passer par gradation du Corps à l'Ame immatérielle : et la nature essentielle de ces deux substances fait qu'elles s'excluent nécessairement.

Entre les Médecins de l'Ecole de Boerhaave, il en est plusieurs, comme Kaau Boerhaave, Gorter, Gaubius, et autres, qui ont rapporté le Principe Vital au corps ; mais qui ont enseigné qu'il diffère de toute autre force motrice, et qu'il suit ses lois propres, que l'observation seule doit faire découvrir.

J'ai publié au commencement de 1773, un Discours *de Principio Vitali Hominis* : dans lequel j'ai donné une ébauche de ma Doctrine sur les forces du Principe Vital, en établissant que ce Principe existe indépendamment de la mécanique du corps humain et des affections de l'Ame pensante.

CHAPITRE III.

CONSIDÉRATIONS SCEPTIQUES SUR LA NATURE DU PRINCIPE VITAL DE L'HOMME.

XXVI.

On ne peut donner que des assertions négatives, des doutes, et des conjectures sur la nature
du Principe Vital de l'Homme. Il est utile de développer le scepticisme de ses considérations, pour
diriger plus sûrement l'étude des forces et des
affections de ce Principe.

En effet (1), lorsqu'aucune opinion préjugée
n'entrave la recherche des causes prochaines et
immédiates des faits, l'on arrive d'une manière
sans comparaison plus facile et plus directe, à des
formules ou expressions générales des analogies
de ces faits ; et ces analogies sont toujours vastes
et fécondes, si elles ont été conçues avec une
grande intelligence, et examinées avec une logique sévère.

(1) Comme je l'ai dit ailleurs, *Discours Préliminaire de
ma Nouvelle Mécanique des Mouvements de l'Homme et des
Animaux*, pag. 11.

XXVII.

Je partagerai ce Chapitre en deux Sections:

Je montrerai dans la Première, que le Principe de Vie dont les fonctions s'exercent dans le corps humain, doit être conçu par des idées entièrement distinctes de celles qu'on peut avoir, soit de ce corps organisé, soit de l'Ame pensante.

C'est ce dont je donnerai des preuves, en observant que les idées qu'on se forme sur le Corps et sur l'Ame, doivent se rapporter à leurs attributs qu'on croit être essentiels, qui sont le Mécanisme du Corps, et la Liberté de l'Ame; d'autant qu'on ne peut se faire aucunes idées *à priori* sur la nature essentielle de la *Matière*, *et des Esprits*.

Dans la Seconde Section de ce Chapitre, je ferai voir qu'il n'est pas même possible de décider cette question, sur laquelle on n'a que des probabilités; si le Principe Vital de l'homme existe par lui-même, ou s'il n'est qu'un mode du corps humain vivant.

Je terminerai ce Chapitre en observant que pour les progrès de la Science de l'Homme, qui se borne à des combinaisons de faits bien vus, il suffit de concevoir d'une manière abstraite et sceptique, cet Etre d'une nature inconnue qui est le Principe de la Vie dans l'Homme.

PREMIÈRE SECTION.

LE PRINCIPE VITAL DE L'HOMME DOIT ÊTRE CONÇU PAR DES
IDÉES DISTINCTES DE CELLES QU'ON A GÉNÉRALEMENT, SOIT
DU CORPS ORGANISÉ DE L'HOMME, SOIT DE SON AME PEN-
SANTE.

SOMMAIRE. — Les mouvements vitaux des organes sont supérieurs à ceux que produit l'action de toute cause mécanique
quelconque. — Réfutation des Animistes. — L'Ame devrait
avoir la conscience des mouvements vitaux. Elle n'a pu la
perdre par l'habitude. — L'Ame ne peut suspendre les mouvements vitaux (fait contraire de Cheyne réfuté). — Les déterminations du Principe Vital sont constantes, au contraire
de celles de l'Ame. — La simplicité de l'Ame ne saurait s'al-
lier avec l'immense multiplicité des mouvements, et des sentiments instantanés de chaque partie des organes. — Tendances opposées de l'Ame et des appétits non raisonnés,
existant simultanément.
La distinction du Principe Vital d'avec l'Ame pensante est nécessaire, soit qu'ils existent par eux-mêmes, ou comme modifications d'une même substance. — On ne connaît guère
mieux ce que c'est que Corps, que ce que c'est qu'Esprit.
(Sentiment de Plotin et de Pascal. — Impossibilité de concevoir la Matière dans son essence. — Paradoxes sur l'existence unique dans l'Univers d'un Esprit seul, ou des seuls
Esprits.)

XXVIII.

Le Principe du mouvement et du sentiment
dans l'homme vivant, ne peut être conçu comme
un résultat mécanique de l'organisation du corps;

à moins qu'on ne rejette les opinions communément reçues.

Suivant ces opinions, des qualités *essentielles* à la Matière sont l'étendue qui en elle-même est exclusive de toutes perceptions ; et l'inertie qui l'empêche de se donner des mouvements spontanés, quelque mobile qu'elle puisse être.

Les écrits de Stahl et de ses sectateurs renferment une infinité d'objections victorieuses contre ceux qui ont voulu expliquer toutes les fonctions de l'économie animale, par des lois physiques et nécessaires. Ces objections peuvent être réduites à cette observation générale ; que chaque mouvement vital des organes est constamment supérieur à celui que produirait l'action de toute cause mécanique qu'on peut lui assigner avec vraisemblance.

La doctrine des Mécaniciens a donc été bien réfutée d'après l'état présent de nos connaissances sur les forces motrices des corps. Mais il paraît être encore nécessaire de combattre la doctrine des Animistes, qui ayant succédé à celle des Mécaniciens, a été fort répandue dans ces derniers temps ; et de faire voir que si l'on adopte les notions *reçues* sur la nature de l'Ame, le Principe Vital ne doit pas être conçu comme une de ses facultés (1).

(1) On pourrait ajouter aux considérations que j'exposerai ici, celles qu'a présentées M. Medicus (*Von der Lebens-Kraft*, en 1774) : que si la Faculté Vitale pouvait appartenir à l'Ame,

XXIX.

Lorsqu'on n'est point entraîné par l'esprit de système, on ne peut s'empêcher d'attribuer à un Principe sensible et moteur, tous les mouvements qui se font dans le corps de l'homme vivant, et particulièrement dans les organes des fonctions vitales, sans aucune apparence du concours de l'Ame pensante.

1° L'Ame n'a point ce sentiment intérieur, que Locke dit être le signe caractéristique et nécessaire de ses opérations ; lorsque le Principe Vital produit dans l'homme tous les mouvements nécessaires à la vie.

On a répondu que l'Ame perdait ce sentiment par l'effet de l'habitude. Mais un homme à qui l'habitude ôte souvent la perception réfléchie des mouvements qu'il exécute, peut se donner cette perception, lorsqu'il veut répéter et modifier ces mouvements : et l'Ame au contraire, ne peut jamais se donner une perception réfléchie des mouvements vitaux, en les répétant ou en les modifiant.

Ainsi, comme Lamy (1) l'a objecté contre Per-

elle aurait des caractères extraordinairement différents de ceux des autres facultés de l'Ame ; puisque cette Faculté Vitale ne se fatigue jamais dans ses opérations ; qu'elle est parfaite dès le premier moment de la vie, et n'attend point les années pour se développer ; etc.

(1) *Explication de l'Ame Sensitive*, pag. 414.

rault ; on peut rapprendre aisément les règles d'une langue qu'on a oubliée ; mais l'Ame ne peut de même, en s'y appliquant, connaître des ressorts qu'on prétend qu'elle fait agir continuellement, et dont on dit qu'elle a seulement perdu le souvenir.

Une réponse plus directe à ce subterfuge des Animistes, consiste à dire ; qu'ils y supposent ce qui est en question : savoir, que les mouvements qu'on parvient par l'habitude à exécuter sans un sentiment réfléchi, restent toujours dépendants de la volonté de l'Ame pensante.

Au contraire, tout porte à croire que l'action immédiate d'un Principe Vital opère seule tous les mouvements des organes, soit avec le concours et le vœu de l'Ame, dans les mouvements volontaires ; soit sans ce concours, comme dans les mouvements que l'habitude fait exécuter automatiquement, ainsi que dans les mouvements vitaux et autres involontaires.

J'observe que les principaux faits sur lesquels se sont appuyés les Animistes, peuvent être conçus et expliqués de la manière la plus simple et la plus rigoureuse, en admettant seulement qu'il existe entre les affections du Principe de la Vie dans l'Homme, et celles de son Ame pensante, une influence réciproque qui est très-étendue.

XXX.

2° La volonté ne peut suspendre ni changer les mouvements du cœur et des artères (1). Elle ne peut arrêter la palpitation du cœur qui est causée par des passions vives ; même chez ceux à qui l'idée de cette palpitation suffit pour la réveiller.

Cette limitation constante de l'influence de l'Ame sur le corps, était nécessaire pour assurer la durée de la vie, que les passions fortes auraient trop abrégée.

Les déterminations du Principe Vital ne sont point variables, de même que le sont essentiellement les volontés de l'Ame supposée libre ; et dans chaque cas donné, elles sont généralement semblables pour tous les hommes.

Quand même on voudrait supposer (quoique sans preuve) que dans les cas rares de déviation des directions ordinaires du Principe de la Vie, ses opérations indiquent quelques degrés de prévoyance et de liberté ; il faudrait absolument reconnaître que les facultés supposées dans le Principe Vital y sont à des degrés *infiniment* au-dessous de ceux des facultés analogues dans l'Ame raisonnable (ce

____

(1) On a lieu de regarder comme une fable, l'histoire tant citée par les Animistes, d'un Colonel Anglais, qui pouvait à sa volonté faire cesser les mouvements de son cœur. Si on lit cette histoire dans le Livre (*English Malady*) où Cheyne seul l'a rapportée, on verra qu'elle n'est pas convenablement certifiée.

que n'avouent point les Stahliens et autres Animistes).

3ª Les Stahliens ont reconnu les maux que le Principe de la Vie cause dans le développement et le cours de différentes Maladies ; et ils ont regardé ces maux comme n'étant que des erreurs de l'Ame.

Mais dans cette manière de voir, il faut qu'ils avouent que les erreurs de l'Ame sont perpétuelles dans presque toutes les Maladies. En effet, il n'est presque point de Maladies où les forces du corps soient combinées et dirigées de la manière la plus avantageuse dont elles pourraient l'être ; si ce n'est dans les fièvres éphémères et autres légères indispositions, que la Nature guérit seule et avec peu d'effort.

XXXI.

4ª L'opinion qui est la plus généralement reçue, et qu'admettent les Stahliens, est que l'Ame est un être simple. Or cette simplicité paraît impossible à concilier avec la multiplicité immense de mouvements et de sentiments qui existent dans l'homme à chaque instant de la vie ; et avec les oppositions que l'homme trouve souvent en lui-même, entre les volontés de son Ame raisonnable, et d'autres tendances spontanées auxquelles il est déterminé.

A. M. Haller a très-bien vu (1) que si l'Ame pro-

____

(1) *Prim. Lin. Physiol.*, n° 560.

duisait tous les mouvements des organes qui
concourent à la vie de l'homme, il faudrait que
dans chaque instant de la vie, l'Ame ressentît et
effectuât un nombre prodigieux de volontés particulières.

En effet, dans chacun des mouvements d'un organe, chacune des fibres qui le composent, et qui
sont en nombre indéfinissable; doit être mue en
particulier, et distinctement de ses voisines, suivant
la direction qui concourt au mouvement total de
l'organe, et avec un degré de force proportionné
aux dimensions relatives de cette fibre.

Il faudrait donc admettre que l'Ame exécute par
autant de volontés distinctes tous les mouvements
qu'ont, suivant des lignes diverses, toutes les
fibres de l'organe supposé, ou plutôt toutes les
molécules vivantes de chacune de ces fibres. Il
faudrait lui supposer de plus autant de perceptions, quoique sans conscience, des effets que
produisent toutes ces volontés distinctes, etc. (1).

(1) Maty a fort bien remarqué (*Journ. Brit.* T. x, p. 29)
qu'on ne peut nier que l'Ame ne soit susceptible de divers sentiments et de plusieurs actions simultanées. Il dit à ce sujet, que,
quand un *équilibriste*, en se balançant sur la corde, jette dans
l'air plusieurs balles qu'il reçoit successivement; son Ame est
agitée par une grande complication de vues, et qu'elle dirige
une multitude de mouvements.

Mais quelque singulière que soit dans ce cas la multiplicité
des opérations de l'Ame; il est évident que le nombre en est
comme infiniment petit en comparaison de celui des mouvements particuliers qu'elle devrait imprimer aux diverses fibres

XXXII.

B. C'est en reconnaissant que deux tendances contraires imprimées simultanément aux mêmes organes, ne peuvent convenir à un Principe simple, tel qu'est l'Ame; qu'on peut rendre raison des contradictions que l'homme éprouve si souvent entre les déterminations que lui donne sa volonté raisonnée, et celles où l'entraînent des appétits non raisonnés.

Quoique ces tendances opposées ne nous sem—

des organes du corps humain, si elle y exerçait toutes les fonctions de la vie.

On sait que Philidor jouait une partie d'échecs sans les voir, étant dans une chambre voisine, où il ordonnait le mouvement de chacune de ses pièces, d'après chacun de ceux qu'on lui rapportait que son adversaire avait fait faire aux siennes.

Dans le *Magasin Encyclopédique* (Vendémiaire an X, p. 71), M. Winckeer dit : L'orchestre le plus nombreux n'empêchait pas Mozart d'observer, pendant l'exécution, le moindre son faux ; et il savait même indiquer avec la précision la plus surprenante, sur quel instrument on avait fait la faute, et quel son on aurait dû en tirer.

Dans des cas semblables, l'habitude et le talent étant au plus haut degré pour un Art, mettent de l'unité dans un ensemble d'un nombre prodigieux d'idées diverses; et il est peu d'intelligences humaines pour qui une semblable unité ait lieu.

Mais il reste toujours évident que l'Esprit Humain ne peut réunir la totalité des conceptions et des volontés qu'exigerait le nombre comme infini d'idées et d'actions nécessaires pour les mouvements de chaque organe, de chaque fibre du corps vivant.

blent avoir existé que successivement, lorsque l'une ou l'autre vient à prédominer, cependant il est manifeste qu'elles doivent se combattre, et par conséquent coëxister quelque temps; car chacune de ces tendances ne cède point d'elle-même, puisqu'elle est accompagnée d'un grand effort pour persévérer; et elle ne cède que parce qu'elle est vaincue par la force d'une tendance contraire.

L'opposition des tendances simultanées de l'homme est portée au plus haut point dans certains états de Maladie, où l'homme cède à une détermination simple que cause une affection pernicieuse; comme dans l'hydrophobie, dans les envies des femmes grosses, etc. (1).

Mais de semblables tendances contradictoires chez l'homme, sont aussi très-marquées dans le cours ordinaire de la vie. Les hommes sensibles et éclairés éprouvent très-fréquemment les combats de la raison et des appétits qui lui sont contraires (2) (3).

(1) Entr'autres exemples sans nombre qu'on pourrait rapporter ici, je citerai le suivant, qu'a remarqué Saumaise (*Animadversiones in Epictetum et Simplicium*, pages 286-7). Le mouvement des bras est nuisible dans certaines affections dépravées de la matrice; et cependant Saumaise a vu plusieurs femmes ainsi affectées, se livrer à ce mouvement qui empirait leur état, et les faisait tomber dans une suffocation hystérique.

(2) Galien a dit (*L. V, de Dogmat. Hippocratis et Platonis*), que ces combats montrent qu'il existe en nous deux natures de facultés différentes, qui sont alors opposées entre elles.

(3) Mosheim a remarqué (*Ad Cudworthi Syst. Intell.* T. II,

XXXIII.

On peut prouver rigoureusement, d'après des faits nombreux, que le Principe Vital de l'Homme

p. 397-6, Not. Ed. 1773) que de semblables oppositions de la volonté, et des appétits ou des passions, ont fait dire à une infinité de Philosophes et de Poètes Grecs et Latins, que chaque homme a en lui deux Ames.

S. Paul qui distinguait dans chaque homme une Ame et un Esprit, a exprimé leur opposition lorsqu'il a dit : *Video aliam legem in membris meis, repugnantem legi mentis meœ (Epist. ad Roman. C. 7).*

Gassendi a remarqué (*Oper.* T. II, p. 237-41-256) que ce passage est favorable à une opinion qui lui est commune avec Fortunius Licetus, et plusieurs autres Philosophes Scholastiques.

Cette opinion est que l'Ame humaine a deux parties; l'une irrationnelle, qui embrasse la végétative et la sensitive, qui est corporelle, vient des parents, et est comme un lien de la partie raisonnable avec le corps : l'autre raisonnable ou intellectuelle, qui est incorporelle, et que Dieu crée et unit au corps. Gassendi croit que l'Ame composée de ces deux parties est toujours une ; de même que l'homme est un, quoique composé d'âme et de corps.

On voit que Gassendi a cru qu'une seule *personne* peut être formée de deux Principes sentants, l'un simple, l'autre étendu ; qui peuvent avoir en même temps des sentiments divers ou opposés.

Cependant cette proposition renferme une contradiction manifeste, suivant M. l'Abbé de Condillac (*Traité des Animaux*, p. 41) : ce qui me paraît être un exemple remarquable de l'incertitude que peuvent avoir des opinions Métaphysiques, où des Philosophes, d'ailleurs très-éclairés, croyent reconnaître le caractère de l'évidence.

produit souvent, en même temps et dans un même organe, deux tendances à des fonctions en sens opposés; tendances dont l'une résiste à l'autre, et en rend manifestement l'effet plus difficile.

C'est ce qu'on peut observer dans tous les cas où la tendance à telle fonction d'un organe est excitée par une sympathie qui est tournée en habitude, en même temps qu'une tendance à une fonction contraire est imprimée à cet organe par l'influence de la volonté.

On éprouve alors que cette dernière fonction est rendue d'autant plus faible, et plus difficile à proportion de la résistance que lui oppose la tendance simultanée qu'a habituellement le même organe à une fonction qui est dirigée en sens divers ou contraire.

C'est par cette raison que l'habitude faisant sympathiser dans leurs directions les mouvements simultanés des muscles dans les deux yeux, de même que dans les deux paupières, on ne peut qu'avec peine tourner un œil d'un côté, et l'autre œil vers un côté différent : et l'on ne peut, sans y mettre plus d'effort qu'à l'ordinaire, fermer un œil en même temps qu'on ouvre l'autre, et qu'on le tient bien ouvert.

Plusieurs observations analogues ont été indiquées par Winslow, que je citerai ci-dessous à ce sujet (*Seconde Section* du Neuvième Chapitre) (1).

____

(1) Il est telle affection où la force de la tendance à une action qu'un organe reçoit d'une habitude sympathique, est plus puis-

XXXIV.

D'après toutes ces preuves, il me paraît qu'on ne peut s'empêcher de distinguer le Principe Vital de l'Homme d'avec son Ame pensante. Cette distinction est essentielle, soit qu'on imagine que ces deux Principes existent par eux-mêmes, ou sont des substances ; soit qu'on suppose qu'ils existent comme des attributs et des modifications d'une seule et même substance, qu'il est indifférent qu'on veuille appeler Ame.

Je finis sur ce sujet en observant (ce que j'ai dit ailleurs) qu'il est à-peu-près indifférent qu'on

sante que la force de la tendance de cet organe, quoique sain, à une action contraire qui est ordonnée par la volonté.

Dans un état paralytique imparfait des muscles d'une moitié de la face, par exemple de la moitié gauche ; les releveurs de la paupière supérieure de l'œil gauche, ou le frontal et le sourcilier gauches, peuvent conserver assez d'énergie pour ouvrir cette paupière assez fixement, en faisant un grand effort. Pendant cet effort, il peut arriver (et c'est un cas que j'ai observé) qu'il soit extrêmement difficile d'abaisser complètement la paupière supérieure de l'œil droit qui est sain ; de sorte que si l'on veut fermer bien cet œil, on est obligé d'employer une force extérieure qui abaisse cette paupière.

Il paraît que dans ce cas, le grand effort que font les muscles à demi-paralysés qui relèvent la paupière supérieure de l'œil gauche, est pendant tout le temps de sa durée reproduit sympathiquement dans les muscles releveurs de la paupière supérieure de l'œil droit : ce qui empêche que les muscles qui abaissent et ferment cette paupière de l'œil droit ne puissent agir alors au gré de la volonté.

donne au Principe Vital les noms d'*Ame*, d'*Archée*, de *Nature*, etc. : mais ce qui est absolument essentiel, c'est qu'on ne rapporte jamais les déterminations de ce principe à des affections dérivées des facultés de prévoyance, ou autres qu'on attribue à cette Ame ; ni à des passions que l'on prête à cet Archée. Or c'est à cette condition essentielle que Ven-Helmont, Stahl, et leurs sectateurs, ont dérogé dans une infinité de cas ; aussi bien que ceux qui ont employé, avant ou après moi, le nom de Principe Vital.

XXXV.

Il résulte de ce qui a été dit dans cette Section, que les opérations du Principe de la Vie de l'Homme, ainsi qu'elles ne peuvent être expliquées par des mouvements mécaniques et nécessaires du corps organisé, ne sauraient l'être par des volontés libres et raisonnées de l'Ame pensante (1).

Ce qui a fait adopter si généralement la division nécessaire de tous les êtres en corps et en esprits,

(1) Bourguet (*Lettres Philosophiques sur les Sels et sur la Génération*, p. 187) dit : Il n'est pas étonnant qu'il soit impossible d'imaginer le Principe de Vie. C'est ce qui arrivera toujours nécessairement à tous ceux qui n'auront d'autres idées des substances, ou des Principes de Vie immatériels et purement actifs, que celles que peut leur fournir l'imagination. On n'en peut avoir que des idées intellectuelles, parce que l'idée de l'activité est une de ces idées simples, qui ne sont pas susceptibles d'une plus ample explication.

c'est qu'on a cru que la manière d'exister des corps et des esprits était parfaitement connue : et que l'ignorance et la vanité de l'esprit humain lui ont persuadé que tout pouvait être rappelé à cette distinction intelligible.

Cependant il est difficile de ne pas penser avec Gundlingius, que nous ignorons ce que c'est que le Corps, et que nous ne pouvons savoir rien de solide sur les Esprits (1).

(1) Pascal a dit aussi (dans ses *Pensées*, Chap. xxxi) : l'Homme ne peut concevoir ce que c'est que Corps, ni ce que c'est qu'Esprit.

Qui est-ce qui peut se faire une idée de l'essence de la Matière, si on adopte la définition qu'en a donnée Descartes (*Défin*. 6, dans ses *Méditations*; et *Réponses* aux deuxièmes objections, à la seconde des troisièmes, et aux quatrièmes) ; qui fait consister la Matière dans l'étendue solide, et qui dit que le Corps est une substance composée de plusieurs substances étendues.

Plotin a dit (*Ennead*. ii, L. iv.) qu'on ne peut attribuer à la Matière première aucune des qualités qui sont aperçues par les sens ; et par conséquent ni figure, ni grandeur : et il en conclut que la Matière ne peut être définie que par une notion privative. Mais comment peut-on assurer que la Matière est un être réel, quand on reconnaît qu'on ne peut en avoir que des idées négatives ?

Les Juifs Cabalistes ont dit que la Matière n'a pu être créée de rien ; et qu'étant d'une nature trop vile, elle n'a pu exister par elle-même : d'où ils ont conclu que la Matière n'existe point dans la nature des choses ; et que tout ce qui existe, est l'esprit incréé et infini, qui est l'essence divine, etc. Voilà par quel chemin ils sont arrivés à l'opinion du Spiritualisme universel.

L'impossibilé de concevoir ce qu'est la Matière dans son essence, a pu faire naître les opinions des Brahmanes et des Boud-

Tout homme sage doit reconnaître avec Gassendi (1), que nous ne voyons que l'écorce des choses, et que Dieu seul les voit en elles-mêmes (2). L'esprit humain veut assujettir tous les êtres à ses conceptions : mais plus il prend un essor élevé, plus il sent fortement ses bornes ; plus il voit la grandeur de la Nature, comme étant dans toutes ses faces également immense et inaccessible.

SECONDE SECTION.

LE PRINCIPE VITAL A-T-IL UNE EXISTENCE QUI LUI SOIT PROPRE, OU N'EST-IL QU'UN MODE DU CORPS HUMAIN, QUI REND CE CORPS VIVANT ?

SOMMAIRE. — Inutilité de rechercher si le Principe de vie est une *substance*, vu l'obscurité de ce mot. — Il se peut que le Principe Vital n'ait point d'existence séparée de celle du corps qu'il vivifie. — Probabilités en faveur de l'opinion, qu'il a son existence distincte de celle du corps qu'il anime. — Sorte

histes, qui n'admettent dans l'Univers entier d'autre existence, que celle d'un seul Esprit qui produit toutes choses par les modifications qu'il se donne ; et l'assertion de Berkley, qu'il n'existe dans le Monde que des Esprits. Ces Paradoxes sont insoutenables, d'autant qu'il n'est pas plus possible de connaître l'essence des Esprits que celle des Corps.

(1) *Oper.* T. III, p. 655.

(2) C'est ce que Saint Paul a fait entendre, quand il a dit que les hommes voient *par un miroir*, et *en énigmes* (*Première Épître* aux Corinthiens, C. XII, V. 9.).

d'harmonie préétablie entre les affections de ce Principe, et l'organisation du corps. — Les appétits de l'animal, et le choix des objets de ces appétits, ne paraissent pas pouvoir être des résultats de la seule organisation. — Essais vicieux de l'animal quand l'objet de ses appétits n'est pas présent.

Le phénomène de la résurrection apparente de certains animaux, n'est pas dépendant de la simplicité de leur organisation. — Des animaux d'une structure compliquée ont paru avoir une semblable résurrection.

Quoique pour une plus grande commodité, le Principe Vital soit dans cet Ouvrage constamment personnifié, on peut y substituer la notion abstraite d'une simple faculté vitale qui est inconnue dans son essence. — L'unité du Principe Vital est établie par divers faits.

Les notions abstraites et les expressions générales des causes qu'on établit dans une science de faits, ne peuvent être utiles que comme servant à classer les faits, et à en combiner des analogies lumineuses. C'est ainsi que doit être regardé le Principe Vital. — Différences de la Doctrine contenue dans cet Ouvrage, d'avec celle des Médecins qu'on a appelés Vitalistes.

XXXVI.

J'observe avant tout, qu'il est inutile de discuter, comme on peut faire en suivant les idées ordinaires, si le Principe Vital de l'Homme est, ou n'est pas une substance; parce qu'il me paraît impossible de donner un sens clair au mot *Substance*, quoique ce terme soit communément employé en Métaphysique (1).

---

(1) Le judicieux et savant s'Gravesande, a très-bien dit (Préface de ses *Physices Elementa Mathematica experimentis confirmata*) :

Ce qu'est la *Substance*, est au nombre des choses qui nous

La question que je dois me proposer dans cette Section, est donc seulement, si le Principe de

sont inconnues. Nous connaissons, par exemple, quelques-unes des propriétés de la Matière, mais nous ignorons dans quel sujet elles résident. Qui peut dire si le corps n'a point beaucoup d'autres propriétés, dont nous n'avons point d'idée? etc. — Que signifie ce dire, que des propriétés de la Substance constituent la Substance même? Des choses qui ne peuvent subsister séparément, subsisteront-elles lorsqu'elles seront jointes? L'étendue, l'impénétrabilité, la mobilité, etc. peuvent-elles se concevoir sans un *sujet* auquel ces propriétés appartiennent? et avons-nous aucune idée de ce *sujet*?

On définit généralement la *Substance*, l'Être qui existe par lui-même; et qui diffère ainsi du *Mode*, lequel ne peut exister que dans une Substance.

On doit concevoir de deux manières, cette existence d'un Être par lui-même; lorsqu'on dit que Dieu est une Substance; et lorsqu'on dit que les Esprits créés sont des Substances.

On dit que Dieu est une *Substance*, parce qu'il existe par la nécessité de sa Nature; de sorte qu'il ne reconnaît point hors de lui-même, de *cause* ou raison, ni de *base* de son existence. Or qui est-ce qui peut se former une idée, je ne dis pas claire, mais aucunement intelligible de cette *nécessité de nature*, qui fait qu'un Être quelconque contient en soi la raison suffisante de son existence?

On a voulu trouver une preuve de l'existence de Dieu, dans cette idée même qu'on a prétendu avoir de l'Être *nécessaire*. Cette preuve a été proposée par Clarke, et adoptée par d'autres; qui ont donné en cela, comme équivalente à une démonstration, une tournure vicieuse de Logique qui roule sur des idées qu'on ne peut concevoir (a).

Il ne faut point vouloir *démontrer* l'existence de Dieu. La cer-

(a) On a cru découvrir dans Aristote cet argument fameux de Clarke, sur l'existence de Dieu (Voyez M. Dutens, *Origine des connaissances attribuées aux Modernes*). Mais il me paraît certain qu'on a mal entendu le passage d'Aristote, sur lequel on s'appuie dans cette assertion.

la Vie dans l'Homme a son existence propre et
individuelle ; ou s'il n'est qu'un mode inhé-

titude de cette existence est pour nous une *vérité de sentiment* ;
de même que la certitude de l'existence des corps.

D'ailleurs, il est sans vraisemblance qu'avec un échafaudage
de raisonnements subtils sur l'*Etre nécessaire*, on puisse parvenir à mettre à la portée de l'Esprit Humain la manière d'exister de l'Etre Suprême.

On dit aussi que les Esprits sont des substances, auxquelles
Dieu en les créant, a donné une existence individuelle et perpétuelle ; de sorte que ces substances ont la raison suffisante de
leur existence dans la volonté de Dieu. Mais dès-lors cette volonté ne donne-t-elle pas à leur nature une existence *nécessaire ?* Et cependant cette nécessité d'existence qui paraît être
un attribut incommunicable de l'Essence Divine, ne fait-elle
pas rentrer les Esprits dans le sein de la Divinité, dont les Esprits ne sont que des modes? Cette considération ne mène-t-
elle pas au système des Spinosistes ; et ne rendrait-elle pas in-
terminables leurs disputes avec leurs adversaires?

Il n'est pas surprenant que d'après des méditations peut-être
analogues à la précédente, Galien se soit refusé à décider si
l'Ame pensante est une substance, ou si elle n'est qu'un mode :
que Locke ait avoué qu'il n'avait point d'idée de ce en quoi
consiste la Substance ; et qu'il ait conséquemment mis en doute
si l'espace (qu'il a prouvé n'être pas un corps) est ou n'est pas
une substance ; etc.

Cette manière de voir de Galien et de Locke, si opposée à ce
qu'on a toujours enseigné sur les Substances dans la Métaphysique vulgaire ; peut rappeler le reproche qu'on a fait aux Médecins, d'être particulièrement enclins à suivre la Secte Pyr-
rhonienne (Ménage sur *Diogène de Laërce*, L. ix, Sect. 106).
Mais ce reproche est honorable aux Médecins, pourvu qu'en
poussant très-loin le doute, ils sachent le contenir dans de
justes bornes : car un tel doute, en détruisant les erreurs po-
pulaires, est la préparation la plus avantageuse pour la découverte de nouvelles vérités.

rent au corps humain, auquel il donne la vie (1)?

Il se peut sans doute que d'après une loi générale qu'a établie l'Auteur de la Nature, une faculté
vitale douée de forces motrices et sensitives, survienne nécessairement (d'une manière indéfinissable) à la combinaison de matière dont chaque
corps animal est formé : et que cette faculté renferme la raison suffisante des suites de mouvements
qui sont nécessaires à la vie de l'animal dans toute
sa durée.

Mais il peut être aussi que Dieu unisse à la combinaison de matière qui est disposée pour la formation de chaque animal, un Principe de Vie qui
subsiste par lui-même, et qui diffère dans l'homme
de l'Ame pensante.

XXXVII.

On ne peut avoir sur ces opinions diverses que
des probabilités, dont la discussion donne matière
à des spéculations curieuses, et n'est pas inutile
pour aider à voir dans leur vrai jour les opérations
du Principe Vital ; en montrant comme possible ce
qu'on ne soupçonne pas dans les théories les plus
reçues.

(1) Il ne suffit pas pour dissiper ce doute, de témoigner une
extrême confiance en des assertions positives, par lesquelles
on croit pouvoir le résoudre ; et qui sont destituées de preuves
solides, quoiqu'elles aient été généralement admises par telle et
telle Secte.

Il paraît comme superflu de recueillir des probabilités en faveur de la première opinion, qui a été la plus généralement suivie dans ces derniers temps, et qui semble être la plus naturelle par sa simplicité : savoir, que le Principe Vital, quoique différent des Principes mécaniques connus, peut de même n'avoir point d'existence séparée de celle du corps animal qu'il vivifie.

Ainsi, je me bornerai à indiquer des probabilités qu'on a négligées jusqu'ici, et par lesquelles on peut rendre fort vraisemblable le sentiment de ceux qui croient que le Principe Vital a son existence distincte de celle du corps qu'il anime.

Je vais exposer et développer quelques faits généraux qui donnent beaucoup de vraisemblance à cette opinion. Quoique la plupart de ces faits n'aient été observés que dans les Animaux, ils ne peuvent être rapportés qu'à des affections primordiales ou essentielles de leurs Principes de Vie. Mais de semblables affections peuvent être attribuées, par des analogies manifestes, au Principe Vital de l'Homme.

XXXVIII.

1° Le Principe de Vie dans les animaux peut être détruit sans aucune altération sensible dans l'intégrité et dans les conditions physiques des organes. Il est des poisons, et il en est même de caustiques, qui font périr très-promptement, et dont la force délétère ne laisse point de trace de lésion dans aucune partie du corps.

Réciproquement, le Principe Vital survit long-temps à des lésions très-considérables des organes les plus essentiels, comme du cœur et du cerveau ; et à la suspension de fonctions qui paraissent indis-pensables, comme est la digestion des aliments.

2° Dans des états violents de danger ou d'irrita-tion que le Principe Vital ressent obscurément, il imprime au corps des mouvements que ne peut opérer aucun changement mécanique et néces-saire dans les organes ; mouvements qui sont tout autres que ceux produits dans l'état naturel par ce Principe ; et qui sont contraires à ceux qu'une âme libre et prévoyante devrait et pourrait imprimer au corps, pour le soustraire au danger.

La terreur cause souvent dans un animal, des tremblements et des contractions violentes des organes extérieurs, qui lui ôtent tout pouvoir de se dérober par la fuite à l'objet qu'il redoute.

Haller a observé que ces effets de la terreur, qui empêchent la fuite, ne peuvent être produits par une Ame prévoyante, comme est celle dont Stahl fait dépendre tous les mouvements du corps ; et il les a rapportés ingénieusement à cette loi su-prême de la Nature, qui a voulu que l'Animal fai-ble devînt la proie du fort.

XXXIX.

3· Une sorte d'*harmonie préétablie* entre les affections du Principe Vital et l'organisation du corps qu'il anime, fait que ce Principe essaye dans les diverses espèces d'animaux, des mouvements relatifs à des organes qui n'existent point encore, ou dont la formation est trop imparfaite. L'oiseau que la chaleur a fait éclore de son œuf loin de sa mère, et par conséquent loin du modèle qu'il pourrait imiter, s'essaie à voler lorsque ses ailes sont encore trop faibles pour le soutenir ; le jeune veau fait l'effort de tête avec lequel il doit un jour frapper des cornes, même avant qu'elles soient nées ; etc. (1).

Le petit canard qui a été couvé sous une poule, et qui est tenu loin de l'eau, témoigne de l'inquiétude et de l'impatience. M. Percival a remarqué qu'on le voit faire les mêmes mouvements que s'il nageait, sans qu'il connaisse sa destination, ni l'élément pour lequel ses plumes onctueuses et ses pattes membraneuses sont préparées.

Swammerdam a tiré un limaçon d'eau tout formé de la matrice de sa mère : à peine ce petit animal fut jeté à l'eau, qu'il se mit à nager et à se mouvoir en tous sens, et à faire usage de tous ses

(1) *Cornua nata prius vitulo quam frontibus extant*
Illis iratus petit, atque infensus inurget. Lucret.

organes aussi bien que sa mère. Il montra tout autant d'industrie qu'elle, soit en se retirant dans sa coquille pour aller à fond, soit en en sortant pour remonter sur la surface de l'eau.

XL.

Cette sorte d'harmonie préétablie, que je dis exister entre les mouvements singuliers qu'affecte le Principe Vital, et l'organisation particulière du corps qu'il anime ; paraît se marquer à un certain point, même dans les individus humains, dont les organes présentent une variation extraordinaire de leurs formes les plus constantes.

Je rapporte à cette vue générale, ce qu'on a observé : que des hommes chez qui on a trouvé l'estomac comme double, parce que le corps de cet organe était lié par un grand resserrement transversal ; et par conséquent d'une structure analogue à celle des estomacs multipliés qu'ont les animaux ruminants ; étaient sujets à des mouvements de rumination, qui précédaient le passage des aliments de l'estomac dans les intestins (1).

Tandis que les organes ne se perfectionnent et ne se fortifient que par degrés ; le Principe de la Vie est parfait dans les fonctions génératrices et

---

(1) Voyez Th. Bartholin, *Hist. Anat. Cent.* v, Obs. 61. — Voyez aussi, sur les Hommes qui ruminent, Morgagni, *De Sedibus et Causis Morborum*, *Epist.* XXIX, *Art.* 5.

vitales qu'il exerce, dès les premiers temps de la formation de ces organes.

XLI.

4° A la naissance de ses appétits, chaque animal est dirigé par son Principe de Vie, de manière à chercher confusément les objets de ces appétits, et à les choisir lorsqu'ils se présentent. Il n'est pas probable que ce que ces impulsions ont d'aveugle, et ce que ce choix a d'exclusif, soient des effets résultants de la seule organisation.

On connaît l'observation curieuse de Galien, sur un chevreau qu'il avait tiré vivant (et à terme) du ventre de sa mère; et qui d'abord, après qu'il eut respiré, préféra pour sa nourriture le lait à tous les autres aliments liquides qu'on lui présenta. Après avoir été ainsi nourri quelque temps, on mit à sa portée des fruits et des plantes, entre lesquelles il choisit exclusivement celles qui conviennent aux chèvres, et les digéra parfaitement avec rumination (1) (2).

La Nature présente communément à l'animal

(1) Voyez Galien, *De Locis Affectis. L.* vi *(Oper. Galen. Edit. græc. Basil. T.* iii*, p.* 439) ; et comparez ce qu'il dit, *L.* v*, in* vi *Epidem. Hippocratis (ibidem T.* v*, p.* 509*)*.

(2) Ce fait observé par Galien ne doit point être rapporté (comme quelqu'un l'a cru) à la question sur les idées *innées*. Il indique seulement un appétit vague, qui a une tendance aveugle; mais que la présence de l'objet le plus convenable à cet appétit détermine à tel choix exclusivement à d'autres.

l'objet qui doit satisfaire l'appétit qu'elle lui inspire. Mais si des circonstances moins heureuses l'éloignent alors de l'aliment qui devait lui être offert ; il est réduit à des essais vicieux qui substituent à l'objet auquel il tend aveuglément , quelqu'autre objet qui peut être en sa puissance.

C'est ainsi que l'enfant nouveau-né suce sa main, si on ne lui donne point du lait.

On connaît les méprises que la saison de l'amour produit dans quelques espèces d'animaux ; lorsque les mouvements tumultueux dont ils sont agités alors, ne s'expliquent point par la présence de l'objet naturel de leurs désirs (1).

XLII.

Quelle que soit la manière d'exister du Principe de la Vie ; on a une preuve très-vraisemblable que

sans que rien indique dans ce choix une idée *innée* ou concept antérieur de cet objet.

On a remarqué là-dessus, que les chenilles nées d'œufs abandonnés par leurs papillons, savent aussi se choisir leurs aliments ; que divers insectes , tels que l'abeille-maçonne, etc. choisissent et préparent une nourriture convenable aux insectes qui doivent naître de leurs œufs, dans les premiers temps où ces œufs seront éclos, etc. mais que ces faits et autres analogues sont des actions d'Instinct.

Cependant on ne saurait prouver que l'instinct qu'on dit produire ces actions résulte de la conformation des organes de ces insectes.

(1) Comme C. Hoffmann dit l'avoir vu plusieurs fois (*In Galen. de Usu Partium*, L. xv), et comme Aristote l'a remarqué (*Hist. Animal*, L. vii, Cap. 10).

ce Principe a une existence distincte de celle du corps qu'il anime, dans les résurrections de divers insectes et d'autres animaux, qui sont opérées par l'humectation ou la chaleur, après une très-longue interruption de toutes les apparences de la vie (1).

(1) On sait depuis Leeuwenhoeck, qui a été le premier auteur de cette observation, que le Rotifère est un petit polype à roues (ou agitant rapidement des petits bras mobiles très-nombreux), qui meurt lorsque le sable dans lequel il vit, se dessèche; qu'il perd alors son mouvement et sa forme, et se réduit en un atome de matière durcie; mais qu'il ressuscite, se développe, et rampe avec vitesse, si on mouille le sable d'une goutte d'eau. Il peut ressusciter ainsi, étant mort depuis plusieurs années.

De semblables résurrections, séparées par de longs intervalles (même de plusieurs années) de mort apparente ou réelle, opérées par la simple humectation; ont été observées dans le Volvoce, le Tardigrade, les Vibrions, des espèces de Vers anguilliformes du blé rachitique, et de la colle de farine (Fontana et Dom Roffredi). On a vu semblablement revivre longtemps après, les filets de la Tremelle, dont les mouvements étaient arrêtés depuis leur dessèchement, par l'évaporation de l'eau dans laquelle ils nageaient.

Ce qui est sans doute le plus vraisemblable, c'est que le Principe de la Vie *n'existe plus* dans ces animalcules, lorsque le dessèchement les réduit en atomes; dans lesquels cependant une organisation invisible doit subsister et être susceptible du développement qui est nécessaire pour leur vie : et que ce Principe *leur est rendu* (même après une absence de plusieurs années), lorsque l'affusion d'une goutte d'eau vient à développer convenablement ces organes.

Il n'est pourtant pas absolument improbable qu'un Principe de Vie (*concentré* pour ainsi dire, lors du dessèchement de ces animalcules) ne *réside* encore dans ces atomes, et même n'y *conserve*, malgré une très-longue exposition à l'air, les organes

On pourrait multiplier beaucoup le nombre des genres de faits, qui (de même que ceux que je viens d'indiquer) donnent lieu de croire que le Principe Vital existe par lui-même. Mais je crois devoir répéter qu'il est de même possible que ce Principe ne soit qu'une faculté innée, ou qui advient au corps animal ; et qui y produit et dirige, suivant des lois invisibles, qui sont nécessaires pour le retour à la vie de ces animalcules.

Cette conjecture sur l'espèce de *concentration* du Principe Vital qui réside dans ces atomes, pourrait être fortifiée par ce qu'on a observé ; qu'un degré de chaleur correspondant au 36ᵉ degré du thermomètre de Réaumur, tue les rotifères, lorsqu'ils sont vivants ; et que lorsqu'ils sont desséchés, la chaleur portée au 50ᵉ degré (et même plus haut) ne leur ôte pas la faculté de ressusciter (Vicat, *Supplément de Bomare*, p. 400).

Un Principe Vital qui ne se manifeste point, existe semblablement dans les chrysalides de divers insectes ; où il résiste à des degrés de chaleur et de froidure, qui seraient funestes pour ces insectes vivants (a).

On pourrait croire que la disposition particulière de ces animalcules à leurs résurrections est liée avec l'extrême simplicité de leur organisation. Mais on a observé des résurrections semblables dans d'autres animaux dont l'organisation est fort composée.

Franklin ayant reçu d'Amérique du vin de Madère, y trouva quelques mouches mortes. Il les exposa au soleil le plus ardent ; et elles y furent restées à peine trois heures, qu'elles se

(a) Un Principe de vie latente existe aussi dans les œufs des oiseaux, où il n'attend qu'un degré convenable de chaleur pour former et vivifier leurs organes. Les Anciens ne doutaient pas de la présence de cette vie cachée dans ces œufs : puisque les Auteurs des Géoponiques ont dit qu'il ne faut point secouer les œufs, de crainte de corrompre ce qu'il y a de vital (το ζωτικόν).

primordiales, toutes les chaînes de mouvements spontanés dont ce corps est susceptible.

Un art divin peut faire que dans un système de matière, les mouvements automatiques de chaque partie concourent à la formation et à la réparation du tout; et que le corps animé ressemble (suivant la pensée ingénieuse de Galien)

ranimèrent, éprouvèrent quelques convulsions, s'essuyèrent les ailes, et volèrent bientôt après (Hufeland, *Art de prolonger la Vie Humaine*, Vol. 1, p. 266).

On transporte de Pétersbourg à Moscou, des anguilles, qui sont dans un état de congélation, empaquetées; et qui, après leur arrivée, laquelle demande souvent une quinzaine de jours, étant jetées dans l'eau, dégèlent et reprennent vie.

Bouguer rapporte (*Traité de la figure de la Terre*) d'après le P. Gumilla, Jésuite, et sur les témoignages des Indiens, qu'un certain serpent dangereux, quoiqu'il soit mort, et même desséché en plein air, ou à la fumée d'une cheminée; est de nouveau rappelé à la vie, si on le laisse quelques jours exposé au soleil dans de l'eau croupissante. Fontana (*Traité sur le Venin de la Vipère*, T. 1, p. 94) dit avec raison : Il eût été à désirer qu'un physicien et un philosophe comme Bouguer eût pu vérifier sous ses yeux un fait aussi important par lui-même, et par la grandeur de l'animal.

Je finis en observant qu'il n'est point de raison solide pour ne pas croire, qu'on ressuscite véritablement un homme noyé ou complètement asphyxié; lorsqu'on le fait revivre après un intervalle de temps plus ou moins long, pendant lequel on n'a pu observer chez lui aucune des fonctions de la vie. Tout ce que l'on dit ou présume; que cet homme a conservé en lui, durant cet intervalle un Principe de vie qui ne se manifestait pas, n'est que conjecture; et peut être également admis ou rejeté.

à la forge de Vulcain, où les soufflets même étaient
vivants (1).

XLIII.

Dans tout le cours de cet Ouvrage, je personni-
fie le Principe Vital de l'Homme, pour pouvoir en
parler d'une manière plus commode. Cependant
comme je ne veux lui attribuer que ce qui résulte
immédiatement de l'expérience; rien n'empêchera
que dans mes expressions qui présenteront ce Principe comme un Etre distinct de tous les autres, et
existant par lui-même, on ne substitue la notion
abstraite qu'on peut s'en faire comme d'une simple faculté vitale du corps humain, qui nous est
inconnue dans son essence, mais qui est douée de
forces motrices et sensitives.

Il ne m'importe qu'on attribue, ou qu'on re-

(1) Je trouve une allusion remarquable aux automates vivants que Vulcain fabriquait, suivant Homère, dans une Épi-
gramme Grecque d'Automedon, sur deux mulets qui traînaient
la voiture, et qui ne prenaient point d'aliment, ou vivaient
d'air. Ces mulets, dit Automedon, sont ἡφαιστου τυποι (je traduis, *Missus Vulcani*) et χαλκινα δερματα (je traduis, *Coria di-
vinitus animata*).

Ces deux traits ont été mal rendus par Toup, qui (*Epistola de
Syracusiis*, sur le Théocrite de Warton, T. ii, p. 343) a rapporté
et interprété cette Epigramme, qu'avait publiée d'Orville. Le
premier de ces deux traits peut se rapporter sans doute à ce
qui est dit aussi dans cette Epigramme, que ces mulets étaient
boiteux; mais il me paraît embelli par l'allusion que je propose, que Toup n'a pas soupçonnée, et qui est rendue assez
vraisemblable par le second de ces traits.

fuse une existence particulière et propre à cet Etre que j'appelle *Principe Vital*. Mais je suis la vraie Méthode de Philosopher, lorsque je considère les fonctions de la Vie dans l'homme, comme étant produites par les forces d'un Principe Vital, et régies suivant ses Lois primordiales. Ces lois, qui règlent l'usage et les directions des forces vitales, doivent toujours être déterminées d'après des résultats de faits propres à la Science de l'Homme, et peuvent ensuite être confirmées par leurs applications à d'autres résultats de faits analogues.

XLIV.

Il me paraît essentiel pour la bonne Méthode de Philosopher dans l'état actuel de la Science de l'Homme, et pour les véritables progrès de cette Science ; de reconnaître un Principe Vital qui produit dans les organes du corps humain une infinité de mouvements nécessaires aux fonctions de la vie, d'après des sentiments aveugles, et par des volontés non réfléchies ; et de bien séparer ces mouvements de ceux qui sont opérés dans l'Homme vivant, d'après les sentiments éclairés et les volontés raisonnées de l'Ame pensante.

On manque aux règles de la Méthode Philosophique, lorsqu'on assure à présent qu'une seule Ame, ou un seul Principe de Vie produit dans l'Homme la pensée, et les mouvements des organes vitaux. Cependant on ne doit pas affirmer qu'il soit impossible que la suite des temps n'amène la connaissance de faits positifs, qui sont ignorés aujourd'hui ; et qui pourront prouver que le Principe Vital, et l'Ame pensante sont essentiellement réunis dans un troisième Principe plus général.

Si ce cas a lieu un jour, ce sera seulement alors qu'en se conformant aux règles de la Méthode Philosophique, on pourra réduire ces deux causes ou facultés occultes, à une seule Cause ou Faculté occulte, indiquée par l'Expérience (1).

XLV.

L'unité du Principe de la Vie, qui est répandu dans le corps de l'Animal, me semble pouvoir être bien établie ;

1° Par la *correspondance* intime qui lie toutes les parties de ce corps, et qui les fait concourir aux fonctions utiles ou nécessaires de la vie (2).

2° Par l'*individualité* que le corps de chaque Animal reçoit de son Principe de Vie. Quand toutes les parties de ce corps ont été usées et détruites au bout d'un certain nombre d'années (qu'ont voulu calculer Keil et Jean Bernoulli),

______

(1) *Discours préliminaire* de cet Ouvrage, p. 14-15.

(2) On peut dire dans un sens plus général, des Animaux, surtout à sang chaud ; ce que Pline disait des insectes (*Hist. Nat.* L. II, Sect. 3) *quæcumque est ratio vitalis, illam non certis inesse membris, sed toto in corpore.*

un Principe de Vie commun à toutes les parties , a pu seul réparer leurs pertes, en y renouvelant sans cesse des modifications de forme et autres convenables au tout qu'il anime (1).

On n'a pas su ou voulu m'entendre, quand on a assuré que je fais consister la nouveauté de ma Théorie (ou manière de voir) en Physiologie et en Médecine, dans l'adoption d'un Principe Vital , comme d'un Etre dont il suffisait de supposer l'existence et l'action pour expliquer toutes les fonctions de la vie (2).

Mon objet est de rappeler les faits que présentent les phénomènes de la vie, à des analogies simples et très-étendues , pour approcher de plus en plus de connaître les forces , les fonctions et les affections de ce Principe Vital inconnu. Si ces analogies que je proposerai sont bien formées , il en résultera un corps de doctrine nouvelle, qui sera du genre le plus utile pour assurer les progrès de la Science de l'Homme , et pour fonder solidement les Méthodes de l'Art de guérir (3).

(1) Ainsi, c'est ce Principe inconnu qui constitue essentiellement la personnalité du Corps vivant. Il y est, je crois , ce que les Grecs ont appelé τὸ ἴδιον [illegible].

(2) J'ai constamment dit qu'on ne voit que d'une manière infiniment superficielle , et comme nulle , ma Nouvelle Science de l'Homme ; lorsqu'on lui oppose des discussions sur l'opinion que je puis ou dois avoir concernant l'entité du Principe Vital. Je suis , on ne peut pas plus indifférent pour l'*Ontologie*, en tant qu'elle est la Science des entités.

(3) Dans la *première Edition* de mes Nouveaux Eléments de

CHAPITRE IV.

DES FORCES MOTRICES DU PRINCIPE DE LA VIE DANS LES SOLIDES DU CORPS ANIMAL.

SOMMAIRE. — Les forces motrices qui animent tous les solides vivants, ne sont manifestées dans les parties dures, que par le travail de leur nutrition et de leur génération. — Les mou-

la Science de l'Homme (publiés au commencement de l'année 1778), j'ai rapporté les phénomènes de l'Économie Animale à l'action d'un Principe Vital. Ce principe a été admis avant moi par plusieurs Médecins célèbres : mais le nom en est devenu beaucoup plus commun depuis la publication de mes premiers Ouvrages. Cependant je n'ai jamais affirmé (comme on me l'a fait dire) que ce principe soit un Etre existant par lui-même et distinct de l'Ame et du Corps de l'Homme.

Je n'ai jamais pu penser (quoique plusieurs personnes me l'aient faussement attribué) que le nom de *Principe Vital* introduit dans la Science de l'Homme, donnât l'explication ou la clé d'aucun phénomène. Mais je crois toujours qu'il est utile aux progrès de cette Science, d'y employer ce nom de *Principe Vital,* ou tout autre, qui serait pareillement abstrait et vague : et j'ai suffisamment développé les raisons de cette assertion.

Dans l'étude de la Nature, l'homme voit qu'il ne peut embrasser à la fois beaucoup de faits, que par des abstractions théoriques. Mais comme le plus grand nombre trouve trop pénible de former et de conserver les notions abstraites, d'une manière fixe et rigoureuse, on se hâte communément de faire

vements sont lents ou rapides ; et peuvent être distingués en
mouvement tonique , et en mouvement musculaire , quoique
ce dernier ne soit pas exclusivement borné aux fibres musculaires.

XLVI.

Tous les solides du corps vivant sont *animés*, ou
vivifiés par des forces motrices. Mais ces forces ne
se manifestent dans les os et dans les autres parties
les plus dures , que par le travail de la nutrition
de ces parties , et de leur régénération lorsqu'elles
ont été divisées. L'activité du Principe Vital s'af-

prendre toute la consistance possible à des Etres abstraits qu'en
a conçus de la manière la plus imparfaite ; et on leur attribue
une Nature qui les fait subsister par eux-mêmes.

Telle est la cause qui a fait, qu'après avoir été conduit par les
faits à reconnaître et à distinguer des Principes de la Vie dans
l'Homme et dans les Animaux , on est allé toujours au-delà des
faits, en affirmant que ces Principes ont une existence propre
et individuelle.

On ne peut dire que j'aie favorisé cette opinion , puisque
j'ai constamment témoigné, et même en finissant mon Ouvrage , mon scepticisme absolu et invincible sur la nature essentielle du Principe Vital de l'Homme.

Quelqu'un qui n'a pas pu ou voulu m'entendre , m'a désigné
comme le Chef de la Secte des Vitalistes. Mais il est infiniment
loin de ma pensée de vouloir faire une Secte , quand même je
serais assuré d'y réussir.

Je pense entièrement à cet égard , comme Bacon , qui dit
(*Novum Organum* , Cap. 116, p. 123) : L'objet de mon travail
n'est point de former une Secte dans la Philosophie ; et je ne
crois pas qu'il importe beaucoup aux hommes de connaître

faiblit dans les organes à proportion de leur solidité ; elle semble avoir pour termes les masses ter-
reuses qui sont élémentaires dans la substance
organisée des os, et des autres parties solides.

Les mouvements de tous les solides vivants se
font de deux manières; ou avec un progrès rapide,
et que nos sens ne peuvent suivre; ou avec une

quelles sont les opinions abstraites d'un homme *sur la Nature
et les Principes des choses.*

Cependant il faut ajouter à ce que dit Bacon ; que les notions
abstraites, et les expressions générales des causes, qu'on établit
dans une science de faits, peuvent être importantes pour les
progrès de cette science; mais seulement à proportion de ce
qu'elles sont utiles pour classer les faits, et en combiner des
analogies lumineuses.

D'ailleurs, si j'ai produit la Secte qu'on appelle des Vitalistes,
c'est assurément sans le savoir : et si on a bien défini les opinions qu'on a dit leur être propres; mes écrits ne peuvent avoir
influé sur leurs dogmes, puisque je les y ai réfutés.

Ainsi l'on dit que les Vitalistes rapportent tous les phénomènes de la Vie à un Principe *intermédiaire* entre l'Ame et la
Matière; mais j'ai remarqué ci-dessus (p. 29) qu'un tel Etre
moyen est un Etre de raison.

On dit aussi que les Vitalistes pensent que le Principe de la
Vie règle, dispose, ordonne tous les actes de la Vitalité. Mais
j'ai été évidemment contraire à ceux qui affirment que le Principe Vital ordonne et règle ces Actes (à son gré, ou spontanément et librement); puisque j'ai dit dans le Discours Préliminaire, et répété en plusieurs endroits de mes Nouveaux Eléments : qu'*il est douteux* si le Principe Vital existe par lui-
même (auquel cas il serait toujours assujetti à des Lois Primordiales); ou s'il n'existe que comme une faculté attachée aux
combinaisons du mouvement et de la matière, dont se forme un
corps vivant.

marche trop tardive pour que l'imperfection de nos sens nous permette de l'apercevoir.

Le dernier de ces mouvements est le mouvement tonique. On peut donner au premier le nom général de mouvement musculaire. Quoiqu'il s'exécute principalement dans les muscles, il a lieu aussi dans des organes dont la structure n'est point musculaire; comme sont l'iris, les houpes nerveuses de la langue et des intestins, les troncs des vaisseaux biliaires, les artères (1), la matrice, les trompes de Fallope, etc. (2).

XLVII.

Les expériences de Van Doeveren faites en divers temps, et répétées avec soin devant plusieurs témoins; lui ont prouvé l'irritabilité, non-seulement des organes qui ont des fibres musculaires rouges, comme les muscles rouges, l'œsophage, le diaphragme; mais encore celle des parties qui ont des fibres très-déliées, ou à peine visibles;

(1) On attribue aux artères une tunique musculeuse; mais les fibres de cette tunique ne ressemblent point aux fibres charnues des muscles, ni aux tendineuses, suivant Albinus, *Acad. Annot.* L. iv, Cap. viii, p. 32-33.

(2) Harder, qui a pris la Nature sur le fait, a vu les trompes de Fallope s'approcher des ovaires dans des animaux chez qui elles n'ont point de fibres musculaires.

Wepfer (*De Cicuta Aquat.* p. 183) a observé dans un chien mort; que les vaisseaux éjaculateurs ou déférents étant coupés, se ridaient comme des vers.

comme l'estomac, les intestins, la vessie urinaire, les veines-caves inférieure et supérieure, la peau, etc.

Rien n'empêche que des mouvements de contraction vive dont le progrès peut être suivi de l'œil, n'aient lieu dans plusieurs organes qui ne sont pas de nature musculeuse. Le polype se contracte dans toute son étendue, aussi vivement que les organes musculaires; quoiqu'il soit formé par un sac purement membraneux.

On peut comparer ces mouvements musculaire et tonique, à ceux des deux aiguilles dans les montres à secondes. On voit le muscle se raccourcir comme on voit dans ces montres courir l'aiguille des secondes. Mais les vaisseaux lactés d'un animal vivant, se vident sous les yeux de l'Anatomiste, sans aucun mouvement sensible (1); de même que l'aiguille des minutes se trouve avoir changé de place manifestement, quoiqu'on ne l'ait pas vue se mouvoir.

XLVIII.

Ce Chapitre sera partagé en trois Sections.

Dans la Première, je traiterai des forces musculaires; en comprenant sous ce nom, toutes celles qui produisent les mouvements à progrès

______

(1) Haller a été forcé d'admettre qu'ils avaient une véritable irritabilité, quoiqu'ils n'aient rien de musculeux. (*Phys.* T. vii, p. 234.)

sensibles, soit dans les muscles, soit dans les autres organes.

Dans la Seconde, je parlerai des forces toniques, ou qui opèrent dans tous les organes mous, des mouvements dont la progression est insensible.

Dans la Troisième, je montrerai l'influence que les forces toniques et musculaires ont sur le degré de cohésion permanente du tissu des parties molles.

PREMIÈRE SECTION.

DES FORCES MUSCULAIRES.

Sommaire. — Les oscillations alternatives qui ont lieu dans les fibres musculaires qui se contractent, ont été mal expliquées par Haller. — Suite de chocs ou de ressauts, mécaniquement produite par la succession des contractions des diverses parties de la fibre, qui ont leur force propre, et dont chacune est de plus entraînée par la contraction de la portion qui la précède. (Analogie de ce mouvement avec celui de la traction d'un grand poids qui se fait par une longue corde.)

L'action d'une force motrice primordiale du Principe Vital, qui produit les mouvements par une action immédiate dans chaque partie des fibres, n'est pas plus difficile à concevoir que l'action médiate de cette force motrice par des esprits animaux, ou par l'influence des fibrilles nerveuses.

L'intégrité des nerfs d'un muscle n'est qu'une condition nécessaire pour la conservation de sa faculté de contraction.

Nécessité de grandes forces musculaires pour élever de légers

fardeaux, à cause de la petitesse de l'angle sous lequel les
muscles s'insèrent au point d'appui.

(Critiques de divers Auteurs touchant les principes de la Doctrine générale de Borelli. — Cette doctrine de Borelli, après
qu'elle a été rectifiée, n'est encore que préparatoire et subordonnée aux Théories solides des mouvements progressifs
de l'Homme et des Animaux. — Exposition sommaire de
l'ensemble de la Science que l'Auteur a trouvée et enseignée
le premier dans sa Nouvelle Mécanique des mouvements de
l'Homme et des Animaux.)

Faits nombreux qui prouvent que l'on ne peut marquer exactement les limites de l'accroissement des forces motrices du
Principe Vital. (Difficulté de déterminer les forces relatives
des divers muscles, d'après la considération de la qualité
ou de la quantité de leurs fibres. — Les forces des muscles
se proportionnent aux résistances qu'ils ont à surmonter, et
aux efforts qu'ils exercent dans leurs mouvements accoutumés.)

Le mouvement de dilatation des organes est aussi dépendant
d'une force particulière, que celui de contraction. — Impuissance de l'élasticité des fibres pour leur retour à l'état
naturel. — Faits qui démentrent la force d'expansion dans
des organes très-différents : le cœur, la prunelle, la verge, etc.

Force de situation fixe ou d'effort et de durée de position fixe
des molécules des fibres. — On n'avait point, avant l'Auteur, indiqué entre les divers faits qui sont relatifs à cette
force et qui sont inexplicables d'après les théories vulgaires,
cette analogie générale qui doit en former un ensemble.
(Tour de la grenade de Milon. Rupture du tendon d'Achille
par des causes légères.)

Les muscles et les tendons peuvent avoir une force de situation fixe plus grande que la force physique de cohésion
des os. (Fracture des os dans des cas où la force de cohésion
de leur tissu est moindre que la résistance qu'exercent dans
toute leur étendue, des fibres musculaires agissant sur ces
os, et ayant une force supérieure de situation fixe.) —
Points de rupture dans quelques parties d'un muscle violemment contracté, si la force de situation fixe n'est pas

égale dans toute l'étendue des fibres. — Cette force agit ordinairement dans les fibres, après chaque effort de leur contraction. (Difficulté qu'ont plusieurs hommes de prononcer
lentement les mots, de marcher lentement.) Cette force est
à un très-haut degré dans le tétanos. (Prédominance persévérante de cette force dans certains cas, comme dans la catalepsie.)

XLIX.

Mon objet dans cette Section est de donner la
vraie théorie de la contraction sensible des muscles, et des autres mouvements qu'opèrent les
forces musculaires.

Lorsqu'on examine au microscope un muscle
qui se contracte : on voit, dit Haller, que ses fibres se rident, qu'elles forment des ondulations ;
que leurs parties se meuvent des extrémités vers
le milieu, et du milieu vers les extrémités ; et que
le premier mouvement, qui est celui de la contraction, l'emporte à la fin de ces alternatives.

Haller qui a donné cette description de la manière dont se font les contractions de la fibre musculeuse, a cité à l'appui de ses expériences celles
de Pagani et de Bonioli, qui y sont conformes (1).

Mais en admettant dans la fibre musculeuse vivante qui se contracte, les oscillations alternatives
des extrémités de cette fibre vers son milieu, et de
ce milieu vers les extrémités ; il me paraît qu'il doit

____

(1) *Physiol.* T. IV, p. 474.

se produire alors mécaniquement un *frémissement ondulatoire* dans toutes les parties de cette fibre où l'on suppose que la force de contraction agit d'une manière uniforme.

L.

En effet, chaque partie A plus voisine du milieu de la fibre, outre qu'elle est portée vers ce milieu, exerce une traction dans le même sens sur la partie B, qui la suit immédiatement, et qui est plus éloignée de ce milieu.

Dans chaque oscillation de la fibre, le mouvement qui a lieu dans la partie A, la contracte toujours un instant avant celui où cette partie A agit pour entraîner B vers le milieu de la fibre. Mais dans l'instant suivant, cet *entraînement* a lieu dans B, et concourt avec le mouvement spontané et semblable de B vers le milieu de la fibre.

Ainsi dans ce second instant, B se meut vers le milieu de la fibre avec plus de force que A. D'où suit une inégalité des mouvements de A et de B vers le milieu de la fibre; et par conséquent une espèce de choc, ou de ressaut, entre les parties A et B de la fibre qui se contracte.

Une semblable cause d'inégalité des mouvements vers le milieu de la fibre a lieu entre B et C; C désignant une partie contiguë à B, et plus éloignée de ce milieu que B.

D'où l'on voit que dans chaque moitié de la fibre musculeuse qui se contracte, il se produit une suite

de chocs ou de ressauts, de laquelle résulte nécessairement un frémissement ondulatoire dans la
contraction de cette fibre (1).

LI.

Je pense que tous les mouvements des muscles;
ceux qui sont, comme ceux qui ne sont pas, conformes à des volontés de l'Ame pensante (2); sont

(1) Je rapporte ici ce que M. l'Abbé Fenel a observé (*Hist.
de l'Acad. des Sciences*, 1741, Observ. de Mécanique, n° 3);
que lorsqu'on tire un poids sur un terrain par une longue
corde, le poids ne va en quelque sorte que par intervalles et
comme par accès, allant et s'arrêtant alternativement. Il a
connu depuis que la même chose a lieu pour les cordes qui
tirent un poids perpendiculairement.

M. Fenel a expliqué ces faits en disant, que la traction tend
d'abord la corde sans que le poids marche; et qu'ensuite la
traction de la corde faisant marcher le poids, la marche du
poids détend la corde: de telle sorte que les accès de marche et
de repos sont plus sensibles, étant plus prolongés et moins fréquents, à proportion que la corde est plus longue.

(2) Quant à la dépendance où le Principe Vital est de l'Ame
pour la production des mouvements volontaires des muscles;
elle sera éclaircie par ce que je dirai dans la suite sur l'influence réciproque qu'ont entre elles les affections du Principe
Vital de l'Homme, et celles de son Ame pensante.

Il est des mouvements des muscles, qui s'exécutent sans
aucune conscience de l'Ame; lors même qu'elle met son attention à les sentir, en même temps qu'elle les voit. C'est ainsi que
Camper a vu un homme paralytique d'une extrémité inférieure; qui lorsque les doigts du pied affecté commencèrent à
se mouvoir, ne sentait point leur mouvement, et ne pouvait en
être assuré qu'en les voyant se mouvoir.

produits par le Principe Vital, ou par une Force Vitale Primordiale (de quelque nom qu'on l'appelle), qui agit immédiatement dans chaque partie des fibres musculaires.

Cette manière de voir l'action du Principe Vital, comme opérant immédiatement les mouvements musculaires dans tous les points des fibres des muscles, auxquels il est inhérent; me paraît présenter les notions les plus sûres et les plus simples sur ce que disent les faits concernant le mouvement quelconque des muscles, et le passage qui peut se faire dans l'instant, de ce mouvement à un parfait repos (1).

Il est aussi facile de concevoir que le Principe Vital agit immédiatement sur les molécules de la fibre musculaire pour les rapprocher, ou les écarter, ou affermir leur position fixe relative; que d'imaginer qu'il meut des fibrilles nerveuses, ou des esprits animaux à l'origine des nerfs; comme on l'a prétendu dans les deux hypothèses vulgaires, par lesquelles on a cru pouvoir expliquer tous les phénomènes du mouvement musculaire.

LII.

Divers Auteurs ont proposé contre l'une et l'autre de ces hypothèses, des difficultés nombreuses.

___

(1) Baldinger a dit *(in Opusculis)* avec toute vraisemblance, que cet arrêt du muscle à volonté est un phénomène beaucoup plus difficile à expliquer que celui de son mouvement volontaire.

Cependant tous les Physiologistes s'accordent depuis longtemps à croire qu'on ne peut que choisir entre ces deux hypothèses, et qu'on est forcé d'adopter l'une ou l'autre ; parce qu'il est d'expérience constante, que le mouvement sensible et spontanément produit par l'animal, est intercepté dans un muscle, quand on lie ou coupe le nerf qui se distribue à ce muscle.

Mais je ferai voir dans la suite qu'on doit tirer des résultats beaucoup plus simples de cette expérience ; qui est relative, ainsi que le sont d'autres expériences analogues et trop négligées sur les effets de la ligature ou de la section des troncs des vaisseaux d'un muscle, non à la faculté de mouvement de ce muscle, mais à la durée de cette faculté.

Ces expériences ne présentent autre chose que les conditions nécessaires pour la conservation de la faculté de contraction dans les muscles. Tout ce qu'on y ajoute dans les théories connues, est absolument fictif.

C'est en me bornant aux faits même qui sont essentiellement relatifs à l'action des forces musculaires, que j'établis une théorie qui est expérimentale sur la force motrice des muscles.

LIII.

Il est impossible d'expliquer par des conceptions mécaniques, les forces surprenantes que le Principe Vital exerce dans la contraction de divers muscles, et les accroissements comme arbitraires dont ces forces sont susceptibles.

Aristote, Lucrèce, et Galien avaient cru que par le moyen des muscles, les animaux élèvent avec une petite force des fardeaux considérables. Borelli a montré le premier, que pour vaincre la plus légère résistance, les muscles emploient de très-grandes forces. Il s'est immortalisé par cette découverte, dont il a donné les développements dans la première partie (qui est la seule importante) de son Livre fameux *De Motu Animalium*.

Il a connu le premier, que l'insertion de chaque muscle se faisant sous un petit angle, et étant beaucoup moins éloignée que n'est le point de suspension du poids qu'il élève (ou du centre de gravité de ce poids), du point d'appui dans l'articulation sur laquelle ce mouvement d'élévation s'exécute ; la force de ce muscle doit être à proportion d'autant plus grande par rapport à ce poids.

Borelli a donné d'ailleurs, de cette proposition, une démonstration qui n'est pas assez simple. Cette démonstration doit être tirée de ce principe général de Mécanique prouvé par Varignon : que deux puissances qui sont en équilibre sur un levier, sont entre elles en raison réciproque des distances de leurs directions au point d'appui (1).

(1) J'observe en passant qu'un nouveau Physiologiste, en parlant de cette proposition établie depuis longtemps : que les

LIV.

Après avoir prouvé que la Nature a dû prodiguer aux muscles des forces extraordinaires, Borelli a remarqué aussi que par ce moyen la Nature ménageant la masse des muscles avec beaucoup d'économie ; leur a donné une situation commode (ou très-convenable pour les mouvements des os en divers sens), et la facilité de mouvoir avec une grande vitesse les résistances qu'ils ont à surmonter (1).

apophyses placent les insertions des muscles à une plus grande distance du point d'appui ; a affecté de donner confusément pour exemples, avec le calcaneum et autres apophyses dont tout le monde connaissait l'utilité ; l'*apophyse coronoïde de la mâchoire inférieure*, et les apophyses épineuses de la colonne vertébrale, parties dont j'ai montré le premier les usages.

Ce Physiologiste se garde bien de me citer, et de reconnaître mon droit à ces découvertes.

(1) Je crois devoir rapporter dans cette Note, un extrait de ce que j'ai dit (dans les *Leçons Anatomiques*, que j'ai données à Montpellier en 1774) de plusieurs observations que divers Auteurs ont faites, concernant les principes de la doctrine *générale* de Borelli, sur l'estimation des forces du mouvement des muscles ; et des critiques principales qu'ils ont faites, ou qu'on peut faire encore des propositions fondamentales de cette doctrine.

1° Par rapport aux dépenses de forces des divers muscles : Borelli a observé que les fibres charnues des muscles qui ont un tendon un peu long, s'insèrent très-souvent obliquement à ce tendon, et font angle avec sa direction. Par-là leur force absolue (ou celle qu'ils doivent employer) est à leur force agis-

Il est certain qu'en partant des principes de Borelli rectifiés, il serait facile d'avoir démonstrati-

sante (ou réellement mouvante), comme le sinus total est au sinus de complément de l'angle d'insertion (et non au sinus de cet angle ; comme le dit Haller, et comme d'autres l'ont répété après lui).

2° Borelli dans sa recherche sur les forces absolues (toujours plus grandes que les agissantes) des muscles rayonnés, composés de plusieurs muscles penniformes ; a démontré que, si plusieurs puissances sont en équilibre avec un poids qu'elles tirent obliquement par autant de cordes, en sorte que le point de concours de ces cordes soit mobile suivant la direction de la résistance ; ces puissances seront à la résistance, comme les longueurs de corde qui leur sont proportionnées, sont à leurs sublimités.

Faute d'avoir assez développé cette proposition, Borelli a cru faussement que l'inclinaison des cordes pouvait toujours être changée, les puissances et le poids restant les mêmes, sans que l'équilibre fût altéré.

Varignon a démontré cette erreur, même en suivant la méthode de Borelli. Il est clair qu'en changeant dans ce cas les inclinaisons des cordes, on change et les angles, et les côtés du parallélogramme des forces.

3° Il faut remarquer, en suivant la méthode de Borelli (ce qu'il n'a pas considéré), que lorsqu'il est des puissances placées inférieurement ou du même côté de la résistance ; il faut prendre de ce côté les rapports des longueurs proportionnelles aux profondeurs ; et prendre négativement dans le calcul des forces ces puissances opposées, ou les ajouter à la résistance ; pour trouver les forces des puissances qui tendent à élever la résistance. Cette remarque est utile pour estimer les forces des muscles rayonnés, dont tous les paquets ne sont pas situés du même côté du point de concours ; comme dans le grand pectoral.

Voilà une autre cause de dépense de forces en pure perte

vement des résultats étonnants sur les forces prodi-
gieuses des muscles dans divers animaux (1).

dans les muscles dont les fibres sont ainsi opposées (si la Nature ne fait agir séparément ces paquets selon le besoin).

4° Il est plusieurs autres causes nécessaires de perte de
forces dans le mouvement des muscles, qui sont telles, que
ces dépenses de forces ne peuvent être soumises au calcul.

Tels sont les efforts que font les muscles pour élever les fardeaux avec une célérité au-dessus de l'ordinaire; pour vaincre
la résistance de leurs antagonistes (lorsque ceux-ci ont plus de
force tonique); pour surmonter les obstacles des frottements
des organes; et pour fléchir les diverses articulations sur lesquelles les muscles passent, et sont plus ou moins assujettis
par des liens musculeux ou autres, avant d'atteindre celle où
ils se terminent. (Pemberton et Parent ont cherché à calculer
cette dernière perte; mais ils ne l'ont fait qu'imparfaitement.)

En négligeant ces considérations qu'on ne peut apprécier, et
en ne prenant que celles qui peuvent être déterminées par un
calcul fort simple; on trouve facilement d'après les principes
de Borelli, que la force absolue du deltoïde, le bras étant tendu,
ou lorsqu'on soutient un poids de vingt-quatre livres à l'extrémité des doigts, doit être égale au moins à dix-sept cents livres.

5° Borelli a dit que lorsque la tête d'un os se meut dans la
cavité articulaire d'un autre os, tous les points de la tête qui

____

(1) Un juge fort éclairé d'ailleurs a annoncé un ouvrage d'un
Médecin célèbre, dans lequel la doctrine de Borelli sur les
mouvements des Animaux doit être non-seulement combattue
(ce qui est très-facile d'après les Critiques que j'indique ici);
mais encore remplacée par une doctrine neuve et solide sur la
même matière.

Il paraît que dans cet Ouvrage qu'on annonce, il sera surtout question de la doctrine *générale* de Borelli sur les forces

On voit quelle doit être la force des crotaphites dans le lion et dans d'autres animaux féroces, dont les dents brisent les os les plus durs. Mais on n'au-

roule, s'appliquent successivement sur autant de points de la cavité immobile ; mais de telle sorte que la tête entière ne s'approche, ni ne s'éloigne des bords extérieurs de la cavité.

Parent a pensé que si les surfaces des os articulés sont sphériques excentriques, le point d'appui sera successivement dans chaque point de contact ; parce que la tête se meut dans la cavité, d'un mouvement semblable à celui des épicycloïdes. Lorsque les surfaces contiguës des os articulés ont une courbure quelconque différente de la sphérique, Parent enseigne à déterminer successivement par les rayons de la développée des courbures de ces surfaces, le rapport des puissances qui agissent sur chaque point de contact.

Zendrini (dans un *Journal Italien*) a défendu la manière dont Borelli concevait le jeu des articulations mobiles. Il a omis la plus forte objection qu'il eût pu faire à Parent ; c'est que la tête de l'os sortirait de la cavité qui lui répond, et souffrirait souvent une luxation incomplète, à laquelle s'opposent les ligaments et les capsules des articulations.

6° Parent n'a point entendu ce que Borelli a dit sur la révolution des os articulés par charnière, autour de l'axe du cylindre qu'ils forment, leurs extrémités étant jointes ensemble.

---

des muscles ; par rapport aux points où elle doit être rectifiée, conformément aux observations des Critiques dont je parle.

Mais cette doctrine *générale* de Borelli, qui depuis si long-temps est reconnue vicieuse, peut d'ailleurs être regardée comme n'étant que préparatoire et subordonnée aux objets principaux que s'est proposés Borelli ; qui sont les explications des mouvements progressifs de l'Homme et des Animaux, du Saut, du Vol, du Nager, etc.

Quant à ces objets principaux, ce serait manquer, et de jus-

rait pas soupçonné l'énergie des muscles du gésier des oiseaux granivores, qu'ont démontrée les expériences de Réaumur sur la digestion dans ces oi-

Tout ce que Borelli en a dit est fort simple : mais lorsqu'il parle des lignes que décrivent les extrémités des suites d'os articulés, dont les articulations ne sont pas fixes, il s'occupe d'un problème qui n'a été résolu que par Jean Bernouilli dans son Écrit *De Pendulis Luxatis*.

7° Borelli ayant observé que presque tous les muscles sont attachés à deux parties différentes, de sorte que le mouvement se fait autour de l'une d'elles, qui demeure fixe; a pensé le premier que la force de contraction de chaque muscle doit être double des résistances qu'il surmonte. Si l'on attache, a-t-il dit, avec un clou l'extrémité d'une corde, et qu'on suspende un poids à son autre extrémité, jusqu'à ce qu'il se fasse équilibre; la force de la corde est double de la puissance qui la tend.

Pemberton a nié cette proposition, d'après un raisonnement fort embarrassé, et qui porte à faux (Introduction *ad Myotomiam reformatam Cowperi*, Édit. 1724, p. VIII et IX). Mais D'Alembert est du sentiment de Borelli. Diderot a proposé, pour s'en assurer, une expérience, dont le succès a été conforme à l'assertion de Borelli. Sturm a fait aussi de semblables expériences avec le même succès (*Ephémérides des Curieux de la Nature*).

---

tice et de lumières ; que de ne pas reconnaître que j'ai donné seul, et le premier, un Ouvrage fondamental; où j'ai détruit les mauvaises Théories de Borelli sur ces objets; et donné les véritables explications Anatomiques et Mécaniques de ces mouvements progressifs.

J'ai exposé la Doctrine qui m'appartient sur ces objets, dans ma *Nouvelle Mécanique des mouvements de l'Homme et des Animaux.*

Cet Ouvrage, qui a paru en 1798, et qui est assez connu en France et dans l'Étranger; (ayant été traduit en allemand

seaux. L'intensité et la durée des mouvements progressifs sont réunies à un degré surprenant

par un très-habile homme (M. Sprengel)); n'a été jusqu'ici critiqué par personne sur aucun des points essentiels, par rapport auxquels il est entièrement neuf *(a)*.

Si à l'avenir on donne quelques critiques de ma Nouvelle Mécanique qui soient fondées, je les recevrai avec reconnaissance. Si elles ne le sont pas, je les négligerai; ou j'en indiquerai le vice brièvement, dans la seconde Édition que je me propose de donner de cet Ouvrage.

Mais je ne dois pas consentir autant qu'il est en moi, à ce qu'on dissimule mes droits à la formation d'une Science nouvelle sur les mouvements de l'Homme et des Animaux.

En conséquence je me crois obligé à répéter ici sommairement ce que j'ai dit dans le Discours Préliminaire de ma *Nouvelle Mécanique* (aux pages ix, x et xj) et ce qu'on affecte d'oublier; quels sont les sujets principaux sur lesquels roule cette Science Nouvelle, et quelles sont mes découvertes sur chacun de ces sujets.

Il me paraît d'autant plus nécessaire de répéter ici cet extrait de ma *Nouvelle Mécanique*, dans la vue d'indiquer l'ensemble de ma Doctrine; que des Auteurs récents, écrivant après moi sur les mouvements de l'Homme, n'ont point saisi mes solutions des problèmes que renferme ma Mécanique : qu'ils ont cru qu'il suffisait de dire sur ces problèmes des choses vagues qui pourraient encore s'accommoder aux théories que j'ai réfutées (sans qu'ils aient même cherché à prouver que je n'étais pas fondé à les rejeter) : qu'ils ont copié, toujours sans me citer, des explications que j'avais seul publiées; et qu'ils ont avancé qu'ils ajoutaient essentiellement à la Mécanique Ani-

(a) On n'a attaqué de cet Ouvrage que ma *Théorie du son*. Mais dans le Cinquième Tome des *Mémoires de la Société Médicale d'Émulation* (p. 261 et suiv.), où j'ai donné un plus grand développement de cette théorie, j'ai aussi réfuté complètement les objections qu'un Auteur récent avait faites sur ce sujet : et je crois qu'il n'est point de réplique à cette réfutation, à laquelle cet Auteur n'a point répondu.

dans les muscles du faucon, du requin, etc. (1).
On connaît les accroissements prodigieux que

male, parce qu'ils rappellaient à l'occasion de mes solutions des problèmes relatifs à cette science, quelques remarques triviales, comme la distinction de trois sortes de leviers, etc.

La *Station* de l'Homme, des Quadrupèdes, et des Oiseaux, est assurée par le Mécanisme d'un grand nombre de parties différentes, qui forment des leviers, et des moyens d'équilibre dont plusieurs n'avaient point été reconnus avant moi.

Le *Marcher* le plus naturel de l'Homme est principalement produit par l'impulsion que chaque jambe donne au corps, lorsque les extenseurs du talon s'élèvent en le faisant tourner autour

(1) On a non-seulement des exemples de la plus grande vitesse du mouvement musculaire dans le Vol de ces oiseaux, et dans le Nager de ces poissons; mais encore dans les courses que des hommes peuvent faire.

Les Chaters d'Ispahan, font trente-six lieues en douze ou quinze heures. — Les Hottentots vont plus vite que les lions. — Les Sauvages prennent les Orignaux à la course, et font des voyages de mille ou douze cents lieues, en moins de six semaines ou deux mois.

De Haën (*Prælect. Pathol.*, T. ii, p. 298) rapporte l'histoire d'un coureur du Duc d'Argyle, qui sauva son maître (en lui portant sa grâce) par une course qu'il fit de Londres à Edimbourg, pendant quatre-vingt-cinq heures, sans s'arrêter ni jour ni nuit.

L'animal chez lequel l'action musculaire est la plus prompte, paraît être ce moucheron observé par M. De L'Isle (*Hist. de l'Acad.* 1711, p. 18), qui est presque invisible par sa petitesse; et qui fait mille quatre-vingts pas dans une seconde, et n'avance pendant ce temps-là que d'environ six pouces. Ainsi cette plus grande vitesse de la contraction musculaire, se fait en moins de temps que la vingtième partie d'une tierce.

prennent les forces des muscles dans des états violents de délire et de convulsion. Il n'est pas vraisemblable que l'énergie étonnante que déploie

de la pointe du pied, qui est appuyée contre le sol; et qu'ils poussent ainsi le tibia dans le sens où il se trouve dirigé.

Le *Saut* est produit, lorsqu'il y a concours d'action des extenseurs des articulations consécutives dans les extrémités inférieures, qui sont disposées en sens alternatifs, et qui ont été auparavant fléchies (de semblables articulations de la colonne vertébrale, fléchies de même, pouvant concourir au Saut): ce qui fait que l'os intermédiaire de deux de ces articulations tourne par ses extrémités autour d'un centre variable de rotation, pris sur la longueur de cet os, et qui n'a point d'appui au sol; de sorte que cet os peut obéir à la résultante des forces de projection qui lui ont été imprimées, et se détacher du sol, en élevant la charge de tout le corps.

J'ai expliqué par des principes semblables les divers mouvements progressifs des différents genres de Quadrupèdes; et j'ai montré les causes mécaniques d'où dépendent les principales variétés observées dans ces mouvements.

Le *Rampement* des Chenilles, et des autres Reptiles mous dont le corps est divisé en anneaux, qui se fait par un mouvement ondulatoire du corps; dépend d'un mécanisme qu'on n'avait pas encore déterminé, par lequel un de ces anneaux peut être fléchi en tout sens sur un autre anneau qui lui est contigu.

Dans le *Nager du Poisson*, sa queue se plie d'abord en deux courbures en sens opposés; et frappe ensuite l'eau avec force en les déployant soudainement. Les extenseurs de la queue appuyée sur l'eau qui lui résiste, ont une action réciproque, qui imprime au tronc du corps du poisson, des mouvements de projection autour des sommets de l'une et de l'autre courbure; mouvements dont la combinaison meut le poisson en avant.

Le *Nager de l'Homme et des Quadrupèdes* est produit, 1° par

un phrénétique qui rompt ses liens, naisse de la supériorité des avantages mécaniques que son organisation acquiert lorsqu'elle est dans le plus grand

l'impulsion directe en haut et en avant, que donnent au tronc du corps, les jambes de l'Homme, et les jambes postérieures des Quadrupèdes; 2° par l'action réciproque des muscles qui meuvent en bas et en arrière, les bras de l'Homme, et les jambes antérieures des Quadrupèdes.

Cette action réciproque, qui est d'autant plus forte à proportion de la résistance de l'eau à ces mouvements; fait effort dans l'un et l'autre côté pour mouvoir le tronc du corps autour de la partie supérieure du bras, ou de la jambe antérieure du même côté : et de ces deux mouvements angulaires combinés, résulte le mouvement moyen qui porte le corps en haut et en avant.

Le *Vol* des Oiseaux est produit d'une manière analogue, par l'action réciproque des muscles pectoraux, qui abaissent et portent en arrière les ailes de l'Oiseau. Cette action réciproque, qui est d'autant plus forte dans chaque aile à proportion de la résistance de l'air à l'abaissement de cette aile; meut le tronc du corps de l'Oiseau en haut et en avant du côté de cette aile : et le mouvement total du corps se fait dans une direction moyenne, lorsque les mêmes muscles exercent cette action réciproque dans les deux ailes.

Les divers Oiseaux font des efforts plus ou moins énergiques ou imparfaits, pour diriger à leur centre de gravité, les résultantes des forces motrices de leurs ailes et de leur queue; afin que leur corps dans le Vol ne soit point tourné autour de ce centre, et ne change pas sans cesse de direction.

Le Vol des Oiseaux peut être modifié très-avantageusement par la réaction de l'air qui est renfermé dans leurs os, et qui peut y être poussé (ainsi que je l'ai expliqué), dans des directions différentes de celle de chaque courant d'air auquel l'oiseau peut être exposé. Cette réaction a des effets divers, suivant qu'elle est également ou inégalement libre et forte, dans

désordre; ou d'un pouvoir que son Ame obtient en perdant l'intelligence et la liberté.

Les faits de ce genre sont du nombre de ceux qui démontrent que les forces du Principe Vital ne sont point limitées de la même manière que celles

les os supérieurs des ailes et dans ceux du reste du corps : et ces différences peuvent avoir lieu, selon les différents rapports de situation que l'Oiseau peut donner à ses ailes, et aux diverses parties de son corps.

J'observe en finissant cette Note, que si l'on ne peut contester que je n'aie indiqué les véritables causes du Mécanisme de chacun des mouvements progressifs de l'Homme et des Animaux ; il n'est pas possible de persuader à des hommes intelligents, qu'après moi, tel Écrivain ait fait des pas nouveaux et même plus étendus dans la Mécanique Animale; lorsqu'il n'a fait que répéter, en le rapportant dans un langage plus élémentaire, l'exposé des théories que j'ai trouvées.

Ainsi on a dit dans un Journal, que quelqu'un avait créé la Science de la Mécanique des mouvements des Animaux; parce qu'il a remarqué que les leviers qui existent dans cette Mécanique sont des leviers de la première, de la seconde, ou de la troisième espèce.

Mais si celui qu'on loue à ce point, n'a rien ajouté à la découverte et à la démonstration que j'ai donnée de semblables leviers; il n'a fait que traduire d'après les définitions qui sont connues du premier Écolier, dès la première leçon de Mécanique, ce qui était évident par l'exposition de ces leviers que j'avais trouvés.

Il a dit simplement que dans ces leviers le point fixe (pris du moins à chaque instant d'un mouvement progressif) y est entre la puissance et la résistance; ou que ce point fixe étant à une extrémité, la résistance en est plus près que la puissance; ou enfin que la puissance en est alors plus près que la résistance.

des agents qui nous sont connus ; et qu'elles se multiplient ou s'éteignent dans les diverses conditions
du corps vivant, suivant des lois primordiales que
l'expérience seule peut nous faire connaître (1).

(1) Divers Auteurs ont proposé des règles générales pour la
détermination des forces relatives des différents muscles, d'a-
près la considération des qualités ou de la quantité de leurs
fibres.

Borelli prétend que les poids que soutiennent différents
muscles, sont comme les épaisseurs de ces muscles ; et que les
hauteurs où ces poids sont élevés, sont comme les longueurs
des muscles : par conséquent que les forces de deux muscles
sont égales, quand leurs masses le sont aussi.

Hamberger a voulu corriger Borelli, et a prétendu que les
forces absolues des muscles sont comme le nombre de leurs fibres, ou comme leurs bases ; c'est-à-dire en raison composée
de la directe de leurs masses ou poids, et de l'inverse de leurs
longueurs. Il a cru d'ailleurs faussement que l'on ne devait
avoir égard qu'à la densité des muscles ; et qu'il n'y avait que
deux différentes densités, l'une pour tous les muscles rouges,
l'autre pour tous les muscles blanchâtres.

Cheselden a pensé que la vitesse d'un muscle (ou l'espace
dont sa contraction le raccourcit dans un temps donné) doit
être comme la longueur de ses fibres ; et sa force ou la puissance qu'il a d'élever un poids, comme le nombre de ses
fibres.

Mais toutes ces différentes assertions sont mal fondées : et il
est vraisemblable qu'il n'existe pas deux muscles qui aient le
même degré de contractilité habituelle.

Les forces habituelles de contraction vive des différents muscles, doivent varier indéfiniment ; non-seulement suivant les
différentes densités du tissu de leurs fibres ; mais encore en
ce que ces forces se proportionnent sensiblement aux différentes
résistances que chacun d'eux a le plus souvent à surmonter, ou

LV.

Les mouvements à progrès sensible que le Principe Vital produit dans les muscles ou autres organes mous, ne sont pas seulement des mouvements de contraction, mais encore des mouvements d'extention ou de dilatation. C'est dans ce sens qu'on peut dire avec M. Krause, que l'*élongation* même des fibres est due à leur irritabilité.

On n'a pu assurer que par conjecture, que la

aux efforts qu'il exerce dans ses mouvements accoutumés (*Nouvelle Mécanique*, p. 9²).

C'est ce que Borelli n'a point observé, lorsqu'il a cherché à déterminer les forces des fibres charnues de l'estomac, par la comparaison de ces fibres aux muscles des extrémités dont il avait démontré les forces (a).

On a très-bien remarqué qu'à ces dernières fibres (comme à celles des autres viscères) ne peuvent jamais être appliquées des résistances absolues presque égales à celles que surmontent les muscles des extrémités : et que par rapport à ceux-ci, la puissance des fibres des viscères, relative à la résistance qu'elles peuvent surmonter, est infiniment moindre ; parce qu'elle manque d'un appui convenable, sur lequel porte la contraction de ces fibres.

On ne saurait déterminer jusqu'où la force des muscles peut être accrue par la répétition journalière de l'exercice qui leur est propre. C'est ce qu'indique l'histoire de Milon de Crotone, qui s'étant accoutumé à porter un veau, chaque jour à une

(a) C'est cependant d'après une semblable proposition vicieuse et insoutenable, que le célèbre Pitcarn a cru qu'on devait estimer les forces de l'estomac ; et c'est de là qu'il est parti pour critiquer de la manière la plus malhonnête, l'opinion d'ailleurs erronée du fameux Astruc.

contraction des fibres est nécessairement le seul effet de l'action des forces motrices du Principe Vital; et il paraît également possible que ces forces éloignent ou rapprochent les molécules des fibres. C'est par les faits seuls que nous pouvons déterminer si l'extension des fibres, qui est sensible dans son progrès, se fait avec un effort qu'on ne puisse attribuer à leur ressort, ni à leurs autres conditions physiques.

La nécessité dont il est que le Principe Vital

distance de quelques stades; parvint à le porter de même, quand ce veau fut devenu taureau.

On sait que les Soldats des Légions Romaines étant accoutumés à des travaux très-pénibles et continuels; étaient en état de soutenir sans danger les fatigues les plus rudes. L'Historien Josephe dit qu'il n'y avait pas de différence entre la charge d'un cheval chargé, et celle d'un Soldat Romain.

Il faut ajouter à ce que je viens de dire sur les estimations arbitraires des forces des fibres des muscles, relativement à leurs masses; ce que j'ai dit dans l'ancienne Encyclopédie, il y a environ cinquante ans, à l'Article *Force des Animaux*.

Martine (Prop. 24 et 25 de son Livre *de Similibus Animalibus*) assure que les forces contractives des muscles, et les forces absolues des membres mis en mouvement dans des animaux semblables, sont comme les racines cubiques des quatrièmes puissances de leurs masses.

Il me paraît que cet Auteur fonde ses preuves sur un grand nombre d'hypothèses douteuses, ou qui n'ont point d'application dans la Nature; mais je crois qu'il réussit très-bien à détruire la prétendue démonstration de Cheyne; dont l'opinion, adoptée par Freind et par Wainewright, est que les forces des animaux de la même espèce, ou du même animal en différents temps, sont en raison triplée des quantités de la masse du sang.

étende les fibres musculeuses qu'il a contractées, et l'impuissance de leur élasticité pour leur restitution dans l'état naturel, me semblent démoutrées par la rigidité constante des muscles, qu'on a souvent observée à la suite des morts subites et convulsives. Il est manifeste que la mort devrait rétablir la force physique de ressort (1).

La faculté de dilatation sensible des fibres ne saurait surprendre; quand on voit que divers zoophytes, et insectes surtout microscopiques, peuvent étendre, resserrer et varier singulièrement la surface et la forme de l'habitude de leur corps.

On ne peut expliquer que par cette force de dilatation, ce que Winslow a observé (2), et qu'on a négligé depuis lui : que l'action des muscles ne consiste pas moins dans le relâchement *déterminé* des fibres motrices raccourcies, que dans le raccourcissement *déterminé* de ces mêmes fibres relâchées.

<h2 style="text-align:center">LVI.</h2>

L'extension prompte des fibres, qui se fait avec un effort qu'on ne peut attribuer à leur ressort, ni à aucune autre condition physique, a lieu dans les dilatations du cœur, dans les érections de divers organes, et particulièrement de la verge, etc.

(1) Morgagni. *Epist. Anat. Med.*
(2) *Traité des Muscles*, n. 50 et 51.

Pechlin a observé le premier (1) qu'on peut presser avec la main, et même fortement, le cœur d'un animal vivant, sans empêcher qu'il ne se dilate : ce qui ne peut être rapporté avec vraisemblance à l'élasticité des fibres du cœur.

Pour concevoir cette force d'expansion dans le cœur, il est inutile d'imaginer des fibres particulières qui servent à la dilatation de cet organe ; ainsi que l'ont supposé M. Hamberger et d'autres Auteurs. La communication et l'entrelacement des fibres du cœur s'opposent à ce qu'on puisse y distinguer des fibres dilatatrices.

LVII.

Les mouvements soudains et considérables de dilatation et de resserrement de la prunelle, me paraissent devoir être conçus comme également produits par l'action immédiate du Principe Vital ; suivant qu'il rapproche ou qu'il écarte les parties du tissu de l'uvée, soit automatiquement, soit en obéissant à la volonté qui ordonne l'un ou l'autre mouvement.

On peut expliquer par un état convulsif, le plus souvent de constriction, et quelquefois d'expansion de l'uvée, qui survient au dernier instant de la vie : pourquoi, après la mort, la prunelle est le plus souvent fort dilatée, et quelquefois

_____

(1) *De Fabrica et Usu Cordis*, Art. XII.

se trouve resserrée, comme Winslow l'a remarqué (1).

Il semble que l'on doit concevoir aussi comme des effets de la dilatation des fibres qui est produite par l'action immédiate du Principe Vital : les érections par lesquelles s'ouvrent les tuyaux excrétoires du lait et de la semence ; l'érection des mamelons dans lesquels on ne trouve point de tissu caverneux ; la rougeur du visage qu'excitent la pudeur ou d'autres passions soudaines ; le déridement du visage, et l'expansion de l'habitude du corps, que causent des passions heureuses ; le gonflement de la partie antérieure de la gorge dans la colère, et dans des affections hystériques (2).

C'est sans doute par une dilatation analogue du tissu des cheveux, qu'il arrive (comme Nollet l'a

(1) M. Felice Fontana dit (*Epitres adressées à Haller par divers Savants*, T. IV, p. 209) : que plusieurs expériences lui ont fait voir, que l'animal dans un très-grand nombre de circonstances, a la force, soit de resserrer, soit de dilater la prunelle : qu'il peut la dilater, lors même qu'il est exposé à une lumière plus forte, comme la resserrer lorsqu'il reçoit une lumière plus faible : et qu'il se fait un resserrement dans la prunelle d'un œil qui ne reçoit point de lumière, par l'effet d'une forte lumière qui frappe l'autre œil.

(2) On connaît le vers de Rousseau

Son teint pâlit et sa gorge s'enfla.

Les Anciens avaient donné à raison de ce gonflement, le nom de πρηστις (*à πρήθω, inflo*) à cette partie de la gorge (*Onomasticum de Pollux*).

vu) qu'on peut les faire dresser en les électrisant ;
que les cheveux de l'homme se redressent dans la
terreur (comme la crinière du lion dans la colère), etc. (1)

LVIII.

M. Haller a reconnu que les muscles ischio-ca-
verneux dits érecteurs, et les accélérateurs ou
bulbo-caverneux, sont insuffisants pour produire
l'érection de la verge. Il me paraît qu'elle doit
être rapportée à l'action immédiate du Principe
Vital, qui peut non-seulement, dans l'état le plus
ordinaire, contracter par ses forces toniques les
fibres des corps caverneux ; mais encore les dilater
dans les émotions voluptueuses, et dans d'autres
circonstances dont l'influence n'est pas assez déterminée ; de manière à admettre dans ces corps
caverneux plus de sang qu'ils n'en reçoivent ordinairement.

Indépendamment des causes naturelles qui déterminent l'érection, lorsque les parties génitales
sont violemment irritées par une lésion très-vive
ou très-profonde des origines de leurs nerfs ; il
peut arriver que le Principe Vital (suivant un pro-

(1) Lamprières *(Voyage de Maroc, in Magasin Encyclop.*
N° IV, an IX, p. 477) dit qu'il y a parmi les Maures des bandes
d'Arabes, dont les cheveux, qu'ils portent fort longs contre
l'usage des Maures, se dressent sur leur tête comme les flèches
d'un porc-épic qui se met en colère.

cédé analogue à celui qu'il affecte dans d'autres cas (1), où il est semblablement excité), produise automatiquement une dilatation à laquelle ces organes sont très-disposés, quoique la contraction tonique de leur tissu soit son opération la plus ordinaire.

J'ajoute qu'immédiatement après ce premier effet d'érection de la verge irritée par la lésion des origines de ses nerfs, elle est frappée par suite de l'interception de la sympathie de ses nerfs avec le système nerveux, de la cessation du mouvement de contraction tonique de son tissu, au degré qui lui est ordinaire dans son état naturel; et son érection reste perpétuelle.

(1) C'est dans les mouvements anti-péristaltiques, qu'une irritation insolite fait dominer dans l'œsophage, l'estomac, et les intestins; qu'on voit plus manifestement, qu'une semblable irritation peut changer en sens contraire l'ordre des mouvements qu'affecte la Nature.

Schwartz a expérimenté sur un grand nombre de chiens; qu'on excite très-généralement un mouvement anti-péristaltique de l'estomac; si l'on irrite avec un stilet le cerveau, et surtout le cervelet, ou les nerfs de la huitième paire, ou le plexus mésentérique.

C'est de même par une irritation nerveuse extraordinaire, que le mouvement anti-péristaltique des intestins est déterminé dans la passion iliaque; et qu'est produit le hoquet, que je crois être essentiellement un mouvement anti-péristaltique de l'œsophage, qui peut être excité par la déglutition d'une trop grande bouchée d'aliments.

On excite semblablement un mouvement inverse dans les cœurs du ver à soie.

LIX.

Il paraît qu'on doit concevoir ainsi un fait d'observation générale, que Ruysch, Pacchioni et d'autres ont mal expliqué. C'est qu'on trouve souvent la verge dans un état d'érection chez les soldats qui ont péri d'une mort soudaine. On observe la même chose dans quelques cadavres d'épileptiques et de pendus. Ramazzini dit aussi qu'une pareille érection a lieu dans le clitoris des femmes qui ont été tuées tout d'un coup (1).

Il faut rappeler ici, non-seulement le pouvoir qu'ont pour causer l'érection de la verge, divers poisons, comme l'opium et l'arsénic même (2); mais encore un fait singulier qu'a raconté Marcellus Donatus.

Un homme étant tombé d'un toit fort élevé, et s'étant heurté violemment le dos contre le pavé, fut pris d'une paralysie générale des extrémités inférieures; et néanmoins sa verge resta dans un

---

(1) Une disposition habituelle peut aussi contribuer à faire que tel genre de mort, soudaine ou autre, détermine l'érection de la verge. Car Alexandre de Tralles dit qu'on a vu cette érection après la mort, dans des hommes qui avaient vécu livrés à des pensers lascifs, et sujets au priapisme.

(2) C'est ce qu'a vu après Stahl, Lindestolpe (*De Venenis,* p. 735).

Pline a parlé du satyriasis que cause la piqûre du scorpion. — Le gonflement du membre viril peut encore être causé par des blessures empoisonnées. (V. Lister, *De Lue venerea.*)

état d'érection continuelle, pendant quelques jours qui s'écoulèrent depuis cette chute jusqu'à sa mort. M. Sam. Musgrave a publié récemment un fait entièrement semblable (1).

IX.

Après avoir considéré les mouvements sensibles de contraction et de dilatation que les forces du Principe Vital peuvent produire dans les fibres musculeuses ou autres; je passe à l'exposition d'une opération très-remarquable de ce Principe, qui m'est indiquée par les faits, et que je ne sache point que personne ait observée avant moi.

L'action du Principe Vital peut déterminer et entretenir dans les fibres d'un muscle des degrés très-différents d'effort et de durée de position fixe de leurs molécules : de telle sorte que cette force

(1) Pechlin rapporte (Obs. 54, L. II) que dans un jeune homme, un coup de gros bâton ayant un peu luxé deux ou trois vertèbres lombaires; toutes les parties du corps situées au-dessous du nombril furent affectées d'immobilité et d'insensibilité : que cet homme ne put être soulagé que par des applications (à l'endroit des vertèbres qui avaient été frappées) de liniments et d'onguents nervins, et de l'emplâtre *oxycroceum* : que pendant cette immobilité des parties inférieures, la verge fut dans un état d'érection perpétuelle ; que l'usage des remèdes externes susdits rendait plus forte et insupportable au malade (ces topiques excitant les origines des nerfs de la verge, et ajoutant à son irritation).

de situation permanente de ces molécules l'emporte sur des puissances très-considérables qui tendent à la surmonter.

D'après ce qui a été dit ci-dessus, l'on conçoit que le Principe de la Vie, suivant une loi primordiale, donne aux molécules de la fibre musculaire, des mouvements qui les rapprochent ou les éloignent ; en leur faisant surmonter ce qui s'oppose à leur faire prendre cette relation de distance.

On peut concevoir de même, si les faits l'indiquent, que, par l'effet d'une autre loi primordiale, le Principe de la Vie donne aux molécules de la fibre musculeuse, qui ont pris une position relative déterminée ; un effort de résistance supérieur à des puissances très-considérables, qui tendent à opérer un plus grand écartement de ces molécules.

Or les faits nombreux que je recueillerai, montrent manifestement l'existence et les effets de cette force de situation fixe des molécules de la fibre musculeuse. Ils prouvent que cette force est entièrement distincte de celle de la contraction musculaire, quoiqu'elle accompagne ou suive l'action de celle-ci ; puisque cette force de situation fixe peut être portée à un très-haut degré dans les fibres d'un muscle, où la force de contraction reste toujours médiocre.

LXI.

Le fait suivant est un des plus propres à démontrer directement et simplement, que la force de situation fixe peut retenir constamment les parties des fibres d'un muscle, dans une même position relative, en surmontant de grandes puissances qui tendent à écarter ces parties; tandis que le muscle est seulement dans un état de contraction moyenne.

Entre les tours de force singuliers que faisait le fameux Athlète Milon de Crotone, Pausanias (1) rapporte celui qu'on appelait *le tour de la grenade*.

Milon tenait une grenade assujettie dans sa main, de telle manière qu'il ne la lâchait point, malgré tous les efforts que tout autre homme pouvait faire pour l'en détacher; et cependant lui-même ne faisait sur cette grenade aucune compression qui pût la déformer.

Ce fait est très-remarquable, quoiqu'il ne soit pas unique, sans doute. On voit que Milon donnait alors aux muscles fléchisseurs des doigts de cette main, un degré de contraction qui était peu considérable en comparaison de la contraction qu'il

____

(1) *Descriptio Græciæ*, L. VI, C. 14.

Pline (que Solin a suivi) raconte de même ce fait de Milon : *Punicum malum ita compressa manu tenebat, ut nemo ei malum hoc ulla vi extorqueret, neque ipse tamen elideret.*

leur eût donnée, s'il eût voulu comprimer violemment la grenade ; et cependant il est clair que ce degré de contraction médiocre était rendu permament par l'action de la force de situation fixe, qui agissait dans les parties de ces muscles fléchisseurs des doigts, de sorte que personne ne pouvait étendre ces doigts et ouvrir cette main.

LXII.

Le résultat général des faits nombreux que je vais indiquer, et ceux que j'exposerai dans une Note relative qui est à la fin de ce Volume, lorsqu'ils sont vus de la manière la plus simple et la plus précise ; est évidemment qu'il existe dans les muscles une force de situation fixe des parties des fibres musculeuses, et que cette force est entièrement différente de la force de contraction des muscles.

Ces faits, dont l'expression exacte donne cette conclusion générale, étaient connus ; mais on peut dire qu'ils n'avaient pas été bien observés, ni comparés entre eux : ils restaient isolés et négligés, parce qu'on n'avait point indiqué d'analogie qui dût en former un ensemble, et qu'il n'était pas possible de les rapporter aux théories reçues sur les mouvements des muscles.

Ainsi lorsqu'on suit la bonne méthode de Philosopher dans une Science de faits ; un résultat produit le plus simplement possible par un rapprochement heureux d'un grand nombre de faits appartenant à cette Science, qui restaient séparés et oubliés, lie ces faits par un Principe général d'analogie : et ce Principe, qu'on doit regarder comme formant un pas de plus dans la Science, donne la vraie manière de voir les faits nouveaux du même genre qui peuvent s'y présenter.

LXIII.

Un des faits principaux qu'il faut rapporter à l'action de cette force de situation fixe, est la rupture du tendon d'Achille, lorsqu'elle a été (comme on l'a vu souvent) produite après des efforts des muscles extenseurs du pied, qui se faisaient *pour des causes légères*.

Les auteurs les plus récents qui ont écrit sur la rupture du tendon d'Achille, ont vu que ce tendon peut casser par un contre-effort des muscles extenseurs du pied qui s'oppose au poids du corps, ou à la puissance qui tend à fléchir violemment le pied.

Mais ils négligent la considération essentielle, qui est de voir comment les extenseurs du pied ne sont pas rompus dans ces cas de rupture de leurs tendons; ou comment le tissu de ces muscles a toujours alors une force de cohésion plus grande que n'est la force de ténacité de leur tendon.

On conçoit que la force de cohésion des muscles extenseurs du pied peut l'emporter sur la ténacité de leur tendon, quand ces extenseurs font manifestement un effort de contraction violente ; en supposant (ce qui est fort douteux) que cet effort puisse leur donner une dureté ou solidité physique plus grande que n'est celle du tendon.

Mais on ne voit pas comment la force de cohésion des parties de ces muscles extenseurs l'emporte sur la ténacité de leur tendon dans les cas suivants.

LXIV.

Ambroise Paré dit qu'on peut se casser le tendon d'Achille *pour bien légère occasion, comme quelque petit saut, pour une mal-marchure, pour avoir failli du pied en montant à cheval, ou pour y être monté trop allègrement ou trop brusquement.* M. Louis, qui cite (1) ce passage d'Ambroise Paré, ajoute : « Nous avons trois exemples récents de Danseurs » qui se sont rompu le tendon d'Achille en re- » tombant fort légèrement à terre, après avoir » battu un entrechat (2). »

Les muscles extenseurs du pied, lors même qu'ils sont peu contractés, reçoivent du Principe Vital une très-grande force de situation fixe de leurs parties ; qui est supérieure à l'action du

(1) Dans son Edition du *Traité des Maladies des Os* par Petit.

(2) Dans ce dernier cas, les extenseurs du talon sont contractés soudainement pour relever le poids du corps lorsqu'il va toucher la terre.

poids du reste du corps, qu'on peut considérer comme suspendu dans son centre de gravité à l'extrémité d'un long levier. Le Principal Vital est alors déterminé à exercer cette faculté par une volonté de l'Ame; qui s'oppose à ce que le pied soit fléchi au-delà du degré où elle consent que les muscles obéissent.

Dans *ces cas* de rupture d'un tendon, le Principe Vital n'agit point (du moins aussi puissamment) pour augmenter dans le tendon la force de situation fixe de ses parties; qu'il agit pour l'augmenter dans les muscles qui peuvent ainsi surmonter les puissances mécaniques qui tendent à les rompre (1).

(1) Un Auteur récent a répété, sans me citer, ce que je suis le seul qui eusse dit (*Première Édition* de mes *Nouveaux Éléments de la Science de l'Homme*, aux pages 77-78), sur la *force de situation fixe* des parties des fibres des muscles vivants; et sur ce que cette force donne à ces muscles le pouvoir de résister sans rupture à des puissances qui déchireraient ces muscles après la mort, telles que des poids qui y seraient suspendus.

Cet Auteur a pensé peut-être qu'il était fondé à méconnaître mon droit à la découverte de cette force vitale de situation fixe dans les fibres des muscles; parce qu'il a cru pouvoir avancer ensuite que cette force rentre dans une force universelle de résistance vitale.

Il a renfermé sous la dénomination de cette dernière force qu'il a proposée, tous les moyens qu'ont les organes vivants pour résister à toutes les causes qui pourraient changer leur état, aussi longtemps que cet état y est produit et entretenu par l'action de leurs forces vitales.

Ainsi il a rapporté à cette force qu'il a voulu créer, et dont

Cependant, la contraction des muscles extenseurs du talon est évidemment, dans les cas susdits, beaucoup moins forte que dans une infinité d'autres cas de contraction, qu'ils soutien-

l'idée est infiniment vague ; un nombre illimité de fonctions de l'économie animale, comme la fermentation digestive des aliments, en tant qu'elle empêche leur dégénération putride spontanée ; la chaleur vitale qui se soutient au même degré, malgré les températures extrêmes de l'atmosphère, etc. etc.

Sans doute une force vitale quelconque, pendant qu'elle produit et entretient un état déterminé des organes, *résiste* par cette action même à ce que cet état soit autre, et tel qu'il serait produit par l'action des causes physiques quelconques. Mais la notion de cette *résistance indirecte* à tous les changements d'état qui seraient d'ailleurs possibles, ne nous apprend rien sur la nature, l'opération, les conditions de telle action d'une telle force vitale supposée. Quand on a fait une classe générale de semblables *notions négatives*, on n'a avancé en rien une science de faits ; et l'on a seulement introduit une confusion d'idées, qui ne pourrait qu'effacer les traces des véritables découvertes.

Il ne m'importe d'ailleurs qu'on veuille ou non, appeler du nom de force de *résistance vitale*, la force vitale que j'ai appelée de *situation fixe* ; et que j'ai démontrée le premier comme existant dans les fibres des muscles et des tendons, et comme mettant ces fibres en état de résister à des puissances extraordinaires qui agissent *mécaniquement* sur elles. Ce changement de dénomination ne peut rien changer aux preuves que j'ai données de ma découverte, ni aux conséquences que j'en ai tirées.

Mais ce qu'il est essentiel de remarquer sur ce sujet ; c'est, 1° qu'après avoir prouvé rigoureusement d'après les faits (dans ces Nouveaux Éléments), que cette force de situation fixe existe dans les muscles et les tendons ; j'ai indiqué seulement *comme probable (Maladies goutteuses*, T. 1, p. 35-6)

nent sans que le tendon d'Achille casse. D'où il est clair que lorsque cette rupture a lieu, c'est que les muscles extenseurs du pied (ou releveurs du talon) résistent absolument par leur force de situation fixe (suivant le vœu de la volonté), à ce que le talon soit fléchi au-delà d'un certain degré (1).

Le Principe Vital peut donner aux muscles et à leurs tendons une force de situation de leurs parties, qui soit plus grande que la force physique de cohésion des os même.

Petit rapporte deux exemples de fracture du

qu'elle existe aussi dans le périoste et les ligaments : 2° Que personne jusqu'ici n'a pu prouver de même d'après les faits, que cette force de situation fixe existe aussi dans tous les organes mous, autres que les muscles et les tendons.

J'insiste à demander ce genre de preuves ; d'autant que dans une Science de faits, un Principe ou Fait général doit être un résultat que l'on ait déduit rigoureusement des faits particuliers. Si l'on ne s'astreint à cette déduction faite suivant les règles d'une logique exacte ; on ne peut qu'embrasser des abstractions que l'on donne pour des réalités, et qui n'apprennent rien, quand même elles ne sont pas vicieuses. C'est ce dont nous avons eu récemment des exemples très-nombreux dans diverses sciences de faits, et particulièrement dans celles de la Physiologie et de la Médecine-Pratique.

(1) Panarole (Obs. 31, Pentec. iii) a donné une observation d'une rupture causée par un faux pas, du tendon qui embrasse la rotule : ce qui est, dit-il, une chose surprenante (*res admirabilis*) ; d'autant que ce tendon est très-fort, étant produit par la réunion de quatre muscles (qui sont les vastes externe et interne, le droit, et le crural).

calcaneum, causée dans un faux pas par la seule rétraction du tendon d'Achille. On a vu aussi plusieurs fois la rotule cassée par l'effort violent des extenseurs de la jambe, qui ayant porté à faux, était trop fléchie par le poids du corps (1).

(1) Je vais recueillir dans cette Note des faits nombreux relatifs à l'action de la force de situation fixe. Ces faits démontrent que cette force peut agir avec un tel degré d'énergie dans les muscles, et dans leurs tendons; où elle est fixée par le pouvoir, ou de la volonté, ou d'une cause convulsive; que ces muscles résistent à de très-grandes Puissances mécaniques qui tendent à les rompre : et qu'ils transmettent alors l'action de ces Puissances (comme feraient des cordes inflexibles), aux os auxquels ils sont attachés; de sorte que ces os peuvent se fracturer, si la force de cohésion de leur tissu est moindre que celle de la traction qu'exercent ces Puissances.

M. Tissot (*Traité des Nerfs et de leurs Maladies*, T. II, p. 216) a recueilli d'autres exemples de fracture de fémur, et d'autres os, causée par des accès de convulsions; et même par l'action volontaire des muscles, agissant subitement et avec un grand effort.

Callisen (*Acta Soc. Med. Havn.* Vol. I) a vu la rotule fracturée par le seul effet d'une flexion du genou, faite avec un violent effort.

Dans le Journal de Médecine (Octobre 1759, n° 8), on trouve une observation sur une fracture produite dans le milieu de l'os de la cuisse, par la seule action des muscles. L'homme à qui cet accident arriva, était dans un navire pendant une violente tempête; de sorte qu'il éprouvait des secousses fréquentes et inattendues, qui forçaient tous les muscles à se contracter soudainement.

On a rapporté dans le Journal général de Médecine (rédigé par M. Sedillot, IX° année, T. XXII, n° 104) diverses observations de M. Beaumarchef, concernant plusieurs fractures opérées par un grand effort dans la contraction des muscles.

LXV.

J'exposerai dans une Note, divers autres faits relatifs à la force de situation fixe des parties des muscles ; qui prouveront :

1° Que, lorsque la force de contraction des muscles est exaltée à un degré extraordinaire, si son action n'est point accompagnée d'une force suffisante de situation fixe, dans toutes les parties de ces muscles ; il peut survenir, dans quelques-unes de ces parties, des points de rupture.

On y a rappelé à ce sujet des observations de M. Pouppé Des Portes, et d'autres, qui prouvent que des os peuvent être fracturés par l'effet de contractions épileptiques, ou autres convulsives, des muscles qui appartiennent à ces os.

On lit dans les *Transactions Philosophiques* (Vol. 43, p. 213, n° 475) une observation communiquée par Amyand, d'une fracture de la clavicule causée par la seule force des muscles (dans un effort très léger) ; fracture qui fut consolidée en six semaines de temps : ce qui persuada à Amyand qu'il n'existait point de carie de cet os avant la fracture. Ce fut aussi l'avis de Shipton, qui assura avoir vu d'autres exemples de consolidations de fractures produites par une cause semblable.

Dans l'*Histoire de l'Académie des Sciences*, 1775, est l'observation suivante de M. Sabatier.

Un homme robuste de cinquante ans, dans un effort qu'il fit en travaillant la terre, sentit dans la région des lombes une rupture avec craquement, qui fut si douloureuse qu'il tomba sans connaissance. Il n'eut ensuite que de la stupeur en cet endroit, et l'impossibilité de se lever sans aide. Une chute en

2° Que dans l'état ordinaire, la force de situation fixe des parties des fibres des muscles agit immédiatement après chaque effort de leur contraction, mais n'agit que pour peu de temps, et cesse par intervalles plus ou moins courts; de sorte qu'il peut être nécessaire pour la persévérance de l'effet de chaque contraction musculaire, que cette contraction soit assidûment renouvelée.

3° Que dans le tétanos et les autres affections convulsives *toniques*, la force de situation fixe donne aux muscles affectés un degré et une constance d'énergie que ne pourrait leur donner la force de contraction.

arrière qu'il fit dans cet état, causa la paralysie des extrémités inférieures, la gangrène à l'endroit de l'os sacrum, et la mort. On trouva le corps de la seconde vertèbre lombaire entièrement détruit, et celui de la quatrième rongé dans sa partie gauche; et leurs vides remplis par une matière putride, etc. Les cartilages intervertébraux, et les autres parties osseuses n'avaient point souffert. Le malade n'avait jamais eu de mal vénérien, ni de signe d'aucun autre vice interne des humeurs.

M. Sabatier demande comment une cause aussi légère, et communément innocente, a-t-elle produit la destruction de la substance de certains os, sans attaquer les autres os (voisins) : et il avoue qu'il ne connaît point de réponse satisfaisante à cette demande.

Je crois que dans l'effort que fit cet homme, les seconde et quatrième vertèbres lombaires furent rompues, parce que les muscles attachés à ces vertèbres résistèrent à leur extension; étant animés d'une force supérieure de *rapprochement fixe* : d'où s'ensuivit la carie, dont l'humeur n'offensa que les parties qui avaient été déchirées dans la rupture de ces vertèbres.

LXVI.

Ce n'est que par la considération de la force vitale de situation fixe qui existe dans les muscles, et qui est distincte de leur force de contraction ; qu'on peut parvenir à donner une réponse complètement satisfaisante à l'objection que Libertus et Pfeffinger ont faite contre ceux qui, d'après Borelli, attribuent aux muscles des forces extraordinaires.

Cette objection est que les puissances de contraction des muscles ne peuvent être supérieures à des poids qui déchireraient ces muscles, si ces poids y étaient suspendus.

J'ai dit le premier (1) que c'est à raison de l'accroissement de force physique ou de cohésion, que les fibres musculaires reçoivent de l'action du Principe de la Vie, qui en les contractant, resserre et presse leurs molécules les unes contre les autres ; que ces fibres peuvent surmonter des causes de rupture qui seraient victorieuses après la mort (2).

---

(1) En 1773, *Oratio de Principio Vitali*, p. 5.

(2) 1° La force de contraction des muscles, et la force de situation fixe des parties de leurs fibres, sont l'une et l'autre à un très-haut degré, dans des malades attaqués de convulsions extrêmement violentes ; dans des maniaques qui rompent les cordes et les chaînes dont on les a liés ; dans les animaux féroces qui avec leurs dents brisent des os très-durs.

Cependant il peut se faire aussi qu'un effort extraordinaire

Mais cette solution , qui est la même qu'a donnée depuis M. Fontana , me paraît incomplète.

de la force de contraction d'un muscle , ne soit point suivi d'un effort assez prompt , assez puissant , de la force de situation fixe de ses parties : et alors ce muscle même peut se rompre dans les parties de ses fibres qui sont affaiblies relativement aux autres , par l'effet d'une infirmité originaire , ou d'une plus grande pression extérieure.

C'est ce qui arriva dans le cas suivant , rapporté par M. Ant. Petit.

Un maniaque fut lié des quatre membres avec des linges, qui sont les plus forts liens : il les rompit d'un seul effort ; mais aussi les muscles se rompirent tout à l'entour, et il mourut de l'extravasation du sang.

Cheselden et Mead (cités par Haller, *Phys.* T. iv, p. 556) ont vu des faits semblables.

Pison et Nieremberg (cités par Bomare) racontent d'un serpent du Brésil, nommé Ibiboboca (ou Argus) ; que lorsque des hommes le rencontrent à l'improviste, et qu'ils montent pour l'éviter, sur le premier arbre ; ce gros serpent s'approche de l'arbre, l'embrasse et le serre au point qu'il rompt son propre corps et qu'il en meurt.

Roederer *(Satura Observ. Medicarum, de Suffocatis)* rapporte que chez une fille qui tomba de cheval dans l'eau, et se noya ; trois muscles de la cuisse gauche furent trouvés rompus obliquement de l'intérieur à l'extérieur (sans que leur membrane propre fût du tout lésée, la déchirure de ces muscles ne s'étant point étendue jusqu'à cette membrane).

2° La force de rapprochement fixe des parties de la fibre musculaire paraît céder, et se renouveler à des intervalles très-courts, même dans des hommes très-robustes ; lorsque les muscles sont dans un état de forte contraction. Ces intervalles sont rendus sensibles par le frémissement léger, qu'on aperçoit dans ces muscles, pendant qu'ils demeurent ainsi contractés ;

LXVII.

Il n'est pas douteux qu'une contraction forte de la fibre musculaire, soit à progrès visible, soit to-

et qui souvent dégénère en tremblement, lorsqu'ils ont été long-temps en action (a).

Mais cette faculté de rapprochement stable cesse par intervalles encore plus courts chez certains hommes, dans tels ou tels muscles (soit par une imperfection d'organisation, soit par une infirmité relative des forces motrices dans ces muscles) : ce qui fait que ces muscles ne pouvant s'arrêter longtemps à un degré fixe de contraction, sont forcés de précipiter les contractions qui se succèdent dans une suite déterminée de leurs mouvements.

Telle est la cause qui fait que plusieurs hommes parlent assez facilement, quands ils parlent avec volubilité; et ont une peine extrême à articuler lentement.

La difficulté de prononcer distinctement, et en même temps de lier assez les syllabes qui doivent former chaque mot, fait aussi que ces hommes ne peuvent ordonner convenablement la succession de ces syllabes; à raison de la précipitation qu'ils mettent à les exprimer : qu'ils font des essais pénibles pour atteindre à cet ordre de succession, en répétant à plusieurs reprises les premières syllabes de chaque mot; qu'ils semblent retenir longtemps dans la gorge *(in gutture*, comme a dit Binninger); avant que de pouvoir proférer le mot entier (b).

Une cause semblable produit cette maladie rare dans laquelle

(a) M. Mercier a observé qu'un tremblement perceptible des extenseurs des jambes a lieu dans les portefaix, chez qui ces muscles travaillent extrêmement. *Tableau de Paris*, T. IV, p. 31.

(b) J'ai connu un homme qui, en parlant, souffrait beaucoup de cette espèce d'hésitation (à laquelle on donne mal à propos le nom de *bégayement*, qui doit être réservé à la difficulté d'articuler certaines lettres); et qui cependant faisait entendre parfaitement les paroles qu'il chantait.

nique et produite lentement, en pressant fortement ses molécules les unes contre les autres, doit pendant le temps qu'elle dure, augmenter jusqu'à

on peut courir, et l'on ne peut marcher : maladie dont M. de Sauvages a recueilli des exemples (*Nosologie*, à l'article *Scelotyrbe festinans*).

Des nuances de cette maladie ont lieu chez des hommes affaiblis par diverses causes d'infirmité habituelle, et particulièrement par la vieillesse ; où la marche n'étant point assez graduée, ni appuyée, on est exposé à des chutes fréquentes. Il y a longtemps que Sénèque l'a remarqué (*De Ira*, *L. II*, *Cap.* 35. *Senex, aut infirmi corporis est; qui cum ambulare vult currit*).

On sent que pour exécuter avec précision les mouvements d'un pas mesuré, il faut que les muscles des extrémités inférieures soient susceptibles de degrés très-variés de force et de constance dans leurs contractions ; de manière qu'à chaque instant donné, les os des extrémités inférieures, qui ne portent les uns sur les autres que par des surfaces peu étendues ; soient soutenus fixement à ce degré de flexion que demande la progression ordonnée par la volonté.

3° Dans le serrement convulsif et constant des mâchoires (*trismus*), que cause le tétanos ; il est sans comparaison plus difficile de forcer l'ouverture de la bouche, que lorsqu'elle est tenue fermée chez un homme sain qui fait agir de toutes les forces de sa volonté, les crotaphites, et les masseters qui relèvent la mâchoire inférieure ; pour la tenir pressée contre la supérieure.

Cependant il est évident que dans l'un et l'autre cas, la contraposition des dents de l'une et l'autre mâchoire étant insurmontable, la contraction ou le raccourcissement des fibres de ces muscles est nécessairement égal.

Ce n'est donc pas par une augmentation de leur force de contraction (comme on le conçoit communément), mais par la force de situation fixe qui tend violemment les parties de leur tissu ; que

un certain point la cohésion du tissu de cette fibre ; et par conséquent la résistance physique que cette fibre oppose à sa rupture.

C'est ainsi que par l'habitude des efforts, par lesquels ils contractent puissamment leurs muscles,

ces muscles résistent à l'ouverture de la bouche dans le tétanos, incomparablement plus qu'ils ne peuvent faire par tous les efforts d'une contraction volontaire.

Il n'est pas sans exemple que les chiens mordent une bête fauve, ou autre, avec une si grande violence ; qu'ils ne peuvent ensuite relâcher la *contention* de leurs mâchoires, quelque volonté qu'ils en aient. C'est une prédominence persévérante et excessive, que la force de situation fixe dans les muscles crotaphites et autres releveurs de la mâchoire inférieure, a par rapport aux forces qui étendent ces muscles.

Il est beaucoup d'autres corollaires intéressants, auxquels peut conduire la considération de cette force de situation fixe qu'il faut distinguer entre les forces vitales des muscles. Ainsi, par exemple, elle me paraît pouvoir éclaircir en quelque degré la théorie profondément obscure de la Catalepsie.

On sait que dans la Catalepsie, le malade peut conserver la première situation dans laquelle il a été surpris par l'accès de cette maladie ; et qu'il peut aussi retenir les diverses dispositions des membres qu'on lui donne successivement dans cet accès.

Cullen dit que dans la Catalepsie (qu'il appelle *Apoplexia Cataleptica*), pendant que les membres sont mus par une force extérieure, leurs muscles sont mis en contraction ; pour retenir ces membres dans la situation que leur donne ce mouvement. Mais ce n'est que l'énoncé même du symptôme le plus marquant de cette maladie.

Van Swieten *(In Aphor.* 1033. *Boerh.)* prétend que le bras qu'on a relevé dans un Cataleptique, reste ainsi sans retomber ;

les Chinois acquièrent une manière de roidir ces muscles, qu'ils appellent *se rendre dur*. Lorsqu'ils luttent, ils s'en servent avantageusement contre leurs adversaires, parce qu'ils roidissent la partie menacée du coup; et celui qui le donne, se fait

par l'action continuée du deltoïde qu'on sent alors être enflé. Mais une enflure semblable a lieu dans le deltoïde d'un homme sain, dont on relève le bras; et ce bras retombe toujours de suite, si cet homme ne fait effort pour le tenir relevé.

Boerhaave (*Institut. Med.*, S. 401, N. XIII) a remarqué que si les membres d'un homme sont fléchis par une force externe qui agit contre sa volonté; les muscles fléchisseurs s'enflent, deviennent saillants, et se durcissent. Mais j'observe que la tuméfaction molle des muscles fléchisseurs dans le pli d'un membre fléchi par une cause externe, est évidemment bien différente au toucher, du gonflement dur de ce même muscle; quand il fléchit volontairement ce membre.

Il ne paraît pas possible de donner une explication satisfaisante de cette faculté qu'a le Cataleptique de conserver toutes les positions qu'on imprime à ses membres. J'observe seulement que chacune de ces positions est entretenue par la force de situation fixe des parties des mêmes muscles, dont la contraction volontaire disposerait ce membre semblablement.

Cette force est alors déterminée à agir, par des causes obscures, qui tiennent sans doute à un instinct aveugle, qui subsiste malgré la suspension de l'intelligence. J'ai vu chez une fille cataleptique un semblable instinct faire qu'elle détournait son œil duquel on approchait la lumière d'une bougie; quoique la prunelle de cet œil ne se resserrât pas.

Cette force agit d'ailleurs dans les divers cataleptiques, avec différents degrés d'activité. Ainsi, Sauvages (*Nosologie*. Art. *Catalepsis quartanaria*) a fait mention d'une catalepsie, dans laquelle le bras étant fléchi vers en haut, ne retombait que lentement et peu à peu.

plus de mal qu'il n'en fait à celui qui le reçoit (1) (2).

Mais en touchant un muscle qui fait les plus
grands efforts de contraction, on peut reconnaître
que, malgré l'accroissement de force physique de
cohésion que ces contractions lui donnent, cette
cohésion ou dureté sensible est toujours extrêmement inférieure à celle qu'il devrait avoir pour
soutenir, sans être déchiré, des poids égaux aux
puissances qu'il exerce alors (suivant des calculs
analogues à ceux de Borelli rectifiés). C'est pourquoi il est manifeste que la force de ce muscle,
pour résister à ces causes de rupture, est due
principalement à la cohésion vitale que donne aux
parties de ses fibres, leur force de situation fixe.

Il faut donc, pour résoudre pleinement l'objection de Libertus, considérer la force que le Principe
Vital emploie à soutenir fixement le rapport de

(1) V. Sonneral, *Voyage aux Indes et à la Chine*, Tome II,
p. 35.

(2) Les Anciens Vétérinaires (Végèce, de *Re Veterinaria*,
L. III, Cap. 24) ont parlé d'une maladie des bêtes de somme,
qui rendait leur corps dur comme du bois de chêne, et qui fut
appelée pour cette raison *passio roborosa*. Suivant Végèce, elle
était causée par une affection spasmodique, que déterminait un
temps froid et humide qui offensait les parties nerveuses. Il
paraît que l'irritation des nerfs par l'action du froid et l'humidité
excitait dans les muscles de l'habitude du corps une violente
contraction tonique; dont la persévérance augmentait la cohésion de leur tissu, jusqu'à produire leur endurcissement.

situation des molécules de la fibre musculaire, lorsqu'il la tient contractée. Cette force dont la nature essentielle nous est inconnue (de même que celle des autres forces vitales), et dont l'énergie possible est encore indéfinie; est la seule qui animant les fibres d'un muscle, peut les faire résister sans rupture aux efforts nécessaires pour surmonter de très-grandes résistances.

SECONDE SECTION.

DES FORCES TONIQUES.

Sommaire. — Les forces toniques opèrent des mouvements insensibles dans toutes les parties molles. — La force *contractile morte* de Haller est insuffisante. — Il en est de même de la force contractile de Blumenbach. — Les mouvements toniques des diverses parties ne peuvent devenir sensibles, que par un excès vicieux qui constitue le spasme; ou par une augmentation relative, due à l'affaiblissement d'un organe antagoniste.

C'est principalement en comparant les faits nombreux pris dans l'Histoire des Maladies, et dans les ouvertures de cadavres qui leur sont relatives; qu'on peut démontrer l'existence des forces toniques, dans les vaisseaux, les poumons, les intestins, les membranes, le cerveau et autres organes.

La dilatation des fibres, ou l'écartement de leurs molécules par une action particulière des forces toniques, est manifestement produite dans des cas où le Principe Vital éprouve des affections fortes et insolites. (Gonflement du sein, de la matrice, etc., par des causes nerveuses; dilatation des organes extérieurs qui a fait surnager des femmes vaporeuses, etc.).

— Les forces toniques sont inégalement partagées aux divers
muscles. (Les muscles fléchisseurs peuvent perdre leur avantage relatif de forces toniques dans des fièvres de mauvais
caractère, ainsi que dans des affections convulsives; Distribution inégale des forces toniques aux divers muscles, prouvée par la considération des phénomènes qu'on peut observer
dans divers cas de paralysie.)

LXVIII.

' Les forces toniques qui animent toutes les
parties molles du corps humain, y opèrent des
mouvements dont la progression n'est pas sensible,
et qui sont d'autant plus cachés, qu'ils forment
entre les divers organes un état perpétuel d'oppositions extrêmement variées (1).

Haller a supposé dans la fibre animale, outre la
force de contraction que lui donne son élasticité,
une autre force contractile *morte* (2), par laquelle
cette fibre tend toujours à une contraction qui
n'est point suivie d'un relâchement alternatif. Il
dit que cette force n'a rien de commun avec la

(1) Stahl (*Theoria Med. Vera*, p. 662) dit : Le mouvement
tonique est un mouvement caché (*tacitus*), qui est constitué
seulement par un état de tension un peu roide (*qui tensione
solum subrigida absolcitur*). Suivant Stahl cette tension est
mobile, et se propage par des successions, qui peuvent pousser
les humeurs vers différentes parties; de sorte que le mouvement
tonique est la véritable cause des variations du passage des
humeurs dans une partie, et de leur transmission à une autre
partie.

(2) *Physiolog.* T. IV, p 545.

vie, et que c'est aux physiciens à en rendre raison, comme de la force de ressort.

Le besoin qu'il a eu de supposer cette force contractile *morte*, pour échapper à quelques-unes des objections sans nombre qu'on peut faire contre son opinion sur l'irritabilité; l'a engagé à dire de cette force plusieurs choses mal vues, que je ne m'arrêterai point à réfuter.

Avec quelle vraisemblance Haller eût-il pu rapporter à cette force contractile morte, le changement si frappant qui se fait dans les maladies funestes, lorsque la face devient très-promtement hippocratique; les bouffissures qu'on voit naître en diverses parties des téguments, par les effets des poisons ou des passions de l'âme; etc. etc. ?

M. Blumenbach propose, comme une force qui n'est pas morte, ainsi que celle de l'élasticité; une force vitale qu'il dit être la plus universelle, et comme le premier degré de toutes les autres. C'est, dit-il, la *contractilité* ou le simple effort de tendance à la contraction; force vitale qu'il fait résider dans tout le tissu cellulaire, et par conséquent dans presque tout le corps (1).

____

(1) M. Blumenbach rapporte à cette force vive de contractilité, les spasmes de la peau exposée au froid; et les spasmes du péritoine, dans les hernies avec étranglement.

Il dit aussi que cette contractilité a lieu non-seulement dans les membranes formées d'un tissu cellulaire; mais encore dans

LXIX.

Les forces toniques qui agissent habituellement dans un organe, ne peuvent y produire des mouvements à progrès sensibles, semblables aux mouvements musculaires, que lorsqu'elles prennent dans cet organe une augmentation vicieuse ; soit absolue, à laquelle on peut donner le nom général d'affection spasmodique ; soit relative et causée par l'affaiblissement d'un autre organe antagoniste, ou qui lui oppose une résistance particulière.

C'est par des effets semblables que nous pouvons

les viscères composés pour la plus grande partie de ce tissu, comme sont les poumons.

M. Varnier a fait plusieurs expériences (*Histoire de la Société de Médecine* en 1779) sur l'irritabilité du poumon, qu'il prétend être irritable intérieurement et extérieurement.

M. Blumenbach (*Bibliot. Médic ; et dans sa Physiologie*, p. 37), dit que M. Varnier confond l'irritabilité propre des fibres musculaires (que M. Blumenbach admet dans les principaux rameaux des bronches, qui sont pourvus de fibres musculaires), avec la simple force de contraction, ou la contractilité, qui est beaucoup plus étendue (et qu'on a trouvée aussi par expérience, à Gottingen, dans la substance des poumons).

Mais il n'importe d'appeler force vive de contractilité, ce que j'ai appelé d'après Stahl force de mouvement tonique. On doit toujours reconnaître, d'après les faits que j'ai recueillis; que cette force agit habituellement, et dans les muscles, et dans des organes non musculeux, sans y produire ordinairement des mouvements dont le progrès soit visible : et que dans les circonstances dont j'ai parlé, cette force opère dans l'une et l'autre

reconnaître l'existence des forces toniques dans ceux des vaisseaux sanguins qui n'ont point de fibres musculaires ; dans le tissu cellulaire de la peau ; dans les membranes des vaisseaux secrétoires (1) et des viscères, et enfin dans les muscles même.

Haller, dans ses expériences sur le mouvement du sang, a vu que si l'on ouvre une veine, le sang y est dirigé des veines voisines avec une vitesse singulière. Pour expliquer ce mouvement du sang, Haller a admis une force de dérivation produite par le ressort des veines voisines de celle que l'on ouvre (2).

sorte d'organes, des mouvements dont le progrès est visible.

Dans ces circonstances elle constitue, ou devient la force qui produit les mouvements musculaires ; puisqu'on doit regarder comme tel, ou identique avec le musculaire, tout mouvement à progrès visible, qui s'exécute dans les organes non musculeux, comme dans les muscles.

D'après cela, à quoi sert-il de dire toujours qu'il ne faut pas confondre l'irritabilité avec la contractilité vive ? Ce n'est plus qu'une dispute de mots. Car la force de contractilité vive, lorsqu'elle produit des mouvements à progrès visible dans des organes non musculeux, diffère-t-elle autrement que par son siège, de l'irritabilité produisant les mêmes mouvements dans les muscles ?

(1) Le célèbre M. Richter a observé, particulièrement dans une opération d'une espèce de fistule lacrymale ; que le conduit nasal a la vertu d'exercer un mouvement vermiculaire, et de se dilater, comme de se rétrécir (séance de l'Acad. de Gottingen, du 9 Mai 1779).

(2) *Physiol.*, T. II, p. 215 et p. 372-9.

Il n'est pas vraisemblable que cette direction et cette accélération du cours du sang, dépendent des accroissements peu considérables que peuvent recevoir alors les forces de ressort, ou les autres forces physiques des veines voisines. Ces effets doivent donc être rapportés à une augmentation extraordinaire des forces vivantes ou toniques de ces vaisseaux.

LXX.

Les forces de contraction tonique des veines sont sensiblement augmentées dans les fièvres aiguës, où le sang tiré par la saignée jaillit plus vivement que dans l'état naturel. Ces forces peuvent être excitées à tel point, qu'une veine qu'on ouvre ne donne point de sang jusqu'à ce que sa crispation ait été relâchée.

Ainsi Baglivi rapporte que, dans une fille hystérique, on ouvrit douze fois la veine du bras, sans qu'on en pût faire couler du sang; et on ne réussit à lui en tirer par l'ouverture de la saphène, qu'après lui avoir fait prendre un bain tiède. Dans cet état de convulsion fixe et générale du système veineux, il ne pouvait se former un spasme particulier des veines voisines, qui en dirigeât le sang vers l'ouverture de la veine piquée.

C'est à la contraction tonique des vaisseaux qu'il faut rapporter ce que Nicholls a remarqué : que le sang ne pénètre point, pendant la vie, les vaisseaux qui sont ouverts dans la cavité des ulcères, comme l'injection les pénètre dans le cadavre.

Une semblable contraction dans des gros vaisseaux avait sans doute été portée successivement à un degré extrême, pendant la vie d'un homme, sur lequel Haller fit l'observation suivante (1). Il trouva dans cet homme, que le poumon gauche ayant été consumé, les grands vaisseaux de ce poumon étaient comme tranchés à leurs extrémités qui restèrent ouvertes ; de sorte qu'il était très-difficile d'imaginer ce qui avait pu s'opposer, dans le sujet vivant, à l'épanchement du sang contenu dans ces vaisseaux (2).

(1) Qu'il a rapportée dans ses *Opuscula Pathologica*.

(2) On trouve dans les Auteurs d'Anatomie Pratique, beaucoup d'observations faites sur des phthisiques ; dans lesquels on a reconnu qu'une très-grande partie du poumon avait été consumée par la suppuration, qui y avait rongé et détruit les vaisseaux sanguins venant du cœur, sans qu'il fût survenu une hémorragie mortelle. Des observations semblables ont été faites par Springsfeld (*Acta Phys. Med. Nat. Curios.*, et par Muzell. (*Premier Recueil de ses Observations*, p. 13 et suiv.)

Des observations analogues ont été faites dans des suppurations d'autres viscères que le poumon, comme dans des cas où la substance du rein a été consumée par le pus. Stoll dit que dans ces cas, il est surprenant qu'il n'y ait point eu d'hémorragie mortelle ; l'artère émulgente étant si grande et si voisine du cœur.

Plater (Observ., p. 116) a vu dans le corps d'un phthisique, que les bouts des vaisseaux pulmonaires détruits étaient comme bouchés, et fermés par des callosités. De semblables réunions des extrémités des vaisseaux sanguins peuvent se former, dans

LXXI.

L'excitation des forces toniques dans le tissu cellulaire des téguments, cause (comme Hippocrate
l'a connu) le saisissement qu'un froid vif détermine
à la surface du corps, quand la peau fait chair de
poule. Il faut aussi rapporter à des variations de
ces forces (et non au jeu des sphincters des pores de
la peau, que Boerhaave avait imaginés) la séche-

des circonstances où l'inflammation graduée de ces vaisseaux
fait que leurs cavités se remplissent d'une matière inflammatoire, dont naissent des substances fibreuses qui ferment les
ouvertures de ces vaisseaux, à mesure qu'elles sont produites
par la corrosion que fait le pus.

Ces bouchons phlogistiques n'étant plus assujettis par l'action
tonique des vaisseaux qui les renferment, peuvent se détacher
facilement à l'heure de la mort; de sorte que l'on trouve dans
les cadavres ces vaisseaux entièrement ouverts.

Il se peut aussi que les membranes de ces vaisseaux sanguins,
étant corrodées peu à peu, se résolvent graduellement dans
le tissu cellulaire dont elles étaient composées; de sorte qu'il
se forme un tissu fibreux assez ferme pour boucher les ouvertures qui surviennent à ces vaisseaux par le progrès de la
suppuration. Cependant ce tissu, lorsqu'il a perdu toute force
tonique, après la mort, est perméable à l'injection; comme l'ont
remarqué Nicholls, et M. Portal (*Mémoires de l'Académie des
Sciences*, 1731).

L'effet d'un travail semblable que la suppuration occasionne
dans le tissu cellulaire des extrémités des vaisseaux sanguins,
paraît être la cause principale, pour laquelle à la suite des amputations, les chirurgiens (comme l'a remarqué Stoll) ne
craignent plus l'hémorragie, lorsque la plaie donne du pus dans
toute son étendue.

resse de la peau dans les fièvres ardentes ; et les sueurs critiques ou colliquatives qui surviennent à la fin de ces fièvres (1).

On doit rapporter ici la corrugation du scrotum que produit l'impression d'un air froid. Schlichting a vu dans un gonflement des testicules, que le dartos avait un mouvement vermiculaire très-distinct.

Bordeu a fait voir que l'action des forces toniques est la cause principale des mouvements des vaisseaux excrétoires des glandes, qui peuvent seulement être aidés par les compressions des muscles voisins (2).

C'est ainsi que lorsque l'irritation causée par des matières âcres ou par des passions tristes, fait couler les larmes, ce flux est produit par l'augmen-

(1) Le P. Labat (*Nouveau Voyage aux Iles d'Amérique*) rapporte qu'un jeune Créole, ayant été attaqué du mal de Siam, où il jettait du sang par la bouche et par le nez ; éprouva, deux heures avant sa mort, lorsqu'il semblait devoir être épuisé de sang, après plusieurs saignées ; une sueur de sang aussi abondante que si on lui eût percé le corps avec des aiguilles : le sang même, au lieu de sortir lentement comme les sueurs, jaillissait des pores comme s'il fût sorti de veines piquées par la lancette. On ne peut imputer cela qu'à l'exaltation des forces de contraction tonique dans le tissu cellulaire, et les derniers vaisseaux de la peau où le sang était porté.

(2) *Recherches sur les Glandes*, où il a très-bien réfuté les explications mécaniques qu'on donnait des excrétions des humeurs.

tation du mouvement tonique dans les conduits excrétoires de la glande lacrymale, etc. (1).

Il est aisé de voir combien sont insuffisantes toutes les causes mécaniques qu'on a données du mouvement de la semence, dans les vaisseaux du testicule qu'elle parcourt après sa sécrétion. Ce mouvement de la semence dans ses vaisseaux propres dépend de leurs forces toniques, dont le Principe Vital dirige les impulsions. Il est accéléré par les vrais aphrodisiaques (qui agissent directement sur les vaisseaux séminaires, et non pas en augmentant la quantité de sperme); ainsi que par les passions amoureuses, au point que l'excrétion qu'elles sollicitent étant interceptée, peut causer des engorgements soudains des testicules.

Il est des vaisseaux sécrétoires, dont on a vu le mouvement tonique ordinaire devenir un mouvement sensible et péristaltique.

Olaus Borrichius et Fanton ont observé ce mouvement péristaltique dans les conduits biliaires des pigeons vivants (et il est à remarquer que ces con-

(1) J'ai lu quelque part (dans les Mémoires de Madame de Motteville), que la Reine Anne d'Autriche, qui pleurait dans un dépit violent, faisait jaillir ses larmes.

Une observation qui prouve que les conduits excrétoires de la salive sont susceptibles d'un mouvement péristaltique analogue, est celle de Pechlin (Observ. 47, L. n); qui a connu un homme, chez qui la vue d'aliments qu'il désirait, faisait non-seulement venir l'eau à la bouche; mais faisait aussi darder la salive par petits filets, à quelques pieds de distance.

duits n'ont point de fibres musculeuses). Le même
mouvement peut avoir lieu dans le canal cholédo-
que de l'homme; ainsi qu'il est prouvé démonstrativement par une observation de Meckren, sur
une invagination qui se forma dans ce canal à la
suite d'une colique hépatique (1).

LXXII.

Van-Helmont, Stahl, et d'autres après eux, ont
prouvé l'existence des mouvements toniques dans
les membranes et les viscères parce que l'excès de
ces mouvements produit, dans différentes maladies, des constrictions spasmodiques, qu'un sentiment intérieur fait rapporter aux endroits des organes affectés. Ainsi Van-Helmont a allégué entre
autres faits de ce genre; ces constrictions qui se
font sentir aux uretères dans la néphrétique,
aux vaisseaux séminaires dans la gonorrhée viru-
lente, etc.

On peut donner un nouveau degré de force à
ces preuves des mouvements toniques; en observant qu'à la suite des maladies où de semblables
constrictions spasmodiques se font communément
ressentir, on trouve fréquemment aussi dans les

(1) Wepfer (*De Cicuta Aquat.*, p. 319) vit dans un chien qu'il
ouvrit, que la vésicule de la bile avait été entièrement vidée par
l'effet des vomissements; et la mort ayant succédé immédiatement après, il trouva que dans l'espace de la nuit suivante, la
vésicule fut de nouveau remplie de bile.

cadavres, des contractions et d'autres lésions des organes affectés, qui sont relatives à ces spasmes (1).

Van-Helmont dit que dans l'asthme sec, la membrane qui enveloppe le poumon entre dans une

(1) J'ai trouvé dernièrement que Stahl et Gohl ont parlé de faits qui sont relatifs à cette assertion; et je vais les rapporter d'après eux. Mais ils n'ont vu ces faits particuliers qu'isolément (comme avaient fait d'autres Observateurs qui les avaient précédés); et ils ne les ont point rapportés à cette considération générale que je propose; savoir, qu'on peut donner par la comparaison des symptômes d'un très-grand nombre de maladies diverses, et des lésions organiques que ces maladies laissent après elles dans les cadavres; les preuves les plus étendues et les plus fortes de l'existence des mouvements toniques dans les membranes et le tissu des viscères.

Stahl (*Theor. Med. Vera*, p. 669) parlant des affections spasmodiques des intestins, qui ont lieu dans la colique, et auxquelles il attribue le sentiment de déchirement que les malades y éprouvent; dit que souvent aussi l'on trouve dans les cadavres de ceux qui sont morts de cette maladie, des rétrécissements (*stricturas*) très-fermes dans l'intestin colon; qui fixent par leurs resserrements de côté et d'autre, une portion de cet intestin distendue par les vents; resserrements où la sonde (*stylus*) ne peut pénétrer que par force.

Gohl (*Act. Berol.*, *Dec.* II, Vol. IV, p. 33) dit au sujet d'une femme qui mourut d'une passion iliaque causée par une hernie; qu'on trouva l'épiploon en grande partie fondu (*consumptum*), et la portion qui en restait roulée (*convolutum*) vers le côté droit : que la révolution et l'implication de l'épiploon qu'on a remarquées si souvent dans les dissections des cadavres, dénote qu'il existe dans cette partie du corps, un mouvement tonique vital qui peut devenir très-fort; et qu'elle est susceptible d'un mouvement contre nature, spasmodique et convulsif.

contraction très-forte ; ce qu'il fonde sur la sensation que ces asthmatiques éprouvent comme d'une ascension violente de tout le poumon. J'observe que ce symptôme est relatif à plusieurs observations qu'on a faites sur des cadavres d'asthmatiques, où l'on a trouvé le poumon fortement retiré vers la gorge.

Morton a observé dans presque tous les sujets qu'il a vus mourir de la phthisie ictérique, qu'ils souffraient, dans l'hypocondre droit, des douleurs spasmodiques terribles ; et il a vu dans leurs cadavres, que le foie était beaucoup plus resserré que dans l'état ordinaire, et d'une substance aussi compacte que s'il eût été cuit.

Willis a vu dans une femme qui avait péri de convulsions hystériques, que dans la partie supérieure du mésentère, les deux lames de cette membrane étaient décollées ou détachées l'une de l'autre en plusieurs endroits, où elles formaient des vésicules remplies d'air (1).

(1) Il me paraît qu'on doit attribuer à la contraction spasmodique du péritoine, la rétraction singulière du nombril et de l'anus, qu'on observe quelquefois dans la colique de Poitou.

J'ai eu lieu de soupçonner une contraction spasmodique habituelle, dans la partie du péritoine qui recouvre le fond de la vessie ; chez un homme qui souffrait continuellement d'une rétention imparfaite de l'urine contenue dans la vessie, sans qu'il y eût d'obstacle dans le canal de l'urèthre ; rétention qui cédait au sommeil, et aux calmants, et que le malade sentait être accompagnée d'une tumeur dans l'hypogastre, que le toucher ne pouvait découvrir.

Il est plusieurs autres observations du même
genre qu'on pourrait rapporter; comme sont celles
de Mead, sur ce que dans les cadavres des hydro-
phobes on trouve généralement les membranes
beaucoup plus fermes et plus tendues que dans
l'état ordinaire : celles de MM. Barrère, Meckel,
et autres Anatomistes; qui ont trouvé que le cerveau est généralement d'une consistance plus ferme
que dans l'état naturel, à la suite des affections
maniaques : celles qui prouvent que la rupture du
médiastin a eu lieu, par l'effet d'une distension
spasmodique, chez quelques sujets qu'avait fait
périr la peste de Marseille, etc.

LXXIII.

On n'a attribué jusqu'à présent aux forces toniques que le pouvoir de raccourcir les fibres qu'elles
animent. Mais sans doute elles peuvent aussi étendre ces fibres, en écartant leurs molécules. L'un
de ces mouvements est aussi simple à supposer que
l'autre, et doit également être admis d'après les
faits. Il faut seulement observer que le mouvement d'extension tonique des fibres, n'est produit
par le Principe Vital, que dans des cas où il
éprouve des affections fortes et insolites.

L'extension forcée que le Principe Vital donne
alors aux fibres et au tissu cellulaire, fait pénétrer
dans leurs interstices les humeurs séreuses, et
l'air qui se dégage en partie de ces humeurs.

C'est ainsi qu'on doit concevoir les bouffissures que l'action des poisons produit fréquemment en différentes parties du corps ; les bouffissures semblables qu'a causé l'usage des fruits de bonne qualité, mais pris pour la première fois (ce que Boerhaave a mal expliqué) ; les gonflements que Bordeu assure qu'on voyait se reproduire au bras d'un malade, toutes les fois que son Ame souffrait quelque passion vive, ou faisait simplement effort pour penser, etc. (1).

(1) Bordeu a vu aussi chez une femme hystérique, que dans l'accès de ses vapeurs, la matrice se gonflait extrèmement ; et que de grosses tumeurs qu'elle avait à la glande thyroïde, devenaient énormes.

Une dilatation analogue du tissu des organes extérieurs a pu causer ce que M. Pomme a vu ; que des femmes vaporeuses mises au bain, y surnageaient jusqu'à la fin de leurs accès.

M. Pomme rapporte par exemple (*Traité des Affections vaporeuses ou Maux de nerfs*, troisième édition) qu'une Dame âgée de cinquante ans, avait un tremblement continuel et convulsif dans les jambes, qui l'avait réduite à garder le lit pendant vingt-sept ans ; et que son corps desséché et racorni était devenu si léger, qu'ayant été mise dans le bain, elle y surnagea. Ce phénomène dura deux mois : au bout de ce temps, la malade put enfin s'enfoncer dans l'eau, marcha, et fut guérie.

Il est probable que des affections nerveuses avaient lieu chez des personnes qui surnageaient, lorsqu'on leur faisait subir le jugement par l'épreuve de l'eau froide. (*Mémoire* de M. Ameilhon, dans les *Mémoires de l'Académie des Belles-Lettres*, T. XXXVII.)

Il faut rapporter à une cause semblable cette tumeur des mamelles, qui se reproduit et cesse avec les règles ; que Rodericus a Castro a appelée *tumor flatuosus mammarum*, quoique

On peut rappeler ici l'opinion de Willis, à laquelle il revient dans plusieurs endroits de ses Ouvrages. Cet Auteur pense que dans plusieurs affections convulsives, les fibres des viscères membraneux s'écartent les unes des autres (écartement qu'il imagine être produit parce que ces fibres sont gonflées par les esprits animaux). Il appuye cette opinion sur diverses preuves; et entre autres sur ce que l'on observe souvent dans les personnes hystériques et hypocondriaques, que l'éruption des vents ne soulage point, dans le temps où l'estomac est tout-à-coup distendu extraordinairement par une affection nerveuse; et cependant que cette éruption est aussi forte que celle qui survient à la fin de l'attaque lorsque l'estomac s'affaisse soudainement.

LXXIV.

Je passe à ce qui concerne les forces toniques des muscles. Ces forces (dont Galien a parlé) se manifestent par le mouvement sensible qu'on observe dans un muscle, lorsque son antagoniste vient à être coupé, ou frappé de paralysie. Ce mouve-

vraisemblablement il n'y ait point observé de signe d'emphysème particulier. J'ai été consulté sur un gonflement très-considérable du sein, produit par une cause nerveuse, qui se renouvelait par des attaques de plusieurs jours, à des intervalles qui n'avaient rien de périodique.

ment est alors soudain, quand ce muscle, ainsi que son antagoniste, étaient immédiatement auparavant dans un effort de contraction musculaire.

Une contraction tonique plus forte peut avoir lieu dans un muscle, sans que le Principe Vital y agisse avec plus de force qu'auparavant, et par le seul affaiblissement de la résistance du muscle antagoniste. Cependant un mouvement convulsif et accéléré est souvent alors excité dans un muscle, par le stimulus du sentiment que produit la section de son antagoniste.

Quoiqu'on ne puisse mesurer exactement les mouvements toniques, qui échappent aux sens; on a lieu de croire que les forces toniques sont partagées inégalement entre les muscles antagonistes dans les diverses articulations. Cela paraît indiqué, lorsqu'on examine quelle est la position la plus facile de chaque articulation dans un sommeil paisible.

On peut, dans ce sommeil, remarquer avec Du Vernay, que les articulations du coude et du genou sont un peu fléchies; que le pied demeure étendu (ce qui fait voir que l'état de demi-flexion n'a pas lieu alors dans toutes les articulations, comme on l'a dit); que le rayon est tourné en dedans, et que les doigts de la main sont pliés. J'ajoute que les doigts sont pliés d'autant plus fortement que le sommeil est plus profond; de sorte qu'on voit

les jeunes personnes fort fatiguées dormir en ayant
les poings fermés (1).

LXXV.

Cependant cette proportion inégale des forces
toniques, naturellement départies entre les mus-

____

(1) Il ne faut pas dire avec Borelli (*De mot. Animal. Part. I,
Prop.* 129, *et Prop.* 134) que la situation naturelle de l'articulation est d'être un peu fléchie; et que dans cette situation ni
l'extenseur, ni le fléchisseur n'agissent. Car le *degré* de flexion
d'une articulation, qui est observé dans le sommeil, ne peut
être *déterminé* par la seule forme de connexion des os articulés : mais ce qui le fait aussi *varier* est l'action relative des parties mobiles, ou des cordes musculeuses qui assujettissent
chaque articulation.

L'on reconnaît dans le sommeil, que les fléchisseurs de la
cuisse et de la jambe ont plus de force tonique que leurs extenseurs. Mais la résolution des forces peut être si grande
(comme il arrive dans des fièvres de mauvais caractère), que
ces fléchisseurs perdant leur avantage relatif de force tonique;
les articulations qu'ils plient, restent étendues, comme au hasard. De même, lorsque les jambes sont constamment étendues
par une affection convulsive (ainsi qu'il arrive dans le tétanos,
le mal vertébral, etc.), la supériorité des forces toniques des
muscles fléchisseurs ne peut plus se manifester.

Il faut rapporter à l'action des forces toniques des muscles
durant le sommeil, un fait très-commun, et qu'il paraît qu'on
n'a point bien vu. A la suite d'un épuisement de forces radi-
cales par un excès de fatigue, les hommes qui ne sont pas très-
robustes passent la nuit dans un sommeil laborieux, dont ils
sortent ayant le corps rompu, ou comme meurtri. Les efforts
toniques habituels qui affectent les muscles dans ce sommeil
sont imparfaits, peu durables, interrompus, renouvelés à plusieurs reprises : ce qui fatigue et froisse le tissu de ces muscles, et
ne peut que les rendre ensuite souffrants au moindre mouvement.

cles antagonistes, n'est pas prouvée assez rigoureusement par ces observations faites sur l'état de sommeil naturel. Il est possible que le Principe de la Vie soit déterminé automatiquement aux approches du sommeil, à produire un plus grand relâchement, ou à employer moins de forces toniques, dans les muscles extenseurs des articulations, que dans les fléchisseurs, leurs antagonistes. Le Principe de la Vie peut y être porté, à raison des fatigues plus grandes des extenseurs, qui travaillent plus que les fléchisseurs dans la station, et dans les mouvements progressifs (1).

Il me paraît que c'est principalement d'après les phénomènes de diverses maladies paralytiques, qu'on peut reconnaître les rapports d'inégalité des forces toniques des muscles qui sont antagonistes entre eux, ou qui agissent en des sens différents, pour concourir à produire un mouvement composé. Il est naturel de penser que ces muscles, lorsqu'ils sont frappés d'une paralysie qui leur est commune, et qui est produite par la même cause, perdent de leurs forces toniques proportionnellement à celles qu'ils ont dans leur état naturel (2).

(1) *Nouvelle Mécanique des Mouvements de l'Homme et des Animaux*, p. 34.

(2) C'est ce que je vais développer en considérant diverses affections paralytiques des muscles de la face.

Dans la paralysie de la moitié de la face, lorsqu'il y a rétraction d'un angle ou coin de la commissure des lèvres vers le côté

LXXVI.

J'explique, d'après des observations analogues aux précédentes, divers phénomènes singuliers de la paralysie qui succède à la colique de Poitou et au cholera-morbus.

Dans la paralysie incomplète des extrémités qui suit la colique de Poitou, on observe que l'impuissance affecte principalement les muscles supinateurs et les extenseurs des doigts; et qu'entre les muscles des jambes, les extenseurs sont surtout affaiblis.

M. De Haën a donné des explications peu vraisemblables de ces phénomènes, qu'il a déduites des différences qui peuvent être dans le trajet et dans la compression des nerfs qui vont aux divers muscles d'une même extrémité.

Voici quelle me paraît être la vraie raison de

paralysie; par exemple de l'angle gauche de cette commissure vers la joue gauche paralysée (a); cette rétraction (qui n'a pas lieu dans tous les hémiplégiques) peut être produite par différentes causes, qu'il faut considérer séparément.

1° Lorsque toute la moitié gauche de la face est frappée d'une

(a) On voit que cette affection dont je parle, est une *tortura oris* entièrement différente de celle où la bouche est tournée d'un côté, par un effort convulsif des muscles qui tirent la bouche de ce côté; effort qui l'emporte sur les muscles du côté opposé, qui se trouvent être paralysés, ou trop peu résistants par leurs forces toniques. Stoll a fait cette remarque, qu'il paraît avoir trop généralisée. D'ailleurs, il dit avec raison que dans ce cas, c'est sur les muscles en convulsion qu'il faut appliquer des topiques appropriés.

ces phénomènes. L'affection paralytique produisant dans tous les muscles d'une même extrémité, une diminution de forces analogue à celle que cause le sommeil, et qui les empêche d'affecter aucune position qui demande de l'effort; les muscles fléchisseurs et pronateurs sont contractés par la dominance de leurs forces toniques; et dès-lors il se

paralysie *complète*, l'angle gauche de la commissure des lèvres doit être retiré vers ce côté malade; si les muscles zygomatique et buccinateur qui tirent cet angle des lèvres, ont conservé une force de contraction tonique très-supérieure à celle de la moitié gauche du constricteur orbiculaire des lèvres, qui ferme la bouche.

Il faut donc principalement voir dans cette distraction paralytique de la bouche, l'effet de l'inégalité des forces toniques, qui subsiste entre les différents muscles des lèvres du côté gauche paralysé de la face. Car ce ne peut être l'effet de la seule cessation d'équilibre, que la paralysie de ces muscles introduit entre eux, et les muscles correspondants du côté droit de la face. C'est ce que Jaeger a prouvé par une expérience très-simple (*Antagonismo musculorum*, § II).

S'il fallait, dit Jaeger, dériver la distraction de la bouche, de la cessation seule de l'équilibre qui existe toujours naturellement entre les muscles symétriques des deux côtés de la face; il faudrait nécessairement que dans un homme sain, les muscles de la joue gauche élevassent et tordissent l'angle gauche de la bouche; toutes les fois qu'en déprimant la joue droite, et la pressant avec la main vers l'angle opposé, je ferais cesser toute *réaction* de ce côté droit de la face, pour imiter l'affection hémiplégique. Mais quelque souvent que je répète cette expérience, il ne se produit aucun effet semblable à la distraction paralytique de la bouche.

Cette expérience de Jaeger prouve que dans l'état sain, les

produit un relâchement relatif des muscles extenseurs des doigts et des jambes , ainsi que des supinateurs. Ces derniers muscles ont par ce relâchement un désavantage toujours plus grand pour se
contracter ; et à mesure que l'affection paralytique
devient plus grave , ils doivent cesser plutôt que
leurs antagonistes d'être susceptibles de contractions vives.

L'effet qu'ont alors les forces toniques dominan-
tes dans les muscles fléchisseurs des jambes , peut

muscles des lèvres d'un côté venant à cesser d'agir ou de faire
équilibre par rapport aux muscles symétriques de l'autre côte ;
ceux-ci par leurs forces toniques suffisent pour assujettir les
lèvres dans leur position naturelle.

Mais cette expérience ne prouve nullement , que lorsque les
muscles des lèvres du côté gauche sont paralysés , la partie
gauche des lèvres ne doive être entraînée en quelque degré vers
la joue droite , dont les muscles ont toutes leurs forces toniques
naturelles. Cet entraînement quoique peu marqué , doit donc
se combiner avec le mouvement de rétraction , lorsque celui-ci
a lieu dans la commissure gauche des lèvres ; et même l'affaiblir
un peu.

2° Lorsque la moitié gauche de la face est affectée d'une paralysie *imparfaite dans plusieurs* des muscles nombreux des
lèvres , la *synergie* ou le concours d'action de ces muscles ,
qui existe dans les efforts que le malade fait pour parler,
cracher , etc.; ne peut plus avoir lieu que très-irrégulièrement ;
et dans cette confusion , une rétraction plus forte et encore plus
difforme de l'angle gauche des lèvres , peut être produite par la
supériorité que les forces toniques des muscles abducteurs des
lèvres ont sur celles de leur muscle orbiculaire.

3° Si par rapport à l'état le plus naturel , la force tonique de

s'accroître par degrés , jusqu'à devenir violent, et causer des crampes aux jarets ; comme je l'ai vu dans un peintre qui avait la colique de Poitou , et qui , pour remédier à ces crampes , était obligé de tenir les jambes étendues.

C'est par une raison semblable, que les extenseurs des pieds étant facilement affectés de contractions vicieuses à la suite du cholera-morbus , on devient sujet à des crampes dans les gras de jambes, comme Galien l'avait remarqué , et comme je l'ai vu plusieurs fois.

la moitié gauche de l'orbiculaire des lèvres est surmontée par les forces toniques supérieures des muscles abducteurs des lèvres ; cette partie de l'orbiculaire peut d'autant moins résister à l'action des forces toniques des muscles abaisseurs des lèvres (ou du triangulaire et du quarré) , dont l'action se combine alors avec celle des abducteurs. C'est ce qui fait que l'angle gauche des lèvres est alors tiré vers le côté gauche et vers en bas.

J'observe que c'est par une cause analogue , que chez des personnes affaiblies par l'âge , sans qu'il ait précédé d'affection paralytique ; les coins de la bouche sont un peu béants, et laissent échapper la salive , surtout durant le sommeil.

4° L'exemple que je viens d'exposer dans un grand détail , n'est pas le seul où l'on reconnaît dans la paralysie d'une moitié de la face , des effets produits par l'inégalité des forces toniques que conservent les muscles affectés par cette paralysie.

Ainsi l'œil du côté paralysé est généralement plus petit que l'œil sain, étant plus couvert par les paupières ; parce que le plus souvent l'orbiculaire des paupières de cet œil malade conserve plus de force tonique , que n'en retiennent le releveur de la paupière supérieure , et l'abaisseur de la paupière inférieure.

TROISIÈME SECTION.

DE L'INFLUENCE QUE LES FORCES TONIQUES ET MUSCU-
LAIRES ONT SUR LE DEGRÉ DE COHÉSION PERMANENTE
DU TISSU DES PARTIES MOLLES.

SOMMAIRE. — La cohésion des parties de chaque organe peut
être diversement altérée par un vice de la force plastique ou
nutritive. — Ramollissement des os. — Les muscles peuvent
perdre leur cohérence, sans perdre tout-à-fait leur force de
contraction. — L'action des forces toniques peut être affaiblie
de manière à priver les parties, de leur consistance ordinaire,
comme le prouve l'état des parties après la mort due à l'effet
de certains poisons, de l'électricité, etc. — La cohésion des
parois des vaisseaux peut être altérée en diverses parties par
des lésions des forces toniques, et causer ainsi des anévrismes
et des varices. — Le degré de cohésion du tissu des fibres
dépend plus de l'action des forces musculaires que des forces
toniques.

Quand les contractions sont arrêtées quelque temps par un
exercice modéré et répété, l'action des muscles devient plus
facile par l'augmentation de cohésion qu'ils acquièrent. —
L'augmentation vicieuse de cohésion que produit un exercice long et pénible, rend le mouvement plus difficile,
cause l'engourdissement, des crampes, etc. — Les pressions
et les frictions douces, comme dans le *masser*, tendent à
diminuer et à effacer cet accroissement de cohésion.

Le désaccord des contractions des différentes fibres d'un muscle,
qui peuvent même éprouver, lorsque les contractions sont
violentes, des torsions, des renflements, des déplacements,
paraît constituer la crampe. (Développements de cette
théorie : explication de l'utilité des ligatures dans les cas de

crampe, et nécessité d'y considérer l'action de la force de situation fixe.)

Une contorsion plus durable que la crampe peut avoir lieu dans les muscles *complexus* et demi-épineux des lombes, par l'effet d'un grand effort pour produire le double mouvement d'erection et de rotation de l'épine. — Utilité des énervations de de certains muscles. — Le degré de torsion des muscles violemment contractés, peut faire extravaser le sang de leur tissu, ou de leurs vaisseaux : de la les inflammations, etc. et la plus grande partie de ce qu'on appelle *efforts*.

LXXVII.

Chaque organe a un degré de cohésion de ses parties que les impressions des agents extérieurs tendent continuellement à affaiblir; mais qui est toujours conservé et reproduit par l'action de la force plastique, et nutritive de cet organe.

Cette force plastique peut être spécialement altérée dans une seule classe d'organes. C'est ainsi que les chairs restent fermes dans les sujets qui souffrent la maladie rare du ramollissement des os.

Il semble que dans la maladie encore plus rare, où les chairs se séparent des os (1) ; il existe un vice de réparation convenable, qui affecte spécifi-

(1) J'ai trouvé deux exemples de cette maladie. L'un est celui d'un esclave dont a parlé Porphyre, que l'on guérit en le nourrissant avec de la chair de vipère : l'autre est rapporté dans la Préface du Dictionnaire de Médecine de James.

quement les parties du périoste que pénètrent les fibres des tendons dans leurs insertions aux os.

Il est remarquable que cette force plastique peut être pendant un certain temps extrèmement affaiblie dans un muscle ; de telle sorte , que les fibres de cet organe n'ayent point de cohérence , sans perdre néanmoins entièrement leur force de contraction musculaire ; et que cette force plastique peut ensuite se rétablir dans ce muscle , et lui rendre sa première fermeté. Cela est prouvé par un fait extraordinaire qu'a attesté M. De Haën.

Un homme ayant eu la colique de Poitou , fut attaqué de paralysie des extrémités supérieures. Le pouls et la chaleur de ces extrémités ne souffrirent point d'altération ; mais dans les bras paralysés , tous les muscles dans leur profondeur jusqu'aux os , furent réduits à la consistance d'une pulpe très-molle , sans être absolument privés d'une force de contraction ; et dans la suite ils recouvrèrent la même solidité qu'ils avaient eue avant cette maladie (1).

LXXVIII.

L'influence des forces toniques des organes sur le degré de cohésion de leur tissu , est rendue très-

(1) J'ai vu un semblable ramollissement des chairs de l'un et de l'autre deltoïde, dans une paralysie imparfaite des bras, qui suivit une colique de Poitou. Ce ramollissement fut guéri en même temps que cette paralysie.

sensible dans l'affaiblissement extrême et soudain de ces forces.

Il faut attribuer à la chute rapide des forces toniques, les grands changements qui se font dans les traits du visage, et qui en décomposent l'ensemble ; chez les hommes qui sont frappés de maladies funestes (1).

On sait que la mort détruit enfin toute la rénitence des fibres qui était due à leurs forces toniques ; qu'elle fait affaisser les abcès qui étaient restés distendus ; etc.

Lorsque l'action des forces toniques est radicalement affaiblie dans les derniers temps de la vie ; la cohésion des parties peut en être altérée, de manière qu'elles soient privées même de la consistance qu'elles ont d'ordinaire après la mort.

C'est ce qu'indiquent les observations de plusieurs Auteurs, et en dernier lieu de M. Hérissant ; sur l'attendrissement extrême des chairs des animaux qu'on a fait mourir très-vite, en les blessant de flèches empoisonnées avec le suc d'aconit ; en faisant pénétrer dans leurs veines des sucs d'el-

---

(1) Cette décomposition peut accidentellement donner au visage d'un malade une ressemblance singulière avec celui d'un de ses aïeux : et c'est dans des cas analogues qu'un tel changement a pu être regardé comme un signe funeste (a).

(a) Voyez Th. Bartholin, *Cent. IV, Hist. An.* 31 ; et l'Observation communiquée à Rivière par Pacheque, Méd. de Lunel.

lébore blanc, ou de diverses autres plantes véné-
neuses (1).

Une affection semblable des forces toniques a
lieu dans les animaux que fait périr la morsure de
la vipère, et dans ceux que tue le coup foudroyant
de l'électricité. Car suivant les observations de
M. Fontana, peu d'heures après la mort, les
chairs de ces animaux ont une tendance singulièrement rapide à la corruption ; au point qu'elles
sont aussi mortifiées au bout de douze heures,
qu'elles le seraient au bout de six jours, après tout
autre genre de mort.

Il paraît que dans ces morts extrêmement
promptes, les affections des forces toniques n'a-
gissent pas seulement en affaiblissant la cohésion
du tissu des fibres : mais qu'étant agitées encore

(1) Dans les personnes qu'ont fait périr des alènes de Macas-
sar (empoisonnées avec le suc qui distille d'une espèce d'Ahouaï),
leurs chairs se corrompent tellement dans l'espace d'une heure,
qu'on peut désosser leurs corps. Bontius, qui l'atteste, laisse
ce problème à résoudre aux médecins futurs.

Des faits analogues sont ceux que rapporte M. Arckenholtz
(*Voyage d'Italie*), sur l'effet ordinaire du poison dit l'*aqua
tofana*, qui fait que les membres se séparent après la mort, et
du moment où le corps a perdu sa chaleur naturelle. On a observé le même phénomène sur un boulanger de Chartres, dont
parle M. de Bomare (*Dict. d'Hist. Nat.*, Art. *Exhalaisons.*)

Le père Cotte raconte qu'un fossoyeur étant frappé de la vapeur infecte qui s'exhala d'un cadavre à demi-consumé, tomba
mort dans le moment : qu'on ne put le rappeler à la vie : qu'on
lui ouvrit la veine, et qu'il en sortit quelques gouttes d'un sang
noir et corrompu.

convulsivement, elles déterminent entre les molécules de ces fibres un écartement violent et durable. Cet écartement rompant le tissu des parties molles, en confond la masse, et accélère leur putréfaction (1).

LXXIX.

Diverses affections nerveuses des forces toniques peuvent altérer inégalement la force de cohésion naturelle dans les diverses membranes des parties du trajet des vaisseaux sanguins; de manière à causer des anévrismes ou des varices. Ces lésions graves des forces toniques dans les vaisseaux sanguins peuvent être déterminées par l'énergie profonde des passions tristes de l'Ame qui est étroitement liée avec le Principe Vital. L'influence sensible de ces passions sur la production des varices et des anévrismes est prouvée par les observations de Lower et de Matani, etc.

L'action des forces musculaires influe beaucoup plus que celle des forces toniques, sur le degré de cohésion permanente du tissu des fibres. Cette cause

(1) La chair des animaux tués par le froid s'attendrit et se corrompt avec beaucoup plus de rapidité qu'après une mort ordinaire (suivant l'observation de M. La Roche, *Fonctions du système nerveux*, T. II, p. 331). La chair est pénétrée alors par un fluide qui dans sa congélation, aussi bien que dans la première application de la chaleur qui précède le dégel, fait un effort qui désorganise le tissu des muscles.

contribue sensiblement à rendre les fibres musculaires d'un tissu très-dense dans les quadrupèdes
dont les mouvements ont beaucoup de force (comme
dans le lion où les fibres des muscles sont tendineuses, suivant la remarque de Daubenton) ; ainsi
que dans les oiseaux dont le vol est très-rapide.

Réciproquement l'augmentation de densité qu'un
muscle reçoit d'un exercice fréquent, étant portée
jusqu'à un certain point, le rend d'autant plus susceptible de contractions.

On sait qu'un mouvement presque continuel
dans les jeunes animaux sert au développement de
leurs forces et de leurs organes ; et qu'à tout âge
les hommes faibles peuvent accroître beaucoup
leurs forces par un exercice gradué qu'ils répètent
assidûment. Cheyne et Ramazzini ont observé que
chaque Artisan a plus de force et d'épaisseur dans
les muscles dont il fait le plus d'usage (1).

(1) Xénophon a observé (*Symposion* ou le *Banquet*) que ceux
qui s'exerçaient sans cesse au saut et à la course, étaient amai-
gris depuis la tête jusqu'aux hanches ; mais que la partie
inférieure de leur corps acquérait une grosseur prodigieuse.

Dans les Scholies sur Théocrite (*Id.* IV, v. 10), il est dit que
les Athlètes se fortifiaient les parties supérieures du corps, par
le travail du *bécher*.

Dion Chrysostome (*Orat.* XXXII) fait mention d'un des exercices publics des Grecs ; qui consistait à étendre les mains en
haut ([illegible]), sans doute fortement et à plusieurs
reprises. Il n'est pas douteux que par cet exercice, on fortifiait
singulièrement les bras et le haut de la poitrine.

Sénèque (*De Providentia*, C. IV) parle de la force que les

Il faut pourtant remarquer par rapport à cette assertion trop générale de Cheyne et de Ramazzini; que lorsque l'habitude entière du corps est trop affaiblie par un défaut de réparation convenable, ou par une disposition consomptive ; les muscles dont un homme fait l'usage le plus assidu, ne prennent pas plus d'épaisseur, et perdent de leur force, relativement à l'état ordinaire (quoiqu'ils puissent acquérir plus de cohésion dans leur tissu).

LXXX.

L'on observe en général qu'après de longues habitudes de l'exercice d'un muscle, il se fait une augmentation permanente de la cohésion de ses fibres.

Je rapporte à cette cause un fait que De Haën a indiqué, et dont il dit qu'il est difficile de ren-

organes prennent par l'exercice qui leur est propre ; et il en donne entre autres exemples, celui de la vigueur que prennent les muscles des bras chez les soldats, par l'habitude de lancer des javelots (Juste-Lipse, *De Militia*, *ubi de Pilis*.)

Il me paraît que c'est à l'effet de l'habitude, plutôt qu'à une force primitive extraordinaire, qu'il faut rapporter ce qu'on a remarqué ; que les anciens Suisses se servaient, il y a trois siècles, d'épées si pesantes que les hommes de notre âge ont de la peine à les mettre en mouvement.

Oughtred, Mathématicien Anglais, étant âgé de quatre-vingts ans, maniait d'une main très-sûre ses lunettes d'approche, et ses autres instruments ; ce qu'il attribuait en grande partie à un grand usage qu'il avait fait de l'exercice de l'arbalète (*Dictionn.* de Chauffepié).

dre raison (1). C'est que dans la consomption dorsale, causée par des excrétions excessives de semence, les muscles du dos et des lombes, non-seulement s'atrophient aussi bien que les autres muscles ; mais encore deviennent secs et durs comme du bois. De Haën se borne à douter vaguement, si cette dessication ne tient point aux agitations de ces muscles, qui ont lieu dans les plaisirs vénériens.

C'est sans doute parce que la moitié droite du corps, qui se meut plus fréquemment et avec moins de contrainte que la gauche, est en général plus *robuste* ; que les affections paralytiques attaquent plus souvent la moitié gauche du corps que la la droite, comme on peut le remarquer d'après De Haën, etc.

LXXXI.

Chaque répétition forcée des contractions vives d'un muscle est suivie d'un accroissement de cette cohésion, qui subsiste pendant un temps plus ou moins long. C'est ce qui résulte d'un grand nombre de faits que je vais indiquer.

Je dois observer que cet accroissement de cohésion des fibres d'un muscle, qui suit des contractions violentes et répétées de ce muscle, ne s'établit que lorsqu'elles ont été arrêtées à un degré fixe, pendant un certain temps. Car si ces contrac-

____

(1) *Prælectiones Pathologicæ in Instit. Boerhavii.*

tions sont renouvelées de suite, à des degrés inférieurs, elles empêchent les parties des fibres de ce muscle de conserver une situation fixe, et de rester constamment plus cohérentes que dans leur état naturel (1).

La lassitude qu'on éprouve à la suite d'un exercice long et pénible, a pour principe l'accroissement de la cohésion dans les fibres des muscles dont les contractions ont été fortes et longtemps répétées. Cette augmentation vicieuse de cohésion produit une sensation fâcheuse dans chaque nouveau mouvement des muscles, et rend ce mouvement de plus en plus difficile : ce qui cause l'engourdissement dans les membres, et

(1) Stace (*Thébaïde*, L. ii, v. 678) a peint d'après nature un lion qui venant de se rassasier du sang, et de la chair des moutons dont il a fait un grand carnage, frappe encore l'air par les mouvements répétés à vide qu'il donne à ses mâchoires :

> *Ubi sanguine multo*
> *Exsaturata fames mediis in cædibus astat*
> *Æger hians, victusque cibis —*
> *Tantùm vacuis ferit aëra malis.*

L'ancien Scholiaste de Stace regarde ces mouvements inutiles des mâchoires de ce lion, comme un signe de son avidité féroce qui subsiste après la satiété. Mais je pense qu'ils sont produits par son instinct; qui empêche que les muscles des mâchoires, après les grands efforts qu'ils ont faits pour déchirer et mâcher, ne soient saisis d'une rigidité nuisible, qu'ils contracteraient dans un repos absolu qui succéderait immédiatement à ces efforts. Il me paraît que l'instinct ne les fait revenir à ce repos, qu'en leur imprimant des contractions répétées et rendues graduellement plus faibles.

y occasionne, souvent par irritation lorsqu'on veut en forcer le jeu, des crampes et d'autres affections spasmodiques.

LXXXII.

On délasse parfaitement les membres qui sont fatigués par un exercice violent ; en employant un art singulier pour les comprimer et les frotter : art qui est pratiqué en diverses parties de l'Asie, et qui était connu des Anciens Romains (comme on peut voir dans Sénèque et Martial) (1).

Les pressions et les frictions douces qu'on exerce sur ces membres fatigués, que l'on pétrit ainsi, ou que l'on *masse* ; ne peuvent qu'agiter dans tous les points les fibres des muscles affectés, ou faire mouvoir en divers sens toutes les parties de ces fibres :

(1) Les Chinois sont très-habiles dans cet art (Osbeck), dont Grosse a donné une description très-détaillée.

Forster (*Observations sur le Voyage dans l'Hémisphère Austral, du Capitaine Cook*, T. 1, p. 384-5) dit que dans l'île de Taïti, les filles délassent parfaitement un homme fatigué par un excès du marcher ; en frottant de leurs mains ses bras et ses jambes, et en pressant doucement ses muscles entre leurs doigts.

Forster ajoute que cette opération empêche que les membres ne s'engourdissent, et qu'il n'y survienne des crampes et des convulsions dangereuses ; que non-seulement elle dissipe la la lassitude, mais encore qu'elle donne de la vigueur, et rafraîchit singulièrement. On assure encore qu'elle affecte les Orientaux si voluptueusement, qu'ils s'évanouissent presque de plaisir.

Voyez aussi Niebuhr (*Voyage en Arabie*, T. II, p. 276).

ce qui doit nécessairement diminuer et effacer l'accroissement de cohésion permanente qu'avait introduit dans le tissu de ces muscles un exercice pénible et longtemps continué.

Après que cette cohésion extraordinaire a été ainsi dissipée par ce moyen excitant (et par là préférable au bain tiède, dont l'effet serait en même temps relâchant), on redonne aux muscles affectés plus de facilité, et plus de force pour exécuter les mouvements auxquels ils sont destinés; ce qui établit le retour de la vigueur. On fait cesser en même temps la contraction assidue des efforts de mouvements toniques, que l'exercice avait déterminée dans les membres affectés; et d'autant que cette concentration y produisait un excès de chaleur qui était ressentie par tout le corps; cet excès étant détruit, fait place à un refroidissement très-marqué.

Quant à la sensation agréable qui accompagne l'opération du masser, on sait qu'une pareille sensation est généralement attachée à la détente de tout état violent des organes; et il est vraisemblable que chez les Orientaux, cette sensation est exaltée jusqu'à produire une espèce de volupté, par l'effet d'un chatouillement presque insensible que l'art fait naître des frottements les plus doux.

LXXXIII.

Duverney a observé qu'il arrive quelquefois que le bras, par exemple, ayant été mû en divers sens avec des efforts extraordinaires; se trouve dans une impuissance absolue de se mouvoir. L'attitude naturelle des muscles est alors fort contrainte; et la situation de l'os est changée, sa tête ayant été contournée dans la cavité articulaire de l'omoplate.

Duverney n'a pas vu que cette affection des muscles, qu'on ne peut qu'imparfaitement regarder comme une sorte de luxation; dépend de ce que la cohésion de leurs fibres est augmentée pour un certain temps par un exercice outré : de sorte que ces muscles doivent souffrir ce degré de torsion, que l'obliquité de leur direction permet, et qui tourne la tête de l'humérus en dehors.

LXXXIV.

Je rapporte à une cause semblable la crampe; cette affection spasmodique et douloureuse dont on n'a point encore proposé d'autre explication que celle qu'ont donnée Cowper et Boerhaave. Ils l'ont attribuée à un écartement ou déplacement des tendons ou de leurs insertions, au-dedans des ligaments annulaires qui les assujettissent. Mais on n'a pas donné jusqu'ici des idées nettes de ce déplacement des tendons, et il n'est pas aisé d'en voir la possibilité.

La crampe est une affection presque toujours douloureuse, qui prend subitement ; et qui donne à celui qui la souffre, le sentiment d'un état convulsif mêlé d'engourdissement. Elle attaque le plus souvent diverses parties des extrémités supérieures et inférieures.

Je pense que la crampe, lorsqu'elle est douloureuse, est produite de la manière suivante.

Quand un muscle est attaqué de crampe, 1° une partie dans chacune de ses fibres qui sont immédiatement affectées, est saisie d'une contraction involontaire et violente ; dont la force et la direction ne s'accordent point avec celles qui sont propres aux mouvements naturels de tout ce muscle, soit musculaires, soit toniques.

2° Les contractions irrégulières qui sont produites dans la partie des fibres de ce muscle qui n'a point été affectée immédiatement, croissent avec un progrès qui est souvent sensible au malade ; peuvent aller jusqu'à donner à ces fibres un degré de torsion ; et causent fréquemment dans le corps de ce muscle, des renflements et des déplacements très-marqués.

3° Les contractions vicieuses de ces fibres sont rendues permanentes par l'action de la force de situation fixe qui survient aux parties de ces fibres (1).

____

(1) Je vais indiquer des développements de cette théorie de la crampe, fondés sur la considération des phénomènes et des

LXXXV.

Les muscles *complexus* et les *demi-épineux des lombes* sont sujets à souffrir, dans certaines cir-

causes sensibles de cette affection , et des moyens les plus efficaces qu'on emploie pour y remédier.

I^{ment}. Lorsqu'une partie des fibres du muscle gastrocnémien, par exemple, est frappée d'un refroidissement qui affaiblit leurs forces toniques ; l'équilibre de ces fibres avec les autres du même muscle est rompu subitement (de sorte qu'elles ne peuvent plus s'accorder pour la force et la direction des contractions qui doivent être communes à tout ce muscle). Ce désaccord des différentes fibres du muscle le fait entrer dans un état convulsif, qui peut, dans des crampes durables, nécessiter l'usage des anti-spasmodiques.

On peut souvent remédier à cet effet du froid, qui a affaibli les forces toniques d'une partie des fibres du muscle pris de la crampe ; en exposant à un froid semblable le muscle entier, dont les fibres restantes sont pareillement affaiblies par ce moyen dans leurs forces de mouvements toniques.

L'inégalité de forces toniques, que la cause de la crampe produit dans une partie des fibres d'un muscle qu'elle affecte, peut aussi être puissamment corrigée par l'excitation générale de ce muscle, que produit l'électrisation.

II^{ment}. Les contractions violentes et irrégulières d'une partie des fibres d'un muscle, qui ont lieu dans la crampe, produisent très-généralement, surtout quand elles vont jusqu'à causer un degré de torsion dans ces fibres, le tiraillement du tendon de ce muscle, particulièrement quand ce tendon vacille dans sa gaîne, par l'effet de la vieillesse ou de quelque maladie.

On connaît l'utilité singulière qu'ont pour résister à cette contraction des tendons que causerait la crampe, les ligatures plus ou moins larges et serrées qu'on applique au poignet, et au bas de la jambe ; qui fortifient et assujetissent les tendons,

constances, une contorsion qui est plus durable que la crampe ; et plus forte que l'affection

comme font les ligaments armillaires du corpe et du tarse.

Ces ligatures paraissent avoir encore un avantage plus général ; celui de préserver de la crampe le muscle qui y est sujet, en tendant ce muscle entier dans le sens de sa direction naturelle : plus qu'il n'est tendu dans son état ordinaire : ce qui prévient le désaccord des contractions des diverses fibres de ce muscle, et les effets de ce désaccord.

Souvent le corps du muscle affecté par la contraction de la crampe fait une bosse. Loubet dit que lorsqu'il avait la crampe ; il en abrégeait la durée en appuyant fortement la main sur cette bosse : et en mettant la partie dans la position qui convient le mieux à la direction propre des muscles.

Entre les efforts qui déterminent la crampe, il en tel qui peut faciliter particulièrement la torsion des fibres qu'elle affecte. Cela est manifeste dans la crampe dont on est pris dans les origines des muscles gastrocnémiens, lorsque ayant les genoux fléchis, on fait un effort pour porter l'un des pieds fortement en haut et en dedans.

IIIment. Ce que je dis sur l'action de la force de situation fixe qui survient aux fibres d'un muscle, contractées vicieusement dans la crampe ; a du rapport avec ce que disait le célèbre M. Ant. Petit ; que la crampe est une espèce de catalepsie particulière, et que la crampe du doigt est la catalepsie du doigt (a). Mais il était conduit à cette idée par une autre considération ; par celle des causes nerveuses même légères, comme sont une surprise, un petit saisissement, qui peuvent donner la crampe. C'est pourquoi, disait-il, elle survient aux grands nageurs, par l'idée du danger qui les surprend quelquefois au milieu d'un fleuve : ce qui n'arrive jamais aux Nègres, quoique les plus grands nageurs du monde.

(a) La crampe qui a très-peu d'étendue, peut n'être pas douloureuse. Ainsi elle prend quelquefois aux doigts sans douleur, ensuite d'une situation gênée dans ces parties. (L'Ab. de Sauvag. Dictionn. Languedocien, Art. *Rampo.*)

des muscles qui change la situation des têtes des os.

Lorsqu'un homme courbé fortement en avant, se relève tout à coup en tournant l'épine comme pour regarder derrière lui; il est exposé à ressentir une douleur vive dans les lombes, que suit la difficulté de se redresser; et qui peut se continuer avec un tel degré de force, qu'elle amène des défaillances et un mouvement fébrile dans le pouls.

La première cause de cet accident paraît être l'effort violent que font les muscles demi-épineux d'un côté des lombes, pour exécuter à la fois les deux mouvements d'érection et de rotation de l'épine.

Ainsi ces muscles souffrent alors une contorsion, malgré l'expansion aponévrotique qui les recouvre; et cette contorsion est dans la suite rendue fixe par l'accroissement de cohésion qu'elle occasionne dans les fibres musculeuses.

La rotation de l'épine qu'ils produisent, affaiblit leur effort pour l'étendre; et leur contraction parvenue avec prestesse jusqu'à un certain point, ne peut être poussée plus loin assez promptement, qu'autant que ces muscles se tordent (1).

---

(1) Pouteau (Mélanges de Chirurgie, p. 107 et suiv.) traite de cette affection, qu'il rapporte à une luxation des muscles. Mais on ne conçoit pas en quoi consiste cette luxation. L'idée de leur déplacement a été adoptée par Theden et Ad. Murray; mais elle a été bien réfutée par Ludwig (*Adversaria Medico-Practica*, *P. IV, Art.* 1).

On a recommandé pour le traitement de cette affection, des

LXXXVI.

Les muscles *complexus* et *splenius* sont exposés à une pareille affection, toutes les fois qu'une personne qui tient la tête penchée en avant sur un côté, la retourne brusquement sur le côté opposé, et la redresse en même temps. Il survient alors une douleur vive et une difficulté extrême de relever la tête, qu'on soulage (avec une détente qui est sensible au malade) par des frictions douces et légères sur les digitations lésées de ces muscles (1).

frictions plus ou moins fortes faites en tous sens sur la partie souffrante, des compressions et des extensions variées, et les bains. Ludwig veut qu'on y joigne à l'emploi des épithèmes et des onguents appropriés; l'usage interne, qui lui a très bien réussi, des anti-spasmodiques, comme du castoreum et de la suie, et celui de la décoction de la racine de garance.

(1) Les *tours de reins* peuvent être causés, non-seulement par une rotation violente des vertèbres fléchies; mais sans doute aussi par un effort soudain et trop violemment poussé de l'action des muscles extenseurs d'une partie de l'épine (comme lorsque ayant le corps penché en avant, on se relève rapidement en soulevant un fardeau considérable).

Du Verney a mal expliqué les causes de ces *efforts ou tours de reins*. Mais il dit bien d'ailleurs : C'est à l'occasion de ces tours de reins, que l'endroit de l'épine qui a le plus souffert devient douloureux; que par l'inflammation qui y survient, les cartilages se gonflent, se tuméfient; que les articles des apophyses obliques se remplissent de glaires : et ce sont là les coins dont la nature se sert pour déranger ces vertèbres, et faire un commencement de bosse, etc.

Il me paraît très-probable qu'un des usages des énervations des muscles droits du bas-ventre , qui attachent ces muscles à la gaîne que forment les aponévroses des obliques ; est de fixer en plusieurs points ces cordes musculeuses droites très-étendues , de manière à empêcher qu'elles ne souffrent des contorsions dans leurs mouvements violents.

Tous les muscles souffrent un degré de torsion , en se contractant soudainement avec une force extraordinaire ; et ils expriment alors le sang contenu dans leur tissu poreux , ou dans leurs vaisseaux qu'ils distendent et rompent quelquefois. Cette extravasasion d'un sang qui s'altère tôt ou tard, peut causer des inflammations , des suppurations, des abcès dans les corps de ces muscles.

C'est ainsi que se produit sans doute la plus grande partie des maux que le peuple appelle *efforts* ; quoique ces maux puissent avoir lieu aussi dans l'état passif des muscles qui sont à demi-rompus par des puissances qui les tendent violemment en sens contraires.

CHAPITRE V.

DES FORCES SENSITIVES DU PRINCIPE DE LA VIE DANS LES SOLIDES DU CORPS ANIMAL ; DE LEUR DISTINCTION D'AVEC LES FORCES MOTRICES DE CE PRINCIPE, ET DES DIFFÉRENCES DE CES FORCES SENSITIVES DANS LES DIFFÉRENTES PARTIES.

SOMMAIRE. — La Sensibilité est une force active, quoiqu'elle ne soit pas une force motrice. — Les ébranlements quelconques communiqués à des organes par des corps extérieurs, ne peuvent produire la faculté de sentir. — Différences des forces sensitives et motrices. — Des mouvements qui s'opèrent dans le corps vivant, les uns sont évidemment excités par des causes irritantes ; les autres sont produits immédiatement d'après les lois primordiales, par les forces motrices du Principe Vital.

Les muscles séparés récemment du corps vivant, ou dont on a coupé les nerfs, ont une sensibilité locale et sentent le stimulus, quoique ce sentiment ne puisse avoir lieu avec conscience, comme dans l'animal entier.

La sensibilité des divers organes a des rapports très-inégaux avec la mobilité de leurs fibres ; inégalité des lésions respectives de ces deux forces dans un même organe.

La sensibilité n'est pas exclusivement attachée aux nerfs, ni proportionnée à leur nombre dans divers organes.

Tout ce qui cause dans le tissu des parties, un exercice extraordinaire des forces motrices, développe ou augmente beaucoup la sensibilité de ces parties. Telle est une fluxion inflammatoire ou autre ; la carie des os, etc.

La perte de la sensibilité dans les parties dont on a coupé les nerfs, ne prouve autre chose que la nécessité de l'intégrité des nerfs de l'organe et du reste du système nerveux. — Elle est différemment excitée dans les divers organes. Le cœur a été trouvé tantôt très-sensible et tantôt insensible. — Chaque organe a un mode de sensibilité qui ne peut être excité que par tels ou tels irritants. — Remèdes qui ont une action spécifique sur tels ou tels organes : impression sur tel ou tel organe de tel miasme et de tel virus.

LXXXVII.

La sensibilité est une *force active*, et non un *état passif* du Principe Vital.

Je dis que la sensibilité est une *force active*, quoiqu'elle ne puisse être une force *motrice*; en ce sens qu'elle est une cause inhérente à l'animal des phénomènes du sentiment; que les effets en sont spontanés; et qu'elle survient à l'occasion des affections des organes, mais non pas d'une manière nécessaire, comme dans un état physique passif.

C'est par une suite des idées matérielles et grossières, dont l'esprit humain a peine à se dépouiller, qu'on a cru communément que la sensibilité est une modification passive, et que tout sentiment doit être produit dans les organes du corps vivant par un effet nécessaire des impressions que reçoivent ces organes.

L'idée du sentiment n'a rien de commun avec l'idée du mouvement; et par conséquent il est impossible de concevoir comment des ébranlements quelconques, communiqués à un organe quelconque par des corps qui lui sont extérieurs, peuvent donner à cet organe la faculté de sentir.

Aucun sentiment ne peut avoir lieu dans le corps vivant, que par l'exercice des forces actives du Principe de la Vie : de même que les sensations de l'Ame qui font distinguer les objets extérieurs, n'existent que par l'effet d'une attention active que l'Ame donne à ces objets ; comme Stahl l'a fort bien remarqué.

Pour bien connaître la nature des forces sensitives du Principe Vital, il faut en marquer la distinction d'avec les forces motrices de ce Principe ; et indiquer les différences du degré et de l'espèce de ces forces sensitives dans les différents organes.

LXXXVIII.

Il faut distinguer dans le Principe Vital les forces sensitives d'avec les forces motrices, parce que ces deux sortes de forces produisent des effets entièrement dissemblables (1). C'est ainsi que dans l'Ame qui est une, les Métaphysiciens distinguent l'entendement et la volonté ; parce que les opérations

(1) Gaubius a distingué aussi dans le solide vivant deux facultés ; l'une comme de sentiment par laquelle il perçoit en quelque manière qui lui est propre (*suo quodam modo*), l'action du stimulus ; l'autre de mouvement, par laquelle en se contractant, il oppose une force de résistance à cette action qu'il repousse pour ainsi dire (*Institut. Pathol.*, N° 172).

de ces facultés sont évidemment diverses (1).

On manque à ce que prescrit la bonne Méthode de Philosopher dans la Science de l'Homme, lorsqu'on soutient, avec quelques Physiologistes récents, cette opinion (qu'on a faussement attribuée à l'École de Montpellier) : que c'est la *sensibilité* qui est le Principe de la Vie dans l'Homme et dans les Animaux.

C'est sans aucun fondement qu'on affirme que les mouvements du cœur dès l'origine, ceux de la respiration après la naissance, et autres qui sont nécessaires à la vie ; sont toujours le produit des impressions que la sensibilité reçoit de causes irritantes. Rien ne prouve que ces mouvements vitaux dans leur production primitive, et continuellement répétée suivant un ordre constant, ne soient des effets de l'action directe et immédiate des forces motrices du Principe Vital, excitées et dirigées par des lois primordiales qui leur sont propres (2).

(1) Ce que j'avais dit dans la première Édition de cet Ouvrage sur la distinction des forces sensitives et des forces motrices dans le corps vivant, a été adopté, ou plutôt suivi littéralement par un Physiologiste récent. Il répète les mêmes faits que j'avais recueillis ici, et il en tire les mêmes raisonnements que j'en avais déduits.

(2) Lorsque dans un cœur qui a été récemment arraché du corps d'un animal vivant, et qui a été dépouillé en tout, ou pour la plus grande partie, du sang qu'il renfermait auparavant ; les mouvements se reproduisent avec force, après avoir souffert

Le préjugé seul peut avoir persuadé, d'après ce qu'on voit communément dans les phénomènes de l'irritabilité des muscles ; que les opérations de la faculté motrice des organes ne sont jamais *spontanées*, et imprimées directement par la nature même du Principe Vital, et doivent toujours être déterminées par des causes qui affectent la sensibilité.

Lorsqu'on ne veut point aller au-delà de ce que disent les faits, il est indispensable de distinguer entre les mouvements des fibres des divers organes vivants ; ceux qui y sont excités manifestement par des causes irritantes ; et ceux qui paraissent y être produits immédiatement et spontanément, par les forces motrices du Principe Vital, qui obéissent à des lois primordiales ; sans qu'on puisse assigner aucune irritation antérieure qui détermine l'action de ces forces.

Haller, quand il traite de la sensibilité, et qu'il soutient que l'irritabilité des muscles dont les nerfs ont été coupés, ne dépend point de la sensibilité ; suppose toujours ce qu'il fallait prouver : en ce qu'il prétend qu'il ne peut exister dans un corps

une longue interruption ; non-seulement on ne peut prouver, mais encore il n'est pas vraisemblable que les fibres de ce cœur conservant selon toute apparence les mêmes rapports à tout ce qui pourrait les stimuler, qu'elles avaient durant la suspension de leurs mouvements ; leur agitation ne soit pas renouvelée par l'action directe des forces motrices du Principe Vital.

animal vivant, aucune autre espèce de sensibilité que celle qui se rapporte à la première origine des nerfs (au *sensorium commune*), et dont l'animal entier a la conscience.

LXXXIX.

Je crois que si l'on considère avec attention et sans préjugé, les faits qu'on a observés sur les mouvements des muscles qui ont été récemment séparés du corps d'un animal vivant, ou dont les nerfs viennent d'y être coupés ; on ne pourra s'empêcher de reconnaître que ces muscles ont une sensibilité locale, indépendante de l'intégrité de leurs nerfs ; et qu'ils sentent le *stimulus* qui leur est appliqué ; quoique ce sentiment ne puisse vraisemblablement être réfléchi, comme il le serait dans un Principe analogue à l'Ame pensante.

On ne saurait douter que les mouvements d'une contraction des fibres d'un animal vivant, ne *puissent* être déterminés par une sensibilité indépendante de l'intégrité de son système nerveux ; quand on considère que les polypes et divers mollusques qui n'ont point de nerfs, sont très-sensibles à l'irritation d'un *stimulus* qu'on leur applique, et se meuvent en conséquence de cette irritation (1).

(1) Il paraît que même dans les parties des Végétaux qui sont douées d'irritabilité, elle dépend d'une sorte de sensibilité. L'on ne pourra guère en douter, si une expérience constante confirme

XC.

Nous ne pouvons connaître d'après l'expérience, quelles sont dans chaque organe, les proportions de la *sensibilité locale* qui lui est propre, aux mouvements qu'elle détermine. Mais nous avons plus lieu de croire que ces proportions sont très-différentes dans les différentes parties ; que la sensibilité qui appartient à l'animal entier a dans ses divers organes des rapports très-inégaux avec la mobilité dont leurs fibres sont douées.

L'inégalité de ces derniers rapports d'intensité des forces motrices, et des forces de sensibilité générale, est prouvée par un grand nombre de faits, dont je vais citer quelques-uns des plus remarquables.

Dans la moelle du cerveau, et dans la pulpe des nerfs, la sensibilité est le plus souvent très-grande ; et la mobilité est toujours très-faible.

Quoique le cœur ait un mouvement perpétuel, M. Moscati a expérimenté sur une grenouille, que la sensibilité de cet organe était beaucoup moindre que celle des muscles de la cuisse.

Leidenfrost a observé sur la tunique villeuse

ce que M. De la Metherie dit dans ses considérations sur les corps organisés : « Qu'on a observé à Édimbourg que la sensitive a perdu sa sensibilité, lorsqu'on a en arrosé cette plante avec des décoctions d'opium.

d'un intestin ouvert, et qui sortait replié par une
ouverture qui s'était faite aux parties externes du
bas-ventre; que l'application du vin chaud sur
cette tunique excitait de grands mouvements dans
cet intestin; quoiqu'il eût peu de sentiment, et
qu'on n'y causât même point de douleurs, lorsqu'on en faisait couler du sang en détergeant la
mucosité dont cette tunique était enduite.

La distinction des forces motrices et des forces
sensitives peut encore être appuyée sur l'inégalité
des lésions respectives que ces différentes forces
souffrent dans un même organe qui est frappé de
paralysie (1), etc.

XCI.

Ce n'est que d'après l'observation qu'on peut
connaître les différences qui existent entre les
forces sensitives des divers organes.

Elle donne des aperçus généraux concernant les
variations de ces forces dans chaque partie, suivant que la cohésion de son tissu varie.

Elle fait voir que les nerfs sont doués principalement de sensibilité, mais non pas exclusivement
aux autres parties.

Enfin elle découvre dans les différents organes,
des diversités singulières par rapport aux cas

(1) On trouve en plusieurs endroits (comme dans l'*Histoire de
l'Académie des Sciences*, 1743), des exemples de perte de sentiment
avec conservation des mouvements, dans une des extrémités.

d'excitation de la sensibilité, qui leur est commune; et par rapport à l'espèce de sensibilité qui est propre à chaque organe.

Les parties qui sont communément insensibles dans leur état naturel, acquièrent beaucoup de sensibilité aux causes d'irritation et de douleur; par tout ce qui produit dans le tissu de ces parties, ou aux extrémités de leurs fibres, un exercice inaccoutumé des forces motrices du Principe Vital.

C'est ce que je vais prouver par les faits généraux les plus remarquables sur ce sujet (1).

Lorsqu'il s'établit dans les parties molles qui sont communément insensibles dans leur état naturel, une tension extraordinaire, la force motrice tonique du Principe Vital y est fortement excitée pour résister à cette tension insolite; et cette excitation détermine dans ces parties molles une sensibilité qui est vive à proportion.

L'effet général de l'accroissement de la sensibilité des organes qui se proportionne à leur tension, peut être rendu manifeste par l'exemple suivant.

Les malheureux qui sont appliqués à la question, lorsque leurs membres sont le plus cruellement

(1) Je ne m'arrête point à ce qu'on pourrait conjecturer sur ces faits; ou que le Principe Vital est alors rendu plus présent aux parties qu'il anime, par cet exercice de ses forces motrices; ou que ces forces développent dans ces parties les forces sensitives, par une suite de la sympathie primordiale qui existe entre ces diverses facultés du Principe Vital.

étendus; peuvent être soulagés par des affusions d'eau tiède qui affaiblissent cette tension. Mais pendant la torture, ils souffrent un accroissement horrible de leurs douleurs, s'ils viennent à être frappés légèrement d'un bout de corde, dont ils ne ressentent plus une semblable impression, lorsque leurs membres sont relâchés (1).

XCII.

Il n'est point de partie du corps vivant plus molle que le tissu cellulaire. Dans son état naturel, il est généralement insensible; quoiqu'il ne le soit pas toujours, suivant Lotter (2). Cependant le tissu cellulaire, lorsque ses fibres sont dans un état de tension extraordinaire, devient singulièrement sensible aux irritations extérieures; comme le prouvent les observations suivantes.

Meckel observa dans une opération qu'il fit sur le célèbre Zimmerman, après de longues souffrances qui avaient précédé (opération qu'il a très-bien décrite) (3), que toutes les fois que l'on coupait une fibrille du tissu cellulaire, par lequel le sac herniaire était enveloppé et attaché de tout côté à

(1) Richter, *Dissert. sub Stahlio Defens. de Sensu Naturæ circa Curationes Incongruas.*

(2) *Seconde partie* de la Collection de Fabri, sur l'*Insensibilité et l'irritabilité Hallérienne.*

(3) *De Morbo Hernioso, Congenito, singulari et complicato, feliciter curato.*

la cavité du scrotum, la division de chacune de ces fibrilles causait à Zimmerman une douleur très-aiguë.

Meckel rapporte un autre exemple d'une amputation faite par Schmucker, d'un testicule squirrheux; où la séparation du tissu cellulaire du scrotum d'avec le testicule ne put se faire sans des douleurs très-aiguës, qui faisaient jeter des cris au malade (1).

(1) Meckel (L. c., p. 25) est porté à croire que dans ces cas, c'est par elle-même, et indépendamment des nerfs, que chaque petite fibre du tissu cellulaire est extrêmement sensible; puisque les nerfs visibles ont leur trajet dans la peau même du scrotum, et lui sont adhérents; mais ne sont point placés dans la cellulosité lâche du scrotum.

M. Ad. Murray (*De Sensibilitate ossium morbosa*) a cru pouvoir rapporter uniquement aux nerfs la sensibilité extrême, que le tissu cellulaire a montrée dans des cas semblables. Mais pour expliquer ainsi ces faits, il a entassé des conjectures, qui manquent de vraisemblance, et qu'il est inutile de réfuter en détail.

Je me borne à remarquer, qu'il attribue toujours cette sensibilité du tissu cellulaire à un déplacement; à une lésion par suite d'une inflammation (dont la présence n'a point été indiquée dans ces cas-ci); ou bien à quelque autre affection des fibrilles nerveuses, qui devaient être répandues dans tous les points de ce tissu. Il suppose toujours (ce qui est contredit par les faits) que les nerfs sont les seules parties du corps humain qui possèdent la sensibilité, et qui la donnent aux autres organes.

XCIII.

Lorsqu'il se produit dans des parties dures, qui sont communément insensibles dans leur état naturel, un travail extraordinaire des forces motrices du Principe Vital ; que détermine une fluxion inflammatoire, ou autre cause interne de de lésion violente de l'organisation ; une sensibilité très-vive survient à ces parties.

Les ligaments des articulations sont le plus souvent insensibles et peuvent être coupés sans que leur section cause de douleur. Cependant (comme l'a observé Reimar) ils commencent à ressentir de cruelles douleurs au second ou troisième jour après qu'ils ont été blessés, ou dans tout autre jour auquel l'inflammation survient à leur blessure.

Cette différence paraît tenir à ce que la fluxion inflammatoire ramollit le tissu des ligaments ; et sans doute c'est par la même raison, que les parties ligamenteuses des articulations deviennent le siége des douleurs de la goutte ; quoique ces parties semblent être insensibles, lorsqu'on les déchire dans les expériences qu'on fait sur les animaux (1).

(1) Arétée qui a observé cette variation surprenante de la sensibilité des ligaments, a dit que la véritable cause n'en est connue que des Dieux. Il en a proposé en forme de conjecture,

XCIV.

C'est à un travail extraordinaire des forces motrices du Principe Vital , que détermine une cause
interne de lésion violente de l'organisation ; qu'il
faut rapporter la sensibilité vive qu'acquièrent dans
diverses maladies , les parties les plus dures du
corps humain , qui sont insensibles dans leur état
naturel. De là dépendent les douleurs qui se font
sentir dans plusieurs caries des os, dans leur ramollissement et dans leur redressement spontané

une explication qu'on n'a point entendue ; mais qui est assez
facile à saisir , en faisant une légère correction au texte.

Voici quel me paraît être le vrai sens de ce passage d'Arétée
(*De Caus. et Sign. Morb. diut.* , L. ii , C. 12 , *init.*), qui d'ailleurs
n'est point corrompu , comme Wigan et d'autres interprètes
l'ont pensé ; et sur lequel P. Petit a fait inutilement un long
commentaire.

Lorsque la cause qui offense le ligament est matérielle gros-
sière (c'est ce qu'il appelle ....),comme est une pierre ou une
épée ; la substance de cet organe ne souffre point : parce qu'é-
tant dure de sa nature, elle n'est point susceptible de cette aspé-
rité ou inégalité , qui survenant aux parties fait la douleur
(suivant Arétée). Mais dans cet organe , il se fait une conversion
de la sensibilité (du dedans au-dehors), si la *chaleur innée*
(par où Arétée entendait la force motrice vitale) qui l'anime ,
est attaquée d'intempérie , et devient souffrante par elle-même.
Cette chaleur produit alors par un effet de son sentiment intérieur, une saillie dans les parties de l'organe (*ex ipso calore
propter sensum internum excitatur protrusio* ; je lis .... pour
....). Or la cause de la douleur est cet accroissement de la nature de l'organe, ou cet excédant de ses parties.

chez les rachitiques. Une sensibilité douloureuse survient de même aux tumeurs squirrheuses qui se ramollissent, soit qu'elles forment des cancers ou non.

Un travail extraordinaire du Principe Vital a lieu dans les extrémités des parties du corps humain, soit molles, soit dures (qui sont communément insensibles), après qu'elles ont souffert une solution de continuité; et ce travail paraît déterminer la grande sensibilité des productions par lesquelles les bords de ces parties se réunissent.

C'est ainsi que les bourgeons qui reproduisent les chairs dans un ulcère, sont extrêmement sensibles; aussi bien que ceux par lesquels se cicatrisent les sections des parties ligamenteuses, et ceux dont se forme le calus qui soude les os fracturés. De même la dure-mère a la plus grande sensibilité dans les couches par lesquelles elle s'exfolie, et dans les excroissances fongueuses qu'elle produit à la suite de l'opération du trépan, etc.

On observe pareillement une très-grande sensibilité dans les bourgeons rougeâtres ou papilles charnues, qui naissent sous les couches extérieures des os attaqués par la carie, et qui, acquérant par degrés une dureté osseuse, agissent comme autant de coins qui poussent et séparent ces couches, et opèrent ainsi l'exfoliation de ces os. M. Tenon a observé que ces bourgeons naissent du tissu cellulaire de l'os même; et ne prennent point leur origine du périoste, ni du tissu cellulaire qui est extérieur à l'os, et dont la surface externe est alors desséchée.

On a admis vulgairement, comme étant une cause de cette sensibilité singulière; que dans ces productions il se forme et se propage de nouvelles fibrilles nerveuses (comme de nouveaux vaisseaux sanguins). Mais l'existence de ces fibrilles nerveuses n'y est pas démontrée; et cette cause, même étant supposée, semble devoir être toujours subordonnée à la cause générale que j'indique.

Enfin, puisqu'on ne peut admettre que des nerfs entrent ou se développent dans le tissu des cheveux; il n'est pas possible de supposer qu'il y ait aucune influence des nerfs dans la sensibilité douloureuse que les cheveux, qui sont naturellement insensibles, acquièrent lors de cette espèce de végétation qui les organise vicieusement, et qui est connue sous le nom de *Plica Polonica*.

XCV.

On est généralement dans l'opinion que la sensibilité de tous les organes du corps humain dépend uniquement des nerfs qui entrent dans leur composition.

Cette opinion semble d'abord être fondée sur les expériences, qui prouvent que tout animal doué de nerfs perd ce sentiment dans un organe, lorsqu'on a lié les nerfs qui s'y distribuent. Mais je ferai voir ailleurs (1), que l'effet de cette ligature est seulement de déterminer l'interception de la sympathie entre les nerfs de l'organe supposé, et le reste du système des nerfs, qui sont les principaux instruments des forces sensitives : et l'interception de cette sympathie fait qu'aucun sentiment qui est excité dans cet organe, n'est ressenti par l'animal.

Les expériences de Haller qui attribue une grande sensibilité à la substance médullaire des nerfs, sont contredites par celles qu'ont faites MM. Lamure, Tandon (2) et Le Cat; dont il suivrait que la sensibilité n'existe que peu ou point dans la substance médullaire, mais seulement dans les enveloppes des nerfs.

On reconnaît d'ailleurs en général que les nerfs sont éminemment sensibles : mais c'est sans fondement que la plupart des Physiologistes ont soutenu qu'ils étaient les seules parties du corps ani-

(1) Au Chapitre X de cette Première Partie, Seconde Section.

(2) MM. Lamure et Tandon dans leurs expériences très-nombreuses, assuraient n'avoir jamais trouvé de la sensibilité dans la substance corticale du cerveau, ni dans sa substance médullaire, ni même dans la partie supérieure de la moelle allongée; quoiqu'ils eussent piqué, coupé et irrité ces parties de diverses manières : de sorte que la sensibilité à la section commençait dans les origines des nerfs.

Wepfer (*De Cicut. Aquat.*, p. 243) fit de nombreuses expériences sur des grenouilles, dont il mit le cerveau à découvert, et le toucha avec de l'esprit de nitre, sans produire aucun effet convulsif.

mal, auxquelles la Nature eût attaché la sensibilité,
et les seules qui peuvent la donner aux autres
organes.

XCVI.

Une conséquence naturelle de l'opinion, qui attribue uniquement aux nerfs la sensibilité de tous
les organes, serait sans doute que, dans chaque
organe, la sensibilité doit être proportionnée au
nombre des nerfs qui entrent dans sa composition.
Or cette assertion est contraire aux expériences.

Haller a remarqué (1) que les nerfs des intestins
ne sont pas fort considérables; et tout le monde
sait combien est grande la sensibilité des intestins.
On sait que les testicules qui ne reçoivent que peu
de nerfs, sont extrêmement sensibles.

Réciproquement le foie, les poumons, les vaisseaux artériels, qui ont beaucoup de nerfs (quoique
très-fins), souffrent les incisions et les caustiques,
sans que l'animal témoigne presque aucun sentiment de douleur (2).

Mais ce qui est décisif contre l'opinion de ceux
qui rapportent aux nerfs seuls la sensibilité de tous
les organes; c'est qu'il est divers organes où l'on a
souvent observé une sensibilité vive, et qui ne re-

(1) *Physiol.* T. IV, p. 293.

(2) Voyez ce que dit là-dessus Caldani. (*Mémoires de la Collection de Haller, sur l'Irritabilité et la Sensibilité*, T. III, p. 74.)

çoivent point de nerfs dans la composition de leur tissu (1).

Il n'est pas vraisemblable, et rien ne prouve qu'il se soit fait des insertions de nerfs dans ces dents étrangères aux alvéoles où on les avait placées; que MM. Fauchart et Mouton ont vu nonseulement s'y attacher et s'y nourrir, mais y prendre enfin du sentiment : ni dans ce nez enté, suivant la Méthode de Tagliacotius, que Fabrice d'Aquapendente assure être devenu sensible, quand, à la suite de cette espèce de greffe, il eut été pénétré par le sang, et eut reçu de la nourriture (2).

(1) On ne sera point surpris que des organes dépourvus de nerfs puissent être très-sensibles; si l'on considère la sensibilité dont jouissent les Polypes, qui sont formés d'une substance presque muqueuse; dans laquelle on n'a pu trouver de nerfs, et où on n'imagine pas qu'il en existe.

De même on dirait vainement que les Polypes qui recherchent la lumière, qui se resserrent lorsqu'on les touche, qui poursuivent et dévorent leur proie; n'ont point de sensibilité, parce qu'ils manquent des principaux organes des sens. Ces animaux ont un sens général qui paraît sûr, qui est plus étendu que le tact, et ne ressemble point aux autres sens que nous connaissons, mais qui leur donne manifestement des perceptions, des craintes, et des désirs.

(2) Hunter a dit (*Medical Commentaries*, Vol. vi, p. 191) que quand la transplantation d'une dent réussit; il se fait une réunion intime entre l'alvéole, et cette dent qui reçoit sa nourriture des parties de l'alvéole où elle est insérée ; que cette dent devient sensible; et peut être affectée de maladie, comme toute autre dent vivante. Il ajoute qu'une dent vivante étant transplantée

XCVII.

D'après les recherches exactes de plusieurs habiles Anatomistes, il paraît certain que la dure-mère n'a point de nerfs (1). Cependant on ne peut douter que la dure-mère n'ait fréquemment dans l'homme et dans les animaux une très-grande sensibilité.

Cette sensibilité a été reconnue dans des expériences de Kaau Boerhaave et de plusieurs autres. Molinelli a vu que les animaux étaient pris de convulsions, lorsqu'il leur piquait la dure-mère, surtout dans les endroits les plus adhérents au crâne.

Il est arrivé plus d'une fois dans l'opération du trépan, que lorsque les dents de la couronne venaient à râcler la dure-mère, les malades poussaient un cri violent, etc. J'ai vu survenir une convulsion qui s'étendit à tout le corps, dans le

---

dans quelque autre partie d'un animal (comme dans une blessure profonde de la crête d'un coq), y conserve sa vie, et y reçoit des vaisseaux qui s'y communiquent de cette partie. Il assure l'avoir vérifié une fois par l'injection de ces vaisseaux.

(1) Albinus (cité par M. Caldani) est le premier qui a constaté ce fait. Son assertion a été confirmée par les recherches qu'a faites M. Wrisberg en 1776.

L'Auteur d'une Dissertation *de nervis duræ matris*, sou'enue à Strasbourg en 1772, sous la présidence de M. Lobstein, dit la même chose; et observe de plus (page 32) qu'il ne passe pas même sur la dure-mère des filets de nerfs.

moment où l'on fit une incision cruciale à la dure-mère dans une opération du trépan.

J'ai vu un homme habituellement sujet à des douleurs de tête cruelles, qui périt dans une attaque d'épilepsie survenue à une fièvre rémittente; chez lequel on trouva, dans le sinus de la faux de la dure-mère, deux osselets très-pointus, qui n'étaient adhérents que d'un côté aux parois de ce sinus; et l'on ne trouva point de lésion sensible dans aucune partie du cerveau, ni du cervelet. J'ai trouvé depuis que Radniczky a fait une observation semblable.

XCVIII.

On a plusieurs observations de la sensibilité du périoste, qui est cependant toujours dépourvu de nerfs; aussi bien que la cornée que Mauchart a vu être fort sensible.

Les expériences de Van Doeveren, de Radniczky et de plusieurs autres, ont prouvé que la plèvre et le péricarde avaient de la sensibilité dans leur état naturel: et cependant Walter s'est convaincu par des recherches laborieuses et les plus exactes possibles; que les nerfs ne font jamais que passer sur la surface de ces membranes, et qu'il n'en est aucun qui pénètre et se distribue dans leur intérieur.

Haller aurait dû être d'autant plus en garde contre les conclusions trop générales qu'il a tirées de ses expériences sur la sensibilité ou l'insensibilité des membranes ; qu'il a reconnu , d'après des faits nombreux , de la sensibilité dans la vésicule du fiel ; et qu'on a cependant beaucoup d'exemples d'hommes , chez qui on a trouvé des calculs biliaires , même âpres et anguleux , dans la vésicule ; sans qu'ils se fussent jamais plaints d'aucune douleur correspondante à cette partie (1).

Les tendons et les ligaments ont été plusieurs fois trouvés sensibles (par MM. Klinkosch , Bourquenod et autres), quoiqu'ils n'aient pas (du moins généralement) des nerfs qui pénètrent leur substance ; comme il est reconnu par le plus grand nombre des Anatomistes.

Morgagni est peut-être le seul qui dise avoir vu les nerfs pénétrer dans le milieu de l'intérieur de la substance du tendon (2).

Les expériences négatives de M. Haller et de ses Disciples , qui assurent avoir trouvé constamment que la dure-mère, les ligaments et divers autres organes étaient insensibles ; ne prouvent rien contre les expériences positives , où ces mêmes organes ont paru très-sensibles à MM. Le Cat, Lorry,

(1) *Histoire de l'Académie des Sciences*, 1769, etc. Je l'ai vu aussi, et plusieurs fois.

(2) Voyez sa Lettre à Girardi, que celui-ci a publiée dans le Discours Préliminaire de ses *Explications des Tables de Santorini.*

Tandon, Laghi, Mac Neven, Van Doeveren et
autres (1).

XCIX.

Tous les organes du corps animal vivant sont
sans doute susceptibles d'une sensibilité générale
qui leur est commune. Ils y participent avec cette
différence principale, que cette sensibilité ne peut
être excitée que rarement ou faiblement dans
quelques organes, et peut l'être sans comparaison
plus souvent dans plusieurs autres. La détermination précise des degrés relatifs de la sensibilité générale dans les différentes parties du corps animal,
n'a point encore été donnée par toutes les expériences qu'on a pu faire à ce sujet.

On n'a point encore pu fixer toutes les diverses

(1) Van Swieten a indiqué diverses causes (dont la plupart
sont faciles à imaginer) pour lesquelles des parties qui sont certainement sensibles, ont montré une insensibilité apparente,
dans plusieurs expériences de Haller et de ses disciples.

Haller a cru pouvoir rendre raison de cette opposition entre
ses expériences et celles de ses Adversaires; en observant que
des parties qui ont une insensibilité apparente dans l'état naturel, peuvent devenir sensibles dans un état d'inflammation qui
succède à leur section. Mais comment serait-il arrivé que Van
Doeveren et beaucoup d'autres, opérant sur des animaux qui
paraissaient sains, eussent pourtant toujours rencontré dans
leurs expériences répétées plusieurs fois, l'état inflammatoire
des mêmes parties, où Haller dans ses centaines d'expériences
ne l'eût jamais rencontré?

circonstances qui font varier entièrement la sensibilité générale dans un seul et même organe.

On ne peut dire pourquoi le cœur étant touché à nu dans un homme vivant, a été trouvé, tantôt très-sensible, comme l'a vu La Peyronie; et tantôt insensible, comme l'a vu Harvey et de Haën (qui l'ayant observé sur un cœur même ulcéré, était tenté de refuser entièrement la sensibilité au cœur).

Mais de plus, dans les divers organes, on observe un *mode* de sensibilité qui est propre à chacun, et qui ne peut être excité que par tels ou tels moyens d'irritation.

Tel irritant produit, par l'espèce de sentiment qu'il excite, un effet que ne produit point un autre irritant qui semblerait devoir être beaucoup plus actif. Ainsi l'eau tiède peut irriter le cœur et les artères, plus puissamment que ne font les piqûres.

Caldani et Fontana ont vu des animaux marquer leur sensibilité, lorsqu'on chatouillait la dure-mère, et non lorsqu'on y appliquait des caustiques. Sur quoi Krause observe que la plante des pieds ne peut souffrir le chatouillement; et qu'étant irritée avec un caustique, elle ne donne aucune marque de sentiment.

Benefeld (1) a vu dans des expériences répétées

____

(1) *Dissertatio de Habitu Virium Motricium Corporis Humani ad Actionem Medicamentorum. Gottingæ*, 1758, p. 5, etc.

sur des animaux vivants, qu'on pouvait piquer la dure-mère, la déchirer, la toucher avec de l'huile de vitriol; sans que ces animaux donnassent aucun signe de sensibilité : mais qu'ils entraient en convulsion, et paraissaient souffrir des douleurs extrêmes, lorsqu'on touchait cette membrane avec le précipité d'une dissolution d'argent dans l'esprit de nitre, affaibli seulement en y ajoutant de l'eau ou lorsqu'on la grattait avec une petite brosse de fil de fer (1).

C.

Le mode de sensibilité qui est propre à divers organes, se démontre aussi par les exemples nombreux qu'on a des impressions spécifiques (ou constantes et singulières) que tel médicament ou tel poison fait sur tel organe; entre tous ceux auxquels son action semble devoir s'étendre également.

Fr. Hoffmann, Fuller, MM. Adanson et de Sauvages (2) ont observé que divers médicaments purgatifs affectent spécifiquement différentes par-

(1) Ces passages de Benefeld, de Reimar, d'Arétée et plusieurs autres que j'ai allégués dans la première Édition de cet Ouvrage, comme relatifs aux principes qu'on doit avoir sur la sensibilité; ont été copiés et réunis pour les mêmes fins, par quelques Physiologistes récents, qui s'approprient souvent mes découvertes, pour lesquelles ils ne me citent jamais.

(2) *Dissert. de Actione Remediorum in Certas Partes.*

ties; entre celles qu'ils parcourent depuis la bouche jusqu'à l'estomac. Le sel marin agit surtout sur la pointe de la langue, la coloquinte sur son milieu, l'élatérium sur sa racine, le jalap sur l'œsophage, etc.

Une affection spécifique très-singulière, et qui semble avoir été trop peu remarquée, malgré les nombreuses observations qui la démontrent; est cette paralysie (avec ou sans contracture) qui est produite dans les genoux et les extrémités inférieures, par l'usage des graines de l'*ervum ervilia*, et de celles de quelques espèces de lathyrus (1).

On sait que l'eau tiède fait entrer l'estomac en convulsion; qu'il est affecté avec une violence extrême par les baies de la *coriaria myrtifolia*, qui n'ont point de goût, etc.

____

(1) Cet effet de la nourriture avec les graines d'*ervum*, qui porte souvent sur les genoux et les jambes, a été connu des Anciens. Voyez Galien (*In L. II. Hippoc. De Nat. Humana*), Matthiole sur l'*ervum* de Dioscoride, Binninger (*Obs.* 70, *Cent. V*), etc.

Du pain préparé avec la farine des graines de cet *ervum*, ou seules, ou mêlées avec du froment; cause une si grande faiblesse des jambes, qu'elle oblige de s'appuyer sur des béquilles (Vallisneri). Des chevaux qui avaient mangé des plantes entières d'*ervum*, pouvaient à peine se tenir sur leurs pieds, et tremblaient pendant longtemps dans leur station.

Chez ceux qui ont fait pendant quelque temps usage du pain préparé avec des graines du *lathyrus sativus*, ou du *lathyrus cicera;* les genoux sont constamment dans un état de flexion roide, de manière que toute l'extrémité inférieure se meut comme d'une seule pièce.

Il est des affinités spécifiques très-connues qu'ont avec diverses parties internes du corps humain certains médicaments appliqués à l'extérieur : comme le mercure, les cantharides, l'huile de tabac, etc.

La considération de ces affinités montre qu'on a été mal fondé à rejeter comme invraisemblable la distinction de certaines classes de Médicaments, en Spécifiques Céphaliques, Hépathiques, Spléniques, Utérins, etc.; quoiqu'il soit vrai que la plupart des médicaments qu'on a compris dans chacune de ces classes, n'y ont point été rapportés d'après des preuves expérimentales suffisantes d'une telle vertu spécifique.

On connaît les impressions que font spécifiquement sur tels ou tels organes, les différents virus, les miasmes des Maladies Epidémiques, et surtout les morsures des Animaux venimeux ; dont les effets singuliers et propres au poison de chaque espèce de ces Animaux, ont été bien distingués et décrits par Nicandre, Boerhaave, Brogiani et autres (1).

(1) Ainsi divers serpents produisent par leur morsure des effets spécifiques divers. La vipère cause la jaunisse ; l'aspic, une affection soporeuse ; le seps, la gangrène putride du tissu adipeux ; le dipsas, une soif perpétuelle ; etc.

CHAPITRE VI.

DE L'INFLUENCE QUE LES FORCES SENSITIVES DU PRINCIPE
DE LA VIE ONT SUR LES FORCES MOTRICES
DU CORPS ANIMAL.

SOMMAIRE. — Les mouvements que l'irritation détermine dans
les muscles ont été attribués par Haller, à une irritabilité indépendante de tout sentiment. — Selon lui la sensibilité de l'animal dépendrait de l'Ame, qui ne peut être divisible. — Mais une
Ame indivisible peut-elle même être supposée dans tous les
Animaux? — L'influence des forces sensitives sur les motrices
dans les mouvements des parties amputées, est prouvée parce
qu'ils sont analogues à ceux qui seraient produits si l'animal
était entier. — La sensibilité qui a lieu alors diffère pourtant
de celle qui existe lorsque les liens de l'Ame et du corps déci-
dent des mouvements réfléchis et avec conscience. — Il faut
distinguer la sensibilité locale et propre aux parties. — L'irritation ne peut se transmettre aux fibres par les nerfs, puisqu'ils ne sont point susceptibles d'irritabilité.

Le fait, qu'un irritant appliqué au nerf du muscle, produit les
mêmes effets que par son application au muscle lui-même,
n'est qu'un nouveau phénomène ajouté à la question inexplicable, de ce qui constitue l'essence de l'influence des forces
sensitives sur les motrices.

L'irritabilité d'un muscle est plus considérable après la mort de
l'animal, sans doute parce que les liens de la sympathie cessent, qui rendaient cette sensibilité en quelque sorte attachée
aux sentiments du reste du corps. — L'irritabilité est détruite
par les poisons qui éteignent toute sensibilité. — La sensibilité

peut être modifiée ou affaiblie au point de perdre son influence sur les forces motrices. — Le degré de cohésion du tissu des fibres influe aussi sur l'irritabilité.

Les sentiments qui ont lieu dans l'homme ne sont pas toujours suivis de mouvements proportionnels. — Dans l'état de santé, il y a une influence naturelle pour le degré, la constance, et le mode, des forces sensitives sur les motrices. — Cette disposition constitue la stabilité d'énergie, que tendent à rétablir les toniques proprement dits.

CI.

L'INFLUENCE des forces sensitives me paraît être la cause immédiate de l'action des forces motrices des organes, lorsqu'ils sont sollicités par des causes irritantes.

Cette assertion est contraire à l'opinion de Peyer (1) et de Haller, sur l'irritabilité (2). Ces Auteurs attribuent tous les mouvements qu'on dé-

(1) *Parerg. Anat.* vii, p. 198.

(2) Entre tous les auteurs, qui ont écrit avant Haller sur l'irritabilité, j'indique particulièrement Peyer ; comme l'ayant précédé dans l'opinion, que l'irritabilité est une propriété indépendante de la sensibilité.

Mais d'ailleurs, selon Van Doeveren, Fr. Winter a été le premier des écrivains sur l'irritabilité, antérieurs à Haller. Il dit que Winter ayant recueilli ce que Glisson, Baglivi, Bellini, Hoffmann, Stahl, Gorter, avaient publié sur l'irritabilité, comme sur une force innée des parties vivantes ; il a employé ces connaissances avec le plus grand succès dans ses écrits et dans ceux de ses disciples, avant Haller et Zimmermann ; pour expliquer les phénomènes du corps vivant dans l'état de santé et dans les maladies.

termine par l'irritation des muscles, dans des parties qui ont été retranchées depuis peu du corps vivant (surtout dans les grenouilles et les autres animaux à sang froid) ; à une propriété cachée dans les fibres musculaires.

Ils disent que cette propriété est indépendante de tout sentiment ; vu que le sentiment ne peut exister sans l'Ame, qui n'est plus dans ces parties séparées du corps.

CII.

Haller, pour appuyer cette opinion, s'est principalement fondé sur ce raisonnement : que toute sensibilité de l'Animal appartient à son Ame qui en est le principe ; et que l'Ame étant une et indivisible par sa nature, ne peut exister dans des parties récemment retranchées du corps vivant, qui sont mortes dès qu'elles en sont séparées, et qui cependant sont irritables.

Ce raisonnement, qui porte sur le dogme religieux de l'unité et de la simplicité de l'Ame humaine, tendrait à rendre odieux les Adversaires de l'opinion de Haller ; s'il n'était facile, même aux Physiologistes qui sont Animistes, d'exclure de la discussion présente, cette application d'un dogme respectable.

Le vice de ce raisonnement devient encore plus sensible, lorsqu'on veut l'étendre à l'irritabilité des parties récemment retranchées du corps des Animaux, dont on prétend que les Ames doivent être simples et indivisibles, de même que l'Ame de l'Homme. Comment Haller a-t-il pu croire qu'une grenouille possède une Ame indivisible, qui se sépare de son corps lorsqu'on lui coupe la tête?

Peut-on ne pas reconnaître de la sensibilité dans une partie qu'on irrite, après qu'elle a été récemment retranchée du corps d'un animal vivant (comme dans une tête nouvellement coupée, de vipère, de grenouille, etc.); lorsqu'on voit cette irritation suivie de mouvements qui sont absolument semblables à ceux que produit la même cause irritante, quand elle agit sur le corps entier d'un animal qui est muet (comme sont les poissons, les reptiles, les insectes), ou chez qui le sentiment de l'irritation ne peut s'exprimer par des sons?

Lorsque ces mouvements nous indiquent, avec une force de persuasion irrésistible, une affection vive de la sensibilité de l'animal muet qui est ainsi violemment irrité; comment peut-on vouloir feindre que dans les muscles du tronçon qui vient d'être retranché d'un animal vivant, une irritabilité entièrement semblable est cependant étrangère à toute sensibilité?

CIII.

On ne peut s'empêcher de rapporter à la sensibilité d'un corps animal vivant, la production des phénomènes principaux de l'irritabilité, qui sont,

1° Des mouvements qu'on excite généralement dans les parties de ce corps ; lorsqu'on lui applique certains irritants (ou *stimuli*), en tant qu'ils n'opèrent d'une manière ni mécanique , ni chimique ;

2° Des mouvements qui sont alors déterminés par *sympathie* dans des parties différentes de celles qui sont immédiatement irritées (1) ;

3° Des directions de mouvements que produit un concours d'action d'organes qu'une sorte d'instinct met en jeu, pour fuir le corps irritant (le *stimulus*), ou pour affaiblir son impression (2).

(1) Une infinité d'observations prouvent que la sensibilité du Principe de la vie excitée dans un organe, détermine souvent ce Principe à contracter sympathiquement d'autres organes auxquels le stimulus n'est point appliqué. Je citerai seulement ici à ce sujet, des expériences que M. Moreau a faites avec MM. Bichat et Burdin ; et qu'il a rapportées dans son *Histoire Naturelle de la femme*, T. II , p. 123.

Ayant mis à découvert les viscères dans des femelles de cochon d'Inde prêtes à être fécondées ; et ayant appliqué le Galvanisme (au moyen de l'appareil d'une colonne de Volta) aux ovaires, aux trompes , et à la matrice ; ils ne remarquèrent dans ces organes aucun mouvement bien sensible : mais à chaque décharge, les parties qui environnaient ces organes étaient agitées de spasmes et de convulsions ; et même dans cette irritation portée sur la matrice , on vit les muscles des membres éprouver de violentes contractions.

(2) C'est à un reste d'influence que les forces sensitives ont sur les forces motrices, dans des parties encore vivantes dont la communication avec le reste du corps vient d'être rompue ; qu'il faut attribuer les mouvements convulsifs divers et très-étendus, que cause l'application du Galvanisme à la tête et aux

Il résulte de tout ce qui vient d'être dit ; que les membres qui ont été récemment séparés d'un animal vivant, et qui sont susceptibles d'irritabilité,

parties du tronc des animaux, et des hommes qui ont été récemment décapités.

Dans les expériences qu'ont faites sur cette application, M. Aldini et d'autres observateurs, non seulement la vitalité n'est pas tout-à-fait éteinte dans ces parties ; mais encore les forces sensitives sont violemment affectées dans un très-grand nombre d'organes, par le puissant stimulus de l'électricité Galvanique. En même temps qu'elles excitent les forces motrices de tous ces organes, elles se multiplient et s'exaltent, jusqu'à former par leur concours une sorte d'instinct, qui dirige et combine ces mouvements ; de manière à rendre des expressions de sentiments d'effroi, de fureur, de colère, etc.

Il me paraît qu'il faut considérer cette espèce d'instinct qui survit quelque temps à l'Ame pensante, dans la tête et dans le tronc d'un homme décapité ; pour avoir, autant qu'il est possible, la solution de cette question qu'on a agitée dans ces derniers temps ; si l'homme qui périt par le supplice de la décollation, ressent encore après une douleur plus ou moins durable.

Il n'est pas vraisemblable que cet homme ressente une douleur semblable à celle qu'il a éprouvée au moment du supplice, où son Ame était encore entière. La décapitation, en détruisant les liens de cette Ame, a fait cesser les sentiments réfléchis et avec conscience, qu'elle avait des lésions violentes de son corps : et les tronçons dans lesquels ce corps est divisé, ne peuvent plus avoir qu'une sorte de perception de ces lésions qui est absolument aveugle, et d'une toute autre nature que les perceptions de l'Ame pensante.

Mais il n'est qu'un homme dont l'imagination est malade, qui puisse s'inquiéter de ce que pourront souffrir les parties de son corps, qui en composent l'existence individuelle ; lorsque ces parties désunies ne formeront plus un tout essentiellement constitutif de cette existence.

la doivent à ce qu'ils conservent quelque temps une portion du Principe de la Vie, qui animait tout le corps de l'animal ; et que cette portion, lorsque ces membres sont irrités, se détermine à les mouvoir par le sentiment qu'elle a de cette irritation.

Cela est surtout rendu manifeste par ce que j'ai indiqué précédemment, et que je vais m'arrêter à développer : que dans les mouvements d'irritabilité de ces membres récemment extirpés, on observe des déterminations différentes de celles que nécessiterait la simple contraction du muscle qui est irrité.

De semblables déterminations ne peuvent être attribuées qu'à une sorte d'instinct joint à un reste de faculté vitale qui subsiste encore dans ces membres.

CIV.

Dans la Préface de *ses Recherches Philosophiques*, M. Fontana annonçait que le troisième Tome de cet Ouvrage devait contenir une suite d'observations et d'expériences raisonnées sur les sentiments et les passions que conservent diverses parties retranchées du corps des animaux vivants.

Je vais indiquer rapidement plusieurs faits singuliers, du genre de ceux qui avaient dû donner à M. Fontana l'idée de semblables expériences.

On ne peut rapporter qu'à des restes d'instinct

les bonds que fait la queue d'un lézard qui a été récemment coupée, et la rétraction vive d'une patte qui vient d'être extirpée d'une grenouille vivante ; lorsque ces membres tronqués tendent à fuir un aiguillon dont on les irrite. Les muscles nécessaires pour exciter ces mouvements se contractent alors, quoiqu'ils soient éloignés, ou antagonistes de ceux qui sont les plus voisins de la partie irritée.

Ainsi (comme l'a remarqué Whytt) dans cette expérience, où l'on pique une cuisse récemment arrachée du tronc d'une grenouille vivante ; ce ne sont pas généralement les muscles les plus proches de l'endroit blessé, ni les extenseurs de cette cuisse, qui se meuvent ; mais c'en sont communément les fléchisseurs qui se contractent pour soustraire cette partie à l'aiguillon.

Une grenouille à qui l'on a coupé la tête retire violemment une jambe quand on fait sur l'autre jambe une violente impression qui y aurait causé de vives douleurs, lorsque l'animal sentait encore ; et cela ne peut être attribué avec vraisemblance à la connexion des muscles ; mais plutôt à l'action qui remonte, à la suite de l'impression sur les nerfs offensés (1).

Perrault a vu qu'une vipère dont on avait coupé la tête et les entrailles, prit son chemin dans un

____

(1) Comme l'a remarqué Unzer, *Physiol.* Sect. 445, N. 3.

jardin vers un tas de pierres, où elle avait coutume de se cacher.

M. Bonnet a fait des observations analogues sur les mouvements des vers d'eau douce à qui il avait coupé la tête et la queue.

Kaau Boerhaave a fait une observation curieuse sur un jeune coq, auquel on coupa la tête avec un rasoir, tandis qu'il courait avec rapidité vers du grain qu'on lui présentait de loin ; et qui parcourut ensuite dans la même direction , avec la même vitesse , un espace de vingt-trois pieds.

Ce fait m'a rappelé ce que raconte Hérodien : que l'empereur Commode , avec une flèche dont la pointe était terminée en croissant , tranchait la tête d'une autruche , qui courait dans le Cirque ; et que l'autruche continuait ensuite sa course , comme si elle n'avait pas été blessée (1).

---

(1) Des canards et autres oiseaux auxquels on vient de couper la tête , marchent quelque temps ; et se défendent même avec leurs pattes (Gautier , cité par Haller , *Phys.*, T. iv , p. 353).

Woodward a vu un coq d'Inde courir après avoir eu la tête coupée, rétrograder après avoir frappé contre un mur, secouer les ailes , etc.

On connaît les morsures que font les têtes coupées de la vipère, du serpent à sonnettes , etc.

Élien (*De Animal.*, L. iv, C. 28) dit que la tête coupée à une tortue de mer, ne meurt point ; mais voit, et ferme les yeux lorsqu'on leur présente la main ; qu'elle mord même si on l'approche trop.

CY.

On a vu dans l'homme même des exemples mé-
morables de cette divisibilité du Principe Vital , à
différentes parties du corps qui en avaient été récemment séparées (1).

M. de Melle dit avoir vu qu'une tête d'homme
qui venait d'être décollée , continua d'exécuter,
pendant sept minutes, des mouvements singuliers ;
comme de tourner les yeux , d'ouvrir la bouche ,
etc. (2).

On a vu bondir une tête qui venait d'être
coupée (3).

Bacon rapporte comme témoin oculaire, que le

(1) Rzadczinski raconte qu'une femme qui avait eu la tête
coupée , marcha l'espace d'une aune *(per ulnam) progressam ,
cum caput amisisset*.

Quoique souvent il n'y ait que le premier pas qui coûte en
fait de semblables merveilles ; on peut trouver un juste milieu
entre la credulité aveugle , et la rejection de témoignages indu-
bitables.

(2) Servius, sur le Xe Livre de l'*Enéide* , v. 396 , rapporte ces
vers d'Ennius :

> *Oscitat in campis caput à cervice revulsum ,*
> *Semi-animesque micant oculi, lucemque requirunt.*

(3) Voy. *Der Philosophische, Artz* 1. stuck. p. 168 , dont
l'Auteur dit qu'il a vu une tête récemment coupée , agiter les
lèvres ; et qu'il arrive souvent qu'elle saute. — Voyez ma
*Nouvelle Mécanique des Mouvements de l'Homme et des Ani-
maux* , p. 86-7. Note 1.

cœur d'un criminel qui périssait du supplice des
traîtres en Angleterre, ayant été arraché du corps,
et jeté dans le feu immédiatement après, sauta
quelquefois de suite à une hauteur considérable (1) : d'abord à celle d'un pied et demi, et puis
graduellement à de moindres hauteurs, pendant
sept à huit minutes.

Tous ces faits et beaucoup d'autres semblables
qu'on pourrait alléguer, indiquent que des parties
récemment retranchées du corps vivant (même
dans l'homme) ont exécuté des mouvements qu'on
ne peut rapporter qu'à des perceptions, à des sentiments, et à l'instinct même qui subsistait dans
ces parties quelque temps après la mort.

<h2 style="text-align:center">CVI.</h2>

Haller a dit que l'irritabilité ne dépend point de
la sensibilité, puisqu'elle n'est point causée par
l'influence des nerfs ; vu que la sensibilité cesse
dans le muscle, après qu'on a coupé le tronc des
nerfs qui s'y distribuent, et que l'irritabilité s'y
manifeste après cette section.

Ainsi Haller suppose toujours que les muscles et
les autres organes ne peuvent avoir de sensibilité,
qu'autant que leurs nerfs faisant partie du système
nerveux, reçoivent le sentiment de leur première

(1) Dans son *Historia Vitæ et Mortis ad Articulum* 15. *Ope-*
rum Volum. III, *Ed.* 1750, p. 374.

origine (ou du *sensorium commune*) : mais j'ai
réfuté cette supposition , en distinguant la sensibilité qui affecte l'animal entier, et celle qui est
propre à ses parties.

Haller a supposé aussi (1) que l'irritation qui est
excitée dans un petit nombre de fibres d'un muscle,
se propage dans ce muscle entier, par l'intermède
des nerfs, ou de la toile celluleuse. Mais suivant
Haller, les nerfs et la toile celluleuse ne sont point
irritables ; et il reste à expliquer comment ils peuvent transmettre l'irritation à des fibres qui n'ont
reçu directement aucune impression du stimulant.

Smith a soutenu que l'irritabilité qui a lieu dans
un muscle récemment séparé du corps, est produite par l'influence de la force nerveuse , ou de la
force qu'a la substance médullaire nerveuse , qui
est disséminée dans toutes les plus petites fibres de
ce muscle.

Smith a fondé cette assertion sur de nombreuses
expériences ; dans lesquelles il a vu constamment,
que lorsque un stimulant appliqué à un muscle a
excité sa contraction , il l'a produite de même étant
appliqué au nerf de ce muscle qui avait été coupé ;
et que lorsqu'un sédatif, comme le nitre, ou autre,
n'a point produit de mouvement d'un muscle, par
son application sur la partie du nerf coupé qui
tenait à ce muscle ; il n'en a point excité non plus,
lorsqu'on l'appliquait sur ce muscle même.

____

(1) *Elem. Physiol.* T. IV, p. 467.

CVII.

Gregory, Stuart, et d'autres ont adopté cette opinion de Smith, dont ils ont dit que les expériences tranchent la question; d'autant que dès qu'on peut rapporter à la seule force nerveuse tous les phénomènes de l'irritabilité, on ne doit point admettre une autre cause de ces phénomènes.

Les expériences de Smith nous ont appris sans doute ce fait curieux : que les stimulants qui excitent les contractions d'un muscle encore vivant, et les sédatifs qui empêchent ces contractions, agissent d'une manière semblable, et par conséquent doivent causer les mêmes sentiments qui correspondent à l'un ou à l'autre effet; lorsqu'on les applique soit à une partie quelconque de ce muscle mis à nu, soit à la partie de son nerf coupé qui est distincte de ce muscle quoiqu'attenante.

Mais dans ces expériences de Smith, l'impression du stimulant ou du sédatif qu'on applique, soit à un point quelconque de la substance d'un muscle, soit au tronc du nerf coupé, dont les rameaux s'y distribuent; ne se communique à la masse entière de ce muscle, que par l'influence de ses forces sensitives sur ses forces motrices.

Or quand on dit que cette influence de la sensibilité sur l'action des muscles est exclusivement attachée aux nerfs de ces muscles, on suppose implicitement que les nerfs sont dans les muscles, de même que dans tous les autres organes, les seules parties qui soient sensibles (ce dont le contraire sera prouvé ci-dessous).

En admettant avec Smith, que l'influence du sentiment d'un muscle récemment séparé d'un corps vivant, sur ses mouvements, est déterminée par des affections relatives du tronc nerveux de ce muscle; on ne fait qu'ajouter ce nouveau phénomène qu'on ne peut expliquer; de l'action du nerf coupé sur le muscle où il se répand; à la question primitive, fondamentale, et inexplicable de ce qui constitue l'influence que les forces sensitives des muscles ont sur leurs forces motrices, qui en sont entièrement différentes.

CVIII.

Whytt a fait un grand nombre d'expériences pour prouver de plus d'une manière, que l'irritabilité est dépendante de la sensibilité. Quoique ses expériences soient généralement concluantes; elles souffrent des exceptions, et il a donné trop d'étendue à leurs résultats (1).

Whytt a assuré que l'opium diminue toujours l'irritabilité du cœur. Mais on lui a opposé beaucoup d'expériences et d'observations contraires. Cette contradiction apparente des faits est relative à

____

(1) *The Works of Robert Whytt*, p. 321.

ce principe général, que j'établirai dans la suite (1)
sur les effets de l'opium : que l'opium, quoique
son action soit de diminuer la sensibilité; peut dans
certains cas affecter diversement, et même exciter
les forces de l'organe auquel il s'applique; aussi
bien que celles d'autres organes qui sympathisent
diversement à son action immédiate.

C'est par une semblable duplicité d'action que
la noix vomique produit dans les chiens l'effet
immédiat d'augmenter l'irritabilité des intestins,
et l'effet vénéneux de détruire celle du cœur
et des muscles.

CIX.

Il est à remarquer que l'irritabilité du muscle
devient plus considérable d'abord après la mort
de l'animal dont il fait partie (2); et que si on
coupe en morceaux un muscle, lorsqu'il cesse
de pouvoir être mis en mouvement par aucune
cause d'irritation; chacun de ces morceaux devient
irritable, du moins pour quelque temps (3).

Il me paraît que dans le premier cas, la
sensibilité qui survit quelques instants est concentrée dans le muscle irritable; parce que la

(1) Chapitre xii, Seconde Section.

(2) Haller, *Physiol.* T. iv, p. 452.

(3) Haller sur *les Parties Sensibles et Irritables*, T. iii,
p. 208.

mort rompt les liens de sympathie qui affaiblissaient la sensibilité de cette partie, en la rendant encore un peu relative aux autres sentiments du reste du corps.

De même dans le second cas la sensibilité est concentrée dans chaque tronçon du muscle coupé; et de plus elle peut y être rendue plus active par la douleur que cause la section (1).

Sans doute c'est une extinction plus complète de la sensibilité, qui fait que les muscles ne sont point, ou ne sont que très-faiblement irritables d'abord après la mort; dans les animaux qui ont péri par le poison de la vipère, par ceux des moffètes, et de l'air non renouvelé : que dans les animaux qui ont été tués par le coup foudroyant de l'électricité, le cœur est incapable de sentir

(1) M. Monro jun., dans le Tome III des *Essais de la Société Phil. d'Edimbourg*, dit que quand on a coupé la tête d'une grenouille, son cœur se meut encore plus vite.

Les intestins entièrement séparés du corps sont plus irritables que lorsqu'ils y tiennent. M. Hoffmann de Munster dit que dans ce dernier cas la douleur de l'animal leur donne plus de roideur. Mais on a objecté, et on assure avoir vu souvent que la même chose a lieu dans les intestins entièrement séparés du corps; comparés avec ceux qu'on laissait dans le corps, après que l'animal avait été tué.

Sans doute alors cette mort récente laissait subsister en quelque degré, des sympathies entre les intestins et les autres parties auxquelles ils tenaient (sympathies qui affaiblissaient la sensibilité et l'irritabilité des intestins) ; au lieu que ces communications étaient détruites par l'extirpation des intestins.

l'action des plus forts stimulants, et l'irritation du nerf phrénique ne peut émouvoir le diaphragme.

C'est ce que M. Fontana a vérifié dans un grand nombre d'observations.

La sensibilité peut n'être point détruite, mais être affaiblie ou modifiée de telle sorte, qu'elle n'ait plus d'influence pour exciter le mouvement des muscles (1).

CX.

Dans les expériences sur l'irritabilité des muscles, il ne faut pas seulement avoir égard à la lésion que peut souffrir leur sensibilité; mais encore aux altérations fortes que peut recevoir la cohésion du tissu de leurs fibres.

Il semble que c'est principalement par l'effet de ces altérations; que le cœur récemment séparé dans divers animaux bat moins fréquemment, et

(1) M. Caldani (*Seconde Lettre sur l'Insensibilité et l'Irritabilité*) dit : qu'ayant enfermé des grenouilles dans un récipient rempli de *vapeurs caustiques*, leur cœur ne battit bientôt plus, ou ne battit que faiblement; et que l'irritation même la plus forte n'y produisit que des contractions extrèmement faibles.

L'irritabilité est donc détruite, dit M. Caldani, par les mêmes causes qui *excitent* la sensibilité : car ces vapeurs caustiques appliquées à des parties sensibles auraient causé de la douleur.

Des vapeurs caustiques excitent sans doute la sensibilité; mais en même temps, elles la modifient d'une manière particulière, qui la rend moins excitable par d'autres causes irritantes.

cesse plutôt de battre, lorsqu'on le place dans de l'eau très-froide ou très-chaude, dans le vuide, ou dans un récipient où l'on condense l'air; et qu'en général un muscle irritable, qui est trop resserré ou trop relâché, a besoin d'une irritation d'autant plus forte pour être mis en mouvement.

En effet un certain degré de la cohésion du tissu des muscles est la condition la plus avantageuse pour leur mouvement. C'est pourquoi M. De Haën, qui a vu de grands succès de l'électricité appliquée aux paralytiques, a remarqué que ce remède ne soulage ceux dont les muscles sont retirés depuis longtemps; qu'après qu'on a assoupli ces muscles par des topiques émollients, et en les exposant à des bains de vapeurs.

CXI.

Haller a fait un très-grand nombre d'expériences sur des animaux vivants, d'après lesquelles il a cru pouvoir donner l'échelle des différents degrés de l'irritabilité, qui existent dans le cœur et dans les autres organes musculeux.

Mais Fontana a parfaitement bien montré que les expériences par lesquelles on pourrait déterminer l'irritabilité relative de ces divers organes, sont entièrement à refaire, soit par rapport aux effets mécaniques de la contraction excitée, à sa durée plus ou moins grande, à la facilité de sa production, à ses répétitions dans un temps donné, etc. ; soit par rapport à la durée de l'application des irritants aux fibres musculaires, et aux conditions physiques de l'état de celles-ci, dans les animaux à sang froid, et plus encore dans les animaux à sang chaud (1).

D'après tout ce qui a été dit, on voit que l'ensemble des principaux faits sur l'irritabilité des muscles, lorsqu'elle subsiste après qu'on les a retranchés d'un animal vivant, ou après qu'on a coupé leurs nerfs ; montre évidemment que cette irritabilité dépend d'un principe sensitif qui anime encore ces muscles (2).

L'influence des forces sensitives du Principe Vital sur ses forces motrices se manifeste dans toutes les parties de l'économie animale, où une infinité de causes d'irritation excitent des mouvements de divers organes.

Nous ne pouvons établir aucune loi fixe de

(1) On peut faire de semblables objections contre le tableau qu'a donné M. Hoffmann de Munster, des différents degrés d'irritabilité qui sont propres aux différentes parties du corps animal.

(2) C'est ce que j'ai dit uniquement dans une Thèse où Haller m'a imputé constamment d'avoir *confondu* l'irritabilité avec la sensibilité (*Physiologie*, T. IV, p. 456, Note *(n)* : et sa *Biblioth. Anat.*, T. II, p. 583). Cette accusation a été dictée par la manière de voir de Haller, qui se rapportait toujours à ses préjugés sur la sensibilité et l'irritabilité ; préjugés qu'il regardait comme des découvertes, et qui ont fort souvent altéré ses citations et ses raisonnements.

correspondance entre les espèces ou les degrés de sentiments excités par des causes irritantes, et les mouvements qu'ils déterminent (1).

CXII.

C'est sans aucune vraisemblance que des Auteurs récents ont dit que les sentiments qui se produisent dans l'homme sont toujours suivis de mouvements proportionnels.

On peut reconnaître la fausseté de cette opinion dans un très-grand nombre de Maladies, et particulièrement dans les Maladies convulsives. Il est ordinaire de voir chez les épileptiques, que des causes violentes d'irritation qui produisent le plus souvent les accès de leur Maladie, ne les renouvellent pas toujours; et cependant que ces accès sont quelquefois déterminés par les sensations les plus légères.

Quoique l'influence des forces sensitives sur les forces motrices ait des lois extrêmement variées

(1) Hales (*Hœmastat.*, *Exp.* 21, *N.* 1) dit avoir éprouvé qu'en jetant de l'esprit de nitre sur les artères, on ne produisait point de convulsions; tandis que l'eau commune les occasionne. Haller a observé aussi que le cœur qui est moins irrité par l'esprit-de-vin, l'est plus efficacement par le sang, l'air, le lait appliqués à sa surface intérieure.

L'œil supporte l'application du verre d'antimoine, et non celle d'un grain de sable.

Souvent le chatouillement le plus doux produit des convulsions; comme par exemple dans l'éternuement, etc.

dans les différents hommes, et dans les diverses affections de chaque homme en particulier : on voit que dans les états qui approchent beaucoup de la constitution la plus parfaite à chaque âge, et pour chaque genre de tempérament; il existe une influence naturelle pour le degré, la constance, et le mode, des forces sensitives sur les motrices. Cette disposition étant uniformément établie dans tout le système des forces, constitue ce que j'appelle *la stabilité d'énergie.*

Je dirai dans la suite que c'est en rétablissant cette stabilité d'énergie, que me paraissent agir les remèdes toniques proprement dits. Le premier de ces remèdes est le quinquina, lorsqu'il est administré méthodiquement. Je pense que c'est à raison de cette vertu tonique, qu'il est spécifiquement utile dans les Maladies Périodiques (1) : dont les accès sont déterminés par des aberrations fortes et soudaines de l'influence naturelle que le sentiment de la cause morbifique devrait avoir sur les mouvements des organes.

(1) M. Medicus, *Geschichte Periodischer Krankheiten*, p. 344 et suiv.

CHAPITRE VII.

DES FORCES SENSITIVES ET MOTRICES DU PRINCIPE
DE LA VIE DANS LES FLUIDES
DU CORPS ANIMAL.

SOMMAIRE. — Force vitale du sang reconnue par beaucoup de
Physiologistes. — Cependant la plupart ont exclu les forces
vitales des fluides, en même temps qu'ils ont cru à la production des mouvements par un fluide nerveux. — Le défaut de
cohésion des molécules des fluides a porté à croire qu'ils ne
pouvaient être agités d'un mouvement vital. — On a cru que
l'Ame ne pouvait opérer aucune impulsion que dans le *sensorium commune*. — Les faits seuls peuvent faire admettre ou
rejeter la présence d'un principe vital dans les humeurs
(contraction de la fibrine), etc.

Le mouvement progressif des fluides du corps animal est sans
doute produit et dirigé par l'action musculaire ou tonique des
vaisseaux : mais les mouvements intestins d'où résulte la formation de chaque humeur ; les modifications et altérations
promptes de la masse des fluides, correspondantes à l'action
physique de petites quantités de divers médicaments sur
quelques parties de cette masse ; dépendent d'une action immédiate du Principe Vital.

La vitalité des humeurs est manifeste dans l'influence que l'Ame
exerce sur elles ; dans l'organisation diverse des sucs nourriciers de chaque organe ; dans les variations des qualités du
sang, du lait, etc. en des instants très-rapprochés, etc. etc.

Le mouvement vital dans les humeurs y conserve le même degré de chaleur dans les variations extrêmes de la tempéra-

ture. — Les solides ont été quelquefois trouvés froids, quand le sang était chaud.

La formation de chaque humeur a une période qui lui est propre, mais variable dans les divers sujets. — Si ces périodes ont moins de durée que dans l'état naturel, la dégénération putréfactive du sang et des humeurs peut se joindre dans le corps même à cette fermentation vitale affaiblie. — De là en grande partie les fièvres putrides, le scorbut, etc.

C'est par une répétition sympathique des affections du Principe Vital, que les changements physiques déterminés par les divers médicaments, astringents, résolutifs, anti-phlogistiques, etc. se reproduisent dans toute la masse des humeurs.

Des faits nombreux prouvent l'harmonie constante entre les mouvements des solides et des fluides. — Cette harmonie paraît déterminer la réunion des affections névropathiques et scorbutiques chez plusieurs sujets.

CXIII.

Un sentiment naturel semble avoir dit aux anciens peuples que la vie est dans le sang.

Quoique divers Auteurs Anciens et Modernes ayant parlé de la Vie ou de l'Ame qui est dans le sang et les humeurs (1); un grand nombre de

---

(1) Moïse a dit dans le *Lévitique* (Chap. xvii, v. 14) : *Anima omnis carnis in sanguine est.*

Cette idée, que le sang a un principe de vie, se retrouve aussi dans l'Alcoran.

Cette opinion que la vie est dans le sang, a produit les Lois Mosaïques, sur la défense de se nourrir de sang (*Genèse.* Chap. ix; le Chap. xv des *Actes des Apôtres*, et les Commentateurs).

M. Blumenbach prétend (*Comment. de ci vitali sanguinis*)

Physiologistes persiste à croire que le Principe de la Vie ne peut animer les fluides du corps vivant, et que les sentiments et les mouvements de ce Principe ne peuvent exister ailleurs que dans les solides.

Cette persuasion est d'autant plus remarquable qu'elle est jointe presque généralement avec la croyance au système des esprits animaux ; et que dans ce système l'Ame ne sent, et ne meut les solides, que par les mouvements qu'elle reçoit du fluide nerveux ou qu'elle lui imprime.

qu'il est manifeste que les passages des Ecrivains Sacrés, de Pline le Naturaliste, et des autres Auteurs Anciens, qui ont dit que la vie est dans le sang ; ne se rapportent point à une véritable force vitale qu'ils aient admise dans ce fluide ; mais à ce qu'on sait communément, qu'un animal cesse de vivre, quand il a perdu son sang. Cette assertion est gratuite, et entièrement invraisemblable.

Empédocle a placé le siége de l'Ame, qu'il dit d'ailleurs être immortelle, dans le sang qui est autour du cœur ; etc. (a).

Les premiers des Physiologistes Modernes qui ont reconnu dans le sang une nature vivante, sont Harvey et Glisson. Dans les derniers temps, Jean Hunter a soutenu la vitalité du sang ; et il en a donné plusieurs preuves, dont je citerai les deux qui sont les plus solides. Les autres me paraissent très-faibles, quoique les disciples de Hunter aient beaucoup écrit pour les appuyer.

(a) Voyez *Dacis in L. 1, Tusculan. Cap.* IX.
Sans doute c'est parce que les Anciens mettaient l'Ame dans le sang, qu'ils croyaient qu'en buvant du sang, les ombres des morts recevaient la faculté de parler. Voyez la Νεκυομαντεία d'Ulysse, dans l'Odyssée d'Homère.

CXIV.

Ces manières de voir qui paraissent contradictoires, sont également déterminées par l'habitude
qu'on a de plier tous les phénomènes du corps
vivant à des conceptions grossières et mécaniques.

D'un côté, on ne conçoit point qu'une masse
fluide puisse être agitée d'un mouvement vital :
parce que les parties de cette masse n'ayant que
peu de liaison entre elles ; il faut imaginer que
chacune de ces parties soit animée par une force
automatique qui la suive et la dirige dans son
mouvement intestin vital, d'autant qu'elle doit se
mouvoir sur d'autres parties en divers sens. Or
l'imagination n'est pas accoutumée à cette multiplicité de forces spontanées, et comme arbitrairement directrices en divers sens dans une masse
fluide.

D'un autre côté, quoiqu'on reconnaisse que
l'Ame est un être immatériel, on circonscrit son
existence dans le *sensorium commune* : on croit
qu'elle ne peut donner aucune impulsion que dans
ce siége, ni recevoir ailleurs les impressions du
dehors ; et la plupart des Physiologistes pensent
que la rapidité de ses influences et de ses sensations
peut s'expliquer beaucoup mieux par le jeu d'un
fluide, que par des oscillations des fibres nerveuses.

En supposant même qu'on garde un pyrrhonisme raisonnable sur la nature du Principe Vital, qui est par rapport à nous une *entité* abstraite et indéterminée ; cette manière de voir est trop métaphysique pour n'être pas pénible.

L'esprit humain est plus soulagé, lorsque l'imagination ne lui présente que les solides comme des points d'appui fixes sur lesquels opère le Principe Vital ; que lorsqu'elle fait voir ce Principe comme agissant sur les parties des humeurs qui n'ont point de cohésion stable.

Cependant nous ne devons point admettre ou rejeter la présence du Principe Vital dans les humeurs, d'après la facilité plus ou moins grande que nous avons à la concevoir ; mais seulement d'après les faits qui établissent cette présence, ou qui la détruisent.

CXV.

Je vais donc exposer successivement les faits qui donnent lieu de croire que le Principe Vital exerce dans les humeurs, et des forces sensitives (1), et des forces motrices.

La sensibilité du Principe Vital dans les humeurs

(1) *Sensum qui unquam sanguini tribuere ausus fuerit memini neminem*, disait M. Blumenbach en 1757 (*Commentatio de vi vitali sanguinis*, p. 9, *Commentationum Soc. Reg. Gottingensis*, *Vol.* ix). Mais les réflexions précédentes, basées sur les faits, doivent donner cette confiance ; particuliérement à d'autres que les Hallériens, qui veulent que toute sensibilité se rapporte à l'Ame ou au *Sensorium commune*.

est sans doute immédiatement affectée par tous les remèdes énergiques qui altèrent sympathiquement le mouvement intestin et vital dans toute la masse de ces fluides.

Cette affection de la sensibilité dans les humeurs est surtout marquée par les effets de certains médicaments vénéneux ; comme est par exemple, la scammonée.

Boerhaave et Van-Swieten ont observé que la scammonée cause une prompte dissolution du sang, qu'elle réduit en sérosités ; faisant rendre des excrétions aqueuses et d'odeur cadavéreuse. Or ce remède ne peut opérer un semblable effet chimiquement, ou comme menstrue ; ni mécaniquement par l'augmentation du jeu des vaisseaux, qu'il n'affecte pas plus que les autres purgatifs de même force ; et par conséquent il agit par une impression vénéneuse sur le Principe de Vie qui anime le sang et les humeurs.

C'est par l'effet d'une altération profonde de la sensibilité du Principe Vital, que l'union des parties constitutives du sang est relâchée soudainement par le venin des morsures des serpents à sonnettes ; et de quelques autres serpents, telsque le Corale, l'Ibiracoa, etc. Ce poison dissout le sang ; qui sort en abondance par les narines, les extrémités des doigts, etc.

Il est sans vraisemblance que cette corruption du sang soit opérée par l'action fermentative de quelques gouttes de poison. Car il n'est point de putréfaction connue dont le progrès ait une telle célérité.

Il est de même invraisemblale que cet effet dépende d'une augmentation de force et de vitesse dans la circulation, qui cause une dissolution précipitée du sang : d'autant que le pouls de l'homme qui a été mordu par le serpent à sonnettes, est bientôt après faible et languissant ; et qu'il doit être relevé par l'usage de l'alkali volatil, ou de la racine de sénéka, etc.

CXVI.

Dans les expériences que M. Fontana a faites sur le venin de la vipère, il faut surtout remarquer que ce virus n'agit pas sur le sang avec une force chimique ; mais que son action se porte sur le Principe de Vie qui est dans le sang. Il frappe ce Principe si directement et si promptement, qu'étant injecté dans la veine jugulaire d'un animal, il lui cause la mort dans un instant.

Suivant les observations de Fontana (1), dans les animaux que cette injection a fait périr, on trouve que le sang s'est figé sur-le-champ dans les grands vaisseaux, dans les poumons, et dans le cœur. On y trouve aussi le sang extravasé dans les vaisseaux coronaires, des dilacérations de la

____

(1) *Traité sur le Venin de la Vipère*, etc. T. 1, pag. 262.

substance du poumon, et des taches livides à ce viscère, au ventricule, aux intestins, etc.

Fontana a été surtout étonné de voir que dans ces animaux le sang s'était ramassé à l'instant dans beaucoup de vaisseaux et de cavités en très-grande abondance.

Il a conclu de ces observations qu'il survient par l'effet du venin de la vipère, une extrême dissolution d'une partie de l'humeur qui circule dans les veines, et qui suinte alors partout; et en même temps une coagulation de l'autre partie, qui se fixe et se condense en peu de moments. (Cependant cette coagulation du sang n'a pas toujours lieu dans ces cas, suivant les observations rapportées par Redi, et celles qui se trouvent dans les *Mémoires de l'Académie des Sciences de Paris.*)

Il paraît aussi que la dissolution prédomine dans la plus grande partie de la masse du sang, par l'effet de la morsure du serpent à son — nettes.

Le sang tiré hors des vaisseaux d'un animal, lorsqu'il est mêlé avec le venin de la vipère, devient noir; mais ne se coagule pas, comme cela arrive constamment, lorsqu'il n'est pas uni à ce venin (1).

Ces observations réunies ont conduit Fontana

____

(1) Fontana, L. C. T. 1, p. 310.

à soupçonner qu'il existe vraiment dans le sang un principe plus actif et plus volatil (qui dans cette hypothèse paraîtrait nécessaire à la vie); sur lequel le poison semblerait porter principalement son action, et qui s'est évadé du sang lorsque ce fluide a cessé d'être renfermé dans ses vaisseaux.

Ce qu'avance Fontana n'est sans doute qu'une hypothèse, comme il le dit; si l'on croit que ce Principe Vital est une substance volatile qui réside dans le sang de l'animal vivant. Mais si l'on considère (comme on le doit) le vrai Principe vital d'une manière abstraite, le résultat des faits est manifestement que les affections de ce Principe sont les causes des coagulations, dissolutions, et congestions du sang; ainsi que des autres phénomènes qu'on observe dans les corps des animaux qu'on a fait périr par l'injection du venin de la vipère dans leurs vaisseaux sanguins.

CXVII.

Je passe aux preuves directes de l'existence des forces motrices du Principe de la Vie dans les fluides du corps animal.

On ne peut guères douter de la présence d'une force motrice vitale dans le sang, depuis les expériences qui ont été faites dernièrement, et qui prouvent que la fibrine du sang peut avoir un mouvement de contractilité vive ou d'irritabilité (1).

Le mouvement progressif des fluides du corps animal doit être sans doute toujours produit et dirigé par l'action musculaire, ou tonique, des vaisseaux qui les renferment.

Mais il faut rapporter à l'action immédiate du Principe Vital sur ces fluides; 1° les mouvements intestins qui opèrent la formation de chaque humeur, et qui fixent la durée de sa fermentation spécifique; 2° les modifications générales qui sont imprimées à la masse des humeurs, et qui sont correspondantes à l'action physique de divers médicaments sur quelques parties de cette masse.

I^{èrement.} L'opinion commune est qu'il suffit pour la formation de chaque humeur que ses parties constitutives soient mêlées et agitées dans les vaisseaux; et que dès lors elles s'unissent d'elles-mêmes dans les proportions convenables de masse et de

____

(1) Dans le *Journal de Physique* (Frimaire an 11), on assure d'après plusieurs expériences; que la fibrine, lorsqu'elle est formée dans le sang tiré d'un animal, une ou deux minutes après sa mort; étant soumise à l'action de l'appareil Galvanique de Volta, se contracte d'une manière très-sensible.

M. Tourdes, professeur à l'Ecole de Médecine de Strasbourg, a démontré en l'an x, la faculté qu'a la fibrine du sang de se contracter par l'action du fluide galvanique. Sa découverte est consignée dans le *Decade Philosophique* au n° 3 de la dite année; et plusieurs journalistes et autres savants distingués, en ont fait mention dans leurs ouvrages.

mouvement, qui amènent la combinaison chimique dont cette humeur doit résulter. Mais cette opinion n'explique le fait de la formation des humeurs que par une possibilité extrêmement vague.

Avant de pouvoir assurer que le chyle, le sang, la bile, et les autres humeurs se forment nécessairement dans le corps vivant par une suite de procédés mécaniques et chimiques : il fraudrait d'abord posséder l'analyse de ces fluides qui est encore imparfaite; malgré les travaux de MM. Gaubius, Spielmann, Fourcroy, Vauquelin, et autres hommes célèbres.

Quand même on serait parvenu à connaître exactement les parties constitutives des humeurs, on serait toujours très-loin de pouvoir donner la théorie de la recomposition de ces humeurs; et de déterminer la nature de tous les divers composés qui pourraient résulter des différentes combinaisons de ces parties, unies dans telles proportions, et dans telles circonstances données.

Ce n'est donc qu'en réalisant une possibilité qu'on doit regarder comme nulle, puisqu'elle est combattue par une infinité d'autres aussi probables; qu'on croit démontré que la Nature forme le sang et les humeurs par les seuls effets nécessaires de la réunion des moyens chimiques, hydrauliques, et mécaniques qu'elle met en œuvre dans le corps vivant.

CXVIII.

On est forcé de reconnaître dans les humeurs, des caractères d'une nature vivante, qui ne sont relatifs à aucun ordre de causes physiques.

Des caractères de vitalité dans les humeurs, qu'il est impossible de rapporter aux Principes de la Chimie ou de la Physique générale, sont : l'influence de l'Ame sur les humeurs; l'organisation diverse des sucs nourriciers des différents organes ; la conservation de la chaleur propre du sang ; les grandes variations des qualités du sang tiré par une même saignée ; etc.

Cette nature vivante des humeurs est rendue sensible par les altérations singulières qu'elles reçoivent quelquefois soudainement dans des violentes passions de l'Ame. On a vu les morsures faites par divers animaux devenir venimeuses dans leur colère, quoiqu'elles ne le soient pas naturellement. Un homme fut attaqué d'hydrophobie pour s'être mordu lui-même dans sa colère (1).

Boerhaave rapporte qu'un accès de colère rendit le lait d'une nourrice vénéneux pour son nourrisson ; qui l'ayant tétée dans cet instant, eut

(1) Voyez ces faits et autres semblables rapportés par Gaubius dans son IIe Discours *De Regimine Mentis*, *quod Medicorum est*.

aussitôt une attaque d'épilepsie ; et fut sujet à cette maladie tout le reste de sa vie.

J'ai eu connaissance d'un cas parfaitement semblable, où l'enfant devint épileptique et mourut au bout de trois mois (1).

CXIX.

Ce n'est que par l'action immédiate du Principe de Vie sur les sucs nourriciers de chaque animal, que l'on peut concevoir comment ces sucs sont appropriés et organisés diversement pour la réparation nutritive des diverses parties du corps ; comme dans la formation du calus et des cicatrices. Cette action du Principe Vital est encore plus sensible et plus merveilleuse, dans la faculté génératrice qu'il donne à l'humeur séminale.

Hunter a bien vu qu'une des preuves de la vitalité du sang, peut se tirer de ce qu'il se forme des vaisseaux sanguins dans le *thrombus* ou caillot de sang qui bouche les extrémités des grandes artères coupées dans les amputations.

On reconnaît aujourd'hui assez généralement, d'après les recherches de MM. Thouvenel, Par-

____

(1) MM. Parmentier et Deyeux ont publié des observations très-remarquables sur de grands changements, même sensibles à la vue ; que leur a présentés, à différentes époques d'une même journée, le lait d'une nourrice sujette à des affections nerveuses assez fréquentes ; auxquelles répondaient ces changements considérables dans son lait.

mentier et Deyeux ; que c'est la *substance fibreuse ou la fibrine* du sang (qui est la même que celle qu'on a appelée sa *substance muqueuse plastique*), qui s'organise en formant un tissu réticulaire, et souvent même des vaisseaux qui lui sont propres ; qui produit des polypes dans l'intérieur des vaisseaux sanguins, et des fausses membranes à la surface des viscères où elle a été portée par un travail inflammatoire ; etc (1).

CXX.

C'est le mouvement vital des humeurs, qui fait qu'elles conservent toujours, ainsi que les solides ; à-peu-près le même degré de chaleur, dans les plus grandes variations de la température de l'atmosphère.

Hunter a observé que le sang tiré durant le plus grand froid de l'atmosphère, élève la liqueur du thermomètre au même degré, que l'élève le sang qu'on tire dans le plus grand chaud. Hunter a pensé

(1) M. Blumenbach refuse généralement toute force vitale au sang et aux humeurs. Cependant il avoue qu'il est très-vraisemblable qu'il faut excepter dans cette assertion générale, la lymphe plastique ; en considérant que cette humeur doit être changée en solides (qui même deviennent vasculeux), par une faculté formatrice (*nisu formativo*). Il reconnaît aussi qu'il faut admettre des forces vivantes dans les humeurs génitales de l'un et de l'autre sexe ; et il convient que cela lui semble démontré par les phénomènes de la formation du fœtus dans le mélange de ces deux semences.

avec raison, que ce fait est une forte preuve de l'existence de la vie dans le sang : les corps vivants ayant seuls le pouvoir de conserver la température de chaleur animale qui leur est propre, dans les degrés les plus différents du froid et du chaud de l'air extérieur.

L'égalité du degré de la chaleur du sang qu'on tire dans les extrêmes du froid ou du chaud de l'atmosphère, n'est point (comme on pourrait le penser) nécessairement dépendante de celle qui est toujours entretenue dans les vaisseaux : puisque l'on a tiré à plusieurs malades du sang qui était froid; comme l'attestent Borel, Morgagni (1), et d'autres observateurs.

CXXI.

Il paraît que l'action du Principe Vital peut varier singulièrement dans des parties contiguës de la masse du sang; et que c'est à ces variations qu'on doit rapporter les différences considérables qu'ont quelquefois entre elles, des portions de sang tiré par la même saignée, dans leurs qualités sensibles, et dans leur disposition à se condenser. M. De Haën et M. Hewson ont fait plusieurs observations semblables.

(1) *Epist.* XLIX, n° 26. Il y certifie la vérité et l'exactitude du rapport de ce fait (en indiquant des observations semblables), et laisse à d'autres le soin d'expliquer comment dans un homme vivant, le sang peut être plus froid que celui des poissons.

M. De Haën a même fondé sur ces faits, des objections qu'il a cru décisives ; contre l'utilité des règles de pronostic relatives à l'inspection du sang dans les maladies.

Mais il n'est point de signe de pronostic qui, étant pris seul, soit d'une vérité perpétuelle. D'ailleurs les différences sensibles des parties du sang tiré par la même saignée, sont produites par des variations que l'action du Principe Vital sur le sang ne souffre que très-rarement, dans un temps aussi court qu'est celui d'une saignée.

On voit que les affections sensibles du sang ne se communiquent point entre les parties contiguës de ce fluide, avec l'uniformité qu'auraient les progrès d'un mouvement intestin semblable à ceux de toutes les fermentations connues (1).

On voit aussi qu'il est sans vraisemblance que toutes les variations singulières, et quelquefois alternatives, que M. De Haën a observées dans des parties de sang tiré sans interruption, puissent être

(1) Ce que je dis de la présence du Principe de la Vie aux différentes parties de la masse du sang contenu dans ses vaisseaux, paraîtra d'autant plus manifeste ; si l'on observe que ce Principe peut même influer sur des portions de sang qui ne participent plus au mouvement de la circulation. C'est ce qui résulte d'un fait, que M. De la Roche a observé avec sagacité : que dans les anévrismes où le sang est si fort en repos qu'il devient susceptible de coagulation, on n'observe jamais qu'il se corrompe, ou soit attaqué de putréfaction ; aussi longtemps qu'il est contenu dans des vaisseaux sanguins.

expliquées par les altérations de la mixtion des humeurs, que peuvent causer des changements soudains qu'on supposerait se faire durant la saignée, dans la force des vaisseaux sanguins ou dans leur mode d'action (1).

CXXII.

L'on doit reconnaître que chaque humeur est formée par une fermentation spécifique vitale; c'est-à-dire par un mouvement intestin, qui non-seulement divise et recompose les parties constitutives des aliments, par exemple, pour faire du chyle; celles du chyle pour faire du sang; etc. : mais encore qui anime les mixtes qu'il a produits, et les pénètre toujours plus intimement de l'action du Principe de la Vie.

La fermentation spécifique de chaque humeur est analogue aux fermentations mieux connues; en ce qu'elle a une période qui lui est propre, et qui cependant finit plutôt ou plus tard dans les divers sujets, et en diverses circonstances.

A la fin de cette période, les parties constituantes de chaque humeur ne conservent plus ces rapports

____

(1) Cette cause est proposée par M. Hewson : (*An Experimental Inquiry in to the Properties of the Blood*, p. 57 et 140); et par M. Krause, qui rejette d'ailleurs l'opinion de M. Hewson, que le sang dans les Maladies Inflammatoires est plus atténué et plus fluide, quoiqu'il devienne couenneux. (Voyez les Thèses de Prague, recueillies par M. Klinkosch.)

de masse et d'énergie que fixait l'action parfaite du Principe Vital ; les parties hétérogènes se séparent, et vont s'unir avec leurs analogues : toute la masse n'étant plus vivifiée convenablement, subit diverses dégénérations particulières ; elle tend ainsi plus ou moins vite à la corruption putride qui est le terme de toute fermentation.

Lorsque les périodes des fermentations spécifiques vitales du sang et des humeurs ont moins de durée que dans l'état naturel, la dégénération putréfactive se joint dans le corps même à cette fermentation vitale affaiblie (1) ; et produit, suivant le degré de sa rapidité, ou des fièvres putrides universelles, ou le scorbut et diverses sortes de cachexies scorbutiques.

Dans les maladies putrides générales et scorbutiques, la colliquation ou fonte des humeurs est souvent précédée, et communément accompagnée d'une dégénération muqueuse. L'altération de la substance muqueuse du sang, fait que la partie rouge n'étant plus fixée par cette substance (qui doit être le *moyen d'union*) dans sa combinaison avec

(1) La combinaison d'un degré de putridité avec la fermentation vitale imparfaite dans les fluides, prend un caractère particulier dans divers organes qui renferment ces fluides. Telle paraît être la cause de l'odeur spécifique de la sanie des ulcères avec carie des os.

J'ai déduit ailleurs cette de Théorie, celles de l'action des remèdes anti-septiques, et des anti-scorbutiques (ces remèdes devant à la fois fortifier la fermentation vitale, et corriger la putride).

les autres parties constitutives de ce fluide ; pénètre les vaisseaux où elle n'avait point accès auparavant : ce qui est en grande partie la cause des taches pourprées, des hémorragies, etc.

J'observe à ce sujet que j'ai vu plus d'une fois l'abus des anti-scorbutiques, même médiocrement actifs, produirent des symptômes de scorbut ; chez des sujets qui auparavant ne paraissaient point y être disposés. Sans doute ces remèdes (quoiqu'ils soient d'ailleurs indiqués) exaltent trop dans certains cas l'énergie du Principe Vital dans les humeurs ; et hâtent ainsi la fin de la fermentation spécifique vitale de ces fluides.

CXXIII.

II^{ment}. L'action immédiate du Principe Vital sur les humeurs se démontre singulièrement ; en ce qu'il imprime souvent à toute leur masse, des modifications qui correspondent aux changements physiques, que des remèdes altérants font sur une petite partie de cette masse.

Ces remèdes, lorsqu'ils sont appliqués à des quantités proportionnelles des humeurs, ont sans doute des effets physiques nécessaires. Mais lorsqu'étant employés en des quantités peu considérables, comme ils le sont communément ; ils déterminent en peu de temps de semblables effets dans la masse entière des humeurs ; ce ne peut être que par l'intervention des affections du Principe

Vital, qui répète ou reproduit sympathiquement des altérations analogues dans toute cette masse (1).

Lorsque le mouvement intestin d'une partie de la masse des humeurs est changé par la dominance de l'action physique de ces remèdes altérants ; le Principe Vital peut être excité à perpétuer dans cette partie, et à produire dans tout le reste des humeurs, des changements analogues. Son influence peut diminuer ou augmenter la vitesse du mouvement intestin des humeurs, ce qui est suivi de leur condensation ou de leur résolution ; y rétablir le degré de la chaleur naturelle ; et y renforcer le mode qui résiste à la putréfaction.

Cette analogie de l'action physique des remèdes altérants, avec l'action qu'elle excite dans le Principe Vital, a lieu plus manifestement dans les cas où le succès est tel qu'on l'attend de ces remèdes. Mais elle n'est pas perpétuelle, et ils manquent trop souvent le genre d'effet qu'ils promettent.

CXXIV.

Je vais montrer en détail, que telle doit être la théorie des effets singulièrement prompts et étendus

---

(1) Il me paraît qu'on ne peut entendre complètement ce qu'a dit Hippocrate (*De Natura Humana*) que tout le corps de l'homme est *conspirans et confluens* (συμπνουν και συρρουν); qu'en reconnaissant qu'il a pensé que dans le corps humain, la Vie fait sympathiser les mouvements de tous les solides, et ceux de tous les fluides.

qu'ont sur les humeurs du corps vivant, des petites quantités de remèdes astringents, résolutifs, anti-phlogistiques et anti-septiques.

Ces effets ne peuvent être imputés à l'action menstruelle des parties de ces médicaments résorbées dans la masse du sang, ni à leur action fermentative; telle que pourrait être celle de la matière repompée des abcès ou des dépôts laiteux (à laquelle on attribue souvent des maux qui sont causés indépendamment de ces ferments, par les dégénérations purulente ou laiteuse de la masse du sang).

L'effet fermentatif qu'ont les humeurs résorbées est communément fort lent; et celui de ces remèdes altérants est en général soudain ou très-prompt.

Gorter et plusieurs autres ont cru que les astringents agissent sur le corps vivant, de la même manière que les poudres d'écorce de chêne, ou autres styptiques agissent pour tanner les cuirs. Mais une infinité d'observations démontrent qu'on ne doit point se faire une idée aussi bornée des vertus médicinales des astringents.

L'action physique des astringents sur les fibres du corps vivant, auxquelles ils s'appliquent et adhèrent, peut déterminer par une affection sympathique du Principe Vital, une augmentation de force tonique dans le système des solides.

Mais de plus la condensation que ces remèdes opèrent dans une partie des humeurs, sur laquelle ils portent d'abord; peut se répéter sympathiquement avec beaucoup de célérité, du point où le Principe Vital ressent l'impression de leur énergie, dans toute la masse des fluides qu'il anime.

Cela est rendu fort sensible par une expérience très-curieuse que Schulze a faite le premier, que Benesfeld a répétée, et dont on n'a pu donner d'explication vraisemblable.

Schulze dit qu'ayant ouvert l'artère crurale dans un chien vivant; pendant que le sang jaillissait avec la plus grande force, on versa dans la gueule de ce chien une ou deux gouttes de la liqueur styptique rouge de Dippel (1); et que dans l'instant même le sang cessa de couler, et forma un caillot qui boucha l'ouverture de cette artère.

Ce caillot était semblable à celui que produisent les acides minéraux. D'où l'on voit, dit Schulze, que la force pénétrante de cette liqueur styptique ne dépendait point de la seule sympathie des nerfs, dont l'influx n'aurait pu que resserrer les lèvres de la plaie.

(1) Voyez les Notes de la Seconde Édition des Préleçons de Schulze sur la Pharmacopée de Brandebourg, *Art. Balsamus Vulnerarius Ruber Dippelii* : et sa *Disputatio qua Corporis Humani momentanearum Alterationum Specimina quædam expenduntur, inque causas earum inquiritur. Halæ.* 1741, N. 17 et 18.

CXXV.

Les remèdes résolutifs puissants ont sur le sang
et les humeurs, une action chimique qui en augmente la fluidité; ainsi qu'il est prouvé par les
expériences de Freind (dans son *Emménologie*) et
autres.

Schwencke dit que la décoction de marrube
blanc étant mêlée avec le sang, le rend beaucoup
plus rouge et plus fluide que ne fait même l'esprit
de sel ammoniac : et Vogel croit que la grande
vertu atténuante du marrube blanc est très-bien
prouvée par cette expérience.

Mais si on ne considérait que l'effet chimique
produit sur les cadavres du sang et des humeurs,
par des décoctions de plantes résolutives, ou par
des sucs de plantes savonneuses lactescentes, on
estimerait vicieusement l'utilité médicinale de ces
incisifs.

Pour la meilleure administration de ces remèdes,
il importe de reconnaître (comme une vérité qui
résulte des faits même, dont elle est l'expression
générale) : que dans les humeurs sur lesquelles ils
agissent d'abord, il se produit un mouvement de
fonte dont le Principe Vital doit être affecté; qui se
répète dans d'autres parties de la masse des humeurs, et particulièrement dans les humeurs
épaissies qui obstruent les viscères.

CXXVI.

Les anti-phlogistiques ont souvent pour abattre l'échauffement du sang et des humeurs, une efficacité qui n'est pas proportionnée aux doses qu'on emploie de ces remèdes. Hoffmann a remarqué qu'il n'est pas possible que la masse des humeurs soit pénétrée et imbue dans tous ses points par quelques grains de nitre, qui suffisent quelquefois pour diminuer manifestement la chaleur et la soif.

Un changement aussi considérable ne peut se faire que par une affection intimement ressentie du Principe Vital ; qui éprouve dans quelques points l'impression anti-phlogistique du nitre ; et qui en reçoit assez d'énergie pour rapprocher sensiblement du degré naturel la chaleur de toute la masse des fluides.

J'ajouterai qu'il me paraît très-vraisemblable que l'affection du Principe Vital, qui lui est imprimée par le mouvement que la *difflation* ou forte évaporation du camphre donne aux membranes de l'estomac, auxquelles il s'applique d'abord ; détermine sympathiquement l'augmentation générale de la transpiration que ce remède produit.

CXXVII.

Les anti-septiques arrêtent le mouvement putréfactif du sang et des humeurs hors du corps vivant, lorsqu'ils leur sont mêlés dans une proportion convenable. C'est ce que démontrent les expériences fort connues de M. Pringle, et d'autres Observateurs.

Mais le principal effet de ces remèdes dans les Maladies putrides, est de donner au Principe Vital dans tout le corps, une affection correspondante qui enraye les progrès de la putridité. Si on néglige cette considération, on ne peut qu'être souvent induit en erreur sur le choix et les doses des anti-septiques.

Stahl a connu qu'on ne peut expliquer par des principes purement physiques les effets salutaires qu'ont les anti-septiques, les acides, et d'autres médicaments donnés en petites quantités. Il a été conduit par cette observation, à soutenir qu'on doit rapporter les vertus de ces remèdes aux opérations de l'Ame, dont ils sollicitent la puissance.

Mais Stahl n'a pas cru que l'Ame pût opérer directement sur les fluides, ni autrement que par son action sur les solides (1).

---

(1) Quelqu'un a répété ce que j'ai dit ici, qu'Hoffmann et Stahl ont observé que les effets qu'ont sur tout le sang, des médicaments anti-septiques, anti-phlogistiques, astringents; ne sont pas proportionnés aux petites doses qu'on emploie de ces remèdes.

Il me cite comme ayant fait cette remarque après Stahl et Hoffmann. Mais lorsque j'ai cité Hoffmann et Stahl sur ces observations, j'ai été le premier qui en aie tiré une preuve de la vitalité du sang et des humeurs.

Hoffmann n'a rien soupçonné de relatif à la conclusion que je tire de ces observations. Quant à Stahl, son opinion sur ce

On voit quel est le vrai jour dans lequel il faut considérer l'utilité des nombreuses expériences qu'on a faites, sur les mélanges du sang et des humeurs avec diverses substances médicamenteuses.

On sait que l'application de ces expériences à la pratique de la Médecine doit être essayée avec beaucoup de prudence. Il importe surtout de reconnaître qu'elles ne peuvent fournir que des indices, ou des préjugés sur les vertus des médicaments altérants; parce que ces vertus dépendent nécessairement des affections du Principe Vital, et ne peuvent être déterminées de la même manière que les phénomènes chimiques.

CXXVIII.

Après avoir prouvé l'existence des forces du Principe Vital dans les humeurs; je vais indiquer les observations qui portent à croire qu'il existe dans tout le corps vivant une harmonie assez constante entre les mouvements des solides et ceux des fluides, de sorte que ces divers mouvements augmentent ou décroissent *communément* dans les mêmes proportions.

Cette harmonie ou correspondance habituelle des mouvements du Principe Vital dans les solides et

sujet est entièrement opposée à la mienne. Car il n'a admis l'action de l'Ame (qui suivant sa Théorie vicieuse est le Principe Vital de l'Homme) que sur les solides, et non sur les fluides du corps humain.

dans les fluides, est sans doute la cause d'un fait d'observation générale (que Spigel est le premier qui ait remarqué) : c'est que le sang est ordinairement peu concrescible dans les hommes qui ont le tissu de la peau rare et délié; au lieu qu'il se condense très-promptement chez ceux dont la peau est compacte et dure (1).

Baglivi a beaucoup parlé de cette harmonie des mouvements des solides et des fluides. Il a senti combien il importe d'y avoir égard pour la théorie et le traitement de diverses maladies très-graves.

Cullen dit qu'un violent spasme enflamme très-promptement le sang. Il rapporte qu'il a vu un malade épileptique, qui lui en fournissait la preuve la plus évidente : chez lequel la saignée faite avant l'accès donnait du sang dans l'état le plus naturel; mais si elle était faite pendant l'accès, ou une heure après, elle donnait un sang totalement enflammé (2).

On peut rapporter à cette observation de Cullen, celles de Stahl; qui dit que dans toutes les saignées qu'il a vu faire à des épileptiques, on leur a tiré

(1) J'ignore où Rolin (a) a pris ce qu'il a dit : *Sanguis Scytharum fibris plenus est, ut in apris ac tauris : unde robur et audaciam ingenerari tradunt.*

(2) *Lectures on the Materia Medica*, Edit. 4, p. 396.

(a) *Methodus historica*, Cap. v. p. m. 85.

du sang extrêmement épais; quand l'épilepsie n'était pas héréditaire, ou devenue habituelle depuis longtemps, ou causée par des passions de l'Ame (1).

Des observations analogues sont celles de Willis et de Highmor, qui ont vu le sang tiré par une large ouverture de la veine, sortir très-lentement, et comme gelé ou semblable à du suif fondu.

CXXIX.

Dans les fièvres aiguës putrides, la liberté des conduits excrétoires qui est nécessaire pour les évacuations critiques, n'a lieu qu'après que la coction est achevée dans la masse des humeurs, ou dans une partie de cette masse. Cette plus grande liberté du mouvement des solides suit harmoniquement la coction (soit bilieuse, soit pituiteuse, soit purulente), qui est l'opération la plus essentielle de la Nature pour la guérison de ces fièvres.

Dans les fièvres aiguës inflammatoires, le sédiment critique ou le résidu de la coction dans les urines commence à se montrer lorsque les parties enflammées deviennent sensiblement perméables; comme l'ont observé Baglivi et Kloeckhof.

On peut remarquer d'après M. Kirkland; que cela est surtout sensible dans les fièvres qui surviennent à de grandes blessures; aussitôt que les

____

(1) *Theoria Medica Vera*, p. 678.

bords de la plaie s'amollissent, et s'humectent, et
avant même qu'ils ne suppurent. Dans ces fièvres,
la détente des solides enflammés, et l'affaiblissement de l'érétisme général que cette inflammation
a produit dans le système des solides; ont pour effet
harmonique immédiat, un commencement de coction et de dépuration dans la masse des fluides.

Ce n'est pas seulement dans les Maladies aiguës,
qu'on peut observer des effets de cette harmonie
entre les mouvements des solides, et ceux des
fluides du corps vivant. Elle me paraît être la cause
qui réunit fréquemment dans un même sujet les
affections névropathiques et scorbutiques (1) :
ainsi que nous l'observons chez beaucoup de malades; dont la constitution active a été dépravée
pendant longtemps par des passions vives, par des
excès de veilles, et par d'autres grandes erreurs
de régime.

(1) Scot a dit trop généralement, que les symptômes scorbutiques et nerveux s'accompagnent constamment les uns les
autres.

CHAPITRE VIII.

DE LA CHALEUR VITALE.

CXXX.

Je partagerai ce Chapitre en *quatre Sections*.

Dans la *Première*, j'exposerai mes Doutes concernant les principales Théories des Chimistes sur la cause générale de la chaleur.

J'indiquerai dans la *Seconde Section*, ce qu'on peut penser de plus vraisemblable sur les mouvements par lesquels le Principe de la Vie entretient et fixe les degrés de la Chaleur Animale ; et pour développer mon opinion, je rappellerai aussi les faits où l'on voit le Principe Vital produire dans l'Homme et les Animaux divers phénomènes de lumière phosphorique et électrique.

Je m'attacherai dans les *Troisième et Quatrième Sections*, spécialement à donner des résultats (dont les uns ont été trop peu considérés, et les autres sont absolument nouveaux) ; que je tirerai des observations qu'on a faites sur les lois générales de la Chaleur Vitale, et sur les différences de cette chaleur qui sont particulières aux diverses espèces d'Animaux.

PREMIÈRE SECTION.

DOUTES CONCERNANT LES PRINCIPALES THÉORIES DES CHIMISTES SUR LA CAUSE GÉNÉRALE DE LA CHALEUR.

SOMMAIRE. — Selon Stahl, un mouvement très-rapide de vibrations en lignes droites, qu'ont les corpuscules de l'élément du feu, produit la lumière; et le mouvement verticillaire de ces molécules autour de leurs centres, produit la chaleur. — Mais comment l'immense multiplicité de chocs imprimés en toute sorte de directions, ne produit-elle pas dans ces molécules une confusion totale de mouvements divers?

Sentiment de Macquer sur les causes de la chaleur.

Doutes sur l'existence d'un fluide calorique. — Puisqu'on est forcé d'admettre une force occulte de répulsion ou d'attraction entre les parties de ce fluide, il est aussi simple de regarder la chaleur comme une force occulte qui agite par des mouvements intimes les molécules des corps qu'elle échauffe, et qui les écarte dans des circonstances connues d'après l'expérience. — La chaleur peut être réellement reproduite dans les cas où l'on dit que de latente elle devient libre. — Les faits de la destruction ou de la génération de la chaleur pourraient être regardés comme analogues à ceux où il se fait une destruction, ou une multiplication du mouvement antérieur des corps. — La chaleur inépuisable que paraît produire le frottement par l'effet d'une compression uniforme, donne à penser que la cause de la chaleur est un mouvement particulier des molécules des corps. — Puisque les phénomènes de la lumière ne permettent pas de décider si elle est un corps, ou un être incorporel, on ne peut rien conclure du calorique rayonnant pour l'existence d'un fluide calorique.

CXXXI.

Les principales Théories qui ont été introduites dans la Science Chimique sur la cause générale de la chaleur, sont celle de Stahl, qui fait consister la chaleur dans un mouvement particulier du Phlogistique ou du Principe inflammable ; et celle des Chimistes les plus modernes, qui la rapportent à l'action d'un fluide Calorique.

Cette théorie de Stahl a été modifiée par M. Macquer : et celle des nouveaux Chimistes a reçu de quelques-uns d'entr'eux, des additions qui tendent à la développer, et qui la changent considérablement.

Je vais proposer successivement plusieurs Doutes qui m'empêchent d'admettre ni l'une ni l'autre de ces Théories principales sur la cause générale de la Chaleur.

Suivant l'opinion de Stahl, l'Elément du Feu produit la lumière ; quand ses corpuscules se meuvent par un mouvement très-rapide de *vibration* en lignes droites ; et il constitue le Feu qui produit la Chaleur, quand ces corpuscules se meuvent d'un mouvement igné, qui est verticillaire ou de tournoiement autour de leurs centres ou de leurs axes (1).

1) Les faits rendent sans doute très-vraisemblable que la chaleur et la lumière sont des affections d'un même Elé-

Stahl a donné en preuve de son opinion; que lorsque la concentration de la lumière dans le foyer d'un miroir ardent brûle les corps qui y sont placés, cet effet doit être produit, parce que les particules des rayons de lumière qui sont tombés en lignes droites parallèles sur la surface de ce miroir, et qui convergent à son foyer, ne peuvent qu'y recevoir des chocs sans nombre, et y prendre des mouvements de rotation autour de leurs centres ou de leurs axes.

Or on ne peut prouver que les chocs des particules des rayons de la lumière, qui étant réfléchis de la surface d'un miroir ardent, s'unissent et se confondent à son foyer, doivent y produire un mouvement gyratoire des parties du Feu élémentaire qui brûle les corps placés à ce foyer; d'autant que cette combustion pourrait probablement être causée par l'accroissement seul de l'intensité d'action de ces rayons condensés.

Stahl a pensé que les corpuscules du Feu ou du Phlogistique étant mûs de ce mouvement de chaleur qui est verticillaire, choquent avec une grande vitesse les petites parties constitutives des métaux et des autres mixtes, sur lesquels se porte leur in-

ment. On peut voir là-dessus s'Gravesande (*Physices Elementa Mathematica*, L. IV, Cap. 8 et 9), qui dit qu'on ne peut presque pas douter qu'on ne doive attribuer à la même Cause la Chaleur et la Lumière; quoique cela ne puisse être démontré complétement.

pulsion qui communique un mouvement semblable.
Mais la communication de ce mouvement verticillaire des corpuscules du Feu à ceux de ces mixtes
est absolument hypothétique ; et cette fiction n'est
pas rendue plus probable par les développements
qu'en ont donnés Stahl et ses sectateurs.

Il est évident que des considérations aussi vagues
que celles qu'emploient les Stahliens (1) , n'expliquent point pourquoi l'immense multiplicité de
chocs que les corpuscules mûs d'un mouvement
igné impriment suivant toutes les directions aux
particules des corps qu'ils échauffent , ne produit
pas dans un amas quelconque de ces particules , une
confusion totale de mouvements divers ; et comment elle peut déterminer dans chacune de ces
particules un semblable mouvement verticillaire.

CXXXII.

M. Macquer a fait un changement considérable
dans la théorie de Stahl sur la chaleur. Il suit les

(1) Il n'importe , 1° que l'on observe à ce sujet (comme a
fait Juncker (*Conspectus Chemiæ*, T. 1, p. 191-2),) qu'entre
les corps qui se ressemblent par la petitesse de leurs masses , et
le degré de leur pénétrabilité ; à la suite de l'impulsion de corps
d'un certain genre , les autres de même genre sont disposés à
recevoir des formes de mouvements semblables : ni , 2° qu'on
fasse entendre (comme a fait aussi Juncker) que ce mouvement
verticillaire doit être produit le plus généralement , d'autant
qu'il doit avoir lieu toutes les fois qu'un mouvement imprimé
en ligne droite à un corpuscule ne se dirige point à son centre,
mais plus près ou plus loin de ce centre.

opinions de ce grand homme, sur l'identité de la
matière du feu, et de celle de la lumière; ainsi
que sur la nature du Principe inflammable ou du
Phlogistique. Mais il en diffère, en ce qu'il croit
que la chaleur consiste uniquement dans des mouvements de vibration et d'oscillation des parties
aggrégatives et constitutives des corps qui sont
susceptibles d'être échauffés.

Il pense que les chocs de la lumière ou d'autres
matières, et les frottements ébranlent les parties
de ces corps, qu'ils dérangent de la situation où
elles étaient retenues par leur attraction : qu'une
répétition continuée de ces percussions ou de ces
frottements produit et entretient des alternatives
de l'action de la force d'impulsion, qui tend à déplacer les parties de ces corps, et de la force
d'attraction qui tend à les unir : et que de ces
alternatives il résulte nécessairement un mouvement intestin de vibration ou d'oscillation des
parties, qui constitue la chaleur; et qui est communiqué à la lumière, que ce mouvement lance
dans toute sorte de directions.

Mais comment pourrait-on prouver que dans une
suite continue de chocs ou de frottements qui
échauffent un corps, la force d'impulsion et la force
d'attraction agissent sur les particules de ce corps,
seulement par alternatives; ainsi qu'il serait toujours nécessaire pour produire le mouvement vi-
bratoire supposé? L'action de la force attractive ne
peut-elle pas être bornée pendant des temps plus

ou moins longs, dans les situations successives de
ces particules, à affaiblir leur mouvement qui est
l'effet de l'impulsion, sans devoir y produire un
mouvement en sens contraire? etc. (1).

CXXXIII.

Je passe à l'exposition de quelques-uns de mes
Doutes (et il me serait facile d'en indiquer un plus
grand nombre) sur cette autre Théorie chimique
qui est aujourd'hui assez généralement reçue : que
la chaleur est produite par un fluide qu'on appelle
Calorique, qui pénètre les corps et qui écarte leurs
molécules.

1° On dit que l'hypothèse que le Calorique est
un fluide, est plus propre à aider la *conception*
des phénomèmes, et plus *commode* pour les exprimer.

Mais cette faculté de conception, et cette commodité d'expression peuvent sans doute avoir lieu,
quand on se sert du nom de *Calorique*, comme
d'une inconnue qui désigne la cause générale de
la chaleur. On n'a plus ces mêmes avantages,

(1) Une remarque générale sur le mouvement oscillatoire
supposé par Macquer, ainsi que sur le mouvement verticillaire
admis par Stahl, dans les particules de tout corps qui s'échauffe,
est que si on n'accumule point ensuite les hypothèses les plus
arbitraires, ces mouvements une fois admis ne peuvent expliquer les phénomènes connus et les causes manifestes de la production de la chaleur.

lorsqu'on avance que le Calorique est un fluide ; et
que l'on fait de nouvelles suppositions relatives à
la nature et aux affections de ce fluide, pour expliquer chaque genre de phénomènes de la chaleur.

Cependant il est vrai que l'habitude d'insister
sur ces hypothèses peut ensuite persuader illusoi-
rement, que l'on conçoit alors ces phénomènes
avec plus de facilité, et que l'expression en est
d'autant plus commode.

De telles hypothèses sont celles où l'on soutient :
1° que le Calorique est un fluide qui a des affinités
différentes avec les différents corps ; 2° que la
capacité des corps pour contenir ce fluide, dépend
de la figure, grosseur, et distance de leurs molécules (1) ; 3° que ce fluide est plus ou moins admis
et retenu par les divers corps, suivant les différences de figures de leurs pores (2) ; 4° que ce
fluide se combine en partie avec les molécules des
corps, et en partie leur est seulement interposé,
etc., etc. (3).

(1) Lavoisier, *Éléments de Chimie*, T. 1, p. 19.

(2) M. Haüy, *Cours de Physique*.

(3) Les expériences principales dont je parlerai dans cette
section, sont très-curieuses en elles-mêmes. Mais on en a tiré
des conclusions beaucoup trop générales. Ces conclusions présentent des difficultés sans nombre, que ne peuvent résoudre
pleinement toutes les hypothèses qu'on a faites sur le fluide

2° Le mouvement de répulsion, ou si l'on veut de ressort, qu'on dit que le Fluide Calorique exerce sur les molécules de chaque corps qu'il pénètre, ne peut se concevoir qu'en supposant, ou que ce fluide est doué dans toutes ses parties, d'une force répulsive et éminemment élastique ; ou bien que ses parties qui pénètrent un corps quelconque, s'attirent plus fortement entr'elles que ne font les molécules de ce corps (comme l'a imaginé aussi M. Lavoisier) (1).

Ainsi que dans l'une ou l'autre de ces opinions, on est réduit à supposer que les parties du Fluide Calorique ont une *force occulte* ou de *répulsion* ou d'*attraction* entre elles.

---

calorique, ni même sur la cause essentiellement productive de la chaleur.

On peut sans doute appeler cette cause le *Calorique*, en désignant ainsi uniquement une qualité occulte ; dont les modifications sont déterminables par l'expérience, et dont le nom peut servir comme étant une expression générale des faits.

Mais on doit s'attacher surtout à connaître les causes sensibles des mouvements inconnus des parties intégrantes du corps, auxquelles est liée la production de la chaleur ; entre lesquelles causes sont spécialement les frottements et les percussions ; et les causes sensibles qui en fixant un plus grand repos de ces parties, y enrayent les mouvements quelconques calorifiques.

Toutes les hypothèses qu'on peut proposer sur la nature essentielle de ce *calorique*, peuvent être facilement réfutées : et dès-lors elles ne font plus que rappeler ce mot connu que Fontenelle disait à quatre-vingts ans : *Je suis effrayé de l'horrible certitude que je trouve à présent partout.*

(1) L. C.

Mais dès qu'on veut supposer cette force occulte, il est aussi simple, et plus direct, de dire que le calorique est une *faculté occulte*, qui agite par des mouvements intimes les molécules des corps qu'elle échauffe, et qui écarte ces molécules dans des circonstances que l'expérience seule fait connaître.

CXXXIV.

3° Quand on a mêlé une livre de glace ou d'eau au degré de **0**, et une livre d'eau liquide à soixante degrés, on a deux livres d'eau au degré de **0**, pour résultat du mélange.

On ne voit pas dans cette expérience comment la chaleur sensible de l'eau chauffée à 60° qui opère la fusion de la glace n'élève pas la température de cette glace, au-dessus du degré zéro. On en a donné pour raison, que cette chaleur de 60° qui est alors ainsi communiquée, se convertit en chaleur *latente* dans l'eau provenant de cette glace fondue. Mais par ce mot de *latente* on entend que la chaleur est combinée avec la glace, de manière à n'être plus sensible au thermomètre ; ce qui se réduit à énoncer en d'autres termes le fait même ; et n'explique en aucune manière comment ces 60 degrés de chaleur ont disparu.

On a avancé que ces degrés de chaleur se manifestent de nouveau au thermomètre, lorsque l'eau qui était devenue liquide repasse à l'état de glace. Mais outre qu'il n'est point constaté que les 60 dégrés de chaleur se renouvellent entièrement, il est impossible de prouver que ces degrés de chaleur, que l'on prétend être seulement développés dans ce passage inverse, n'y soient pas réellement reproduits d'une manière inconnue, par le changement d'état de ce corps.

CXXXV.

4ª On pourrait regarder ces faits où l'on observe la génération ou l'extinction de divers degrés de chaleur ; comme analogues à ceux où il se fait dans les corps qui se choquent une destruction, ou bien une multiplication du mouvement antérieur de ces corps.

Cette destruction est manifeste dans l'équilibre de ces Corps après le Choc : et cette multiplication a été prouvée dans les cas de ce Choc, où le corps choquant produit dans le corps choqué une augmentation de vitesse, d'autant plus grande, à mesure qu'il en est plus éloigné par l'interposition de corps moyens, dont les masses sont en proportion continue.

Hermann (1) a démontré cette Proposition (que je trouve qu'Huygens a découverte le premier) : (2) que si l'on imagine trois corps A, B, C en proportion continue, dont le premier A choque le

(1) *Phoronomia*, Lib. 1
(2) A la fin de son Traité *De Motu Corporum ex percussione*

second B , qui aille choquer le troisième C ; ce dernier recevra plus de mouvement que s'il avait été choqué immédiatement par le premier. En sorte que s'il y a cent corps en proportion ou en raison double , et disposés à recevoir de suite le choc les uns des autres ; le centième , après tous ces chocs , aura incomparablement plus de vitesse que n'en avait le premier : soit que le mouvement ait commencé par le plus grand de ces corps ; soit , et plus encore , s'il a commencé par le plus petit.

Lorsqu'on a reconnu que le mouvement peut , et se détruire , et se multiplier dans le choc des corps ; on ne peut trouver de difficultés à admettre par analogie le principe général que paraissent donner les faits : que le mode particulier et inconnu du mouvement des molécules des corps , qui constitue la Chaleur, peut être produit , augmenté , détruit , aussi bien que transmis et arrêté , par diverses causes dont la manière d'agir ne saurait être jusqu'à présent déterminée par l'observation.

Ce qui me paraît toujours le plus vraisemblable , c'est que la Chaleur est une espèce de mouvement particulier qui se produit dans les particules des corps échauffés par le frottement ; indépendamment de toute absorption d'une substance calorique, fluide ou autre ; qu'on supposerait y être absorbée ou combinée suivant une affinité quelconque.

Je me fonde principalement sur ce que la chaleur que cause le frottement par l'effet d'une compression uniforme , est sensiblement inépuisable. C'est

ce qu'indique une expérience de M. de Rumford,
qu'on n'a point encore complètement réfutée; et
dont il a conclu qu'il ne voit pas la possibilité de
l'expliquer sans abandonner l'hypothèse du calorique (considéré comme un corps particulier) (1).

CXXXVI.

5° Des défenseurs très-estimables de l'hypothèse
du fluide calorique sont disposés à penser que cette
hypothèse reçoit beaucoup de force, et peut même
aller jusqu'à devenir une vérité; lorsque l'on
considère les phénomènes du calorique rayonnant
(dont la découverte, due à Mariotte, a été si
bien développée par Scheele, et d'autres Chimistes
de nos jours).

Pour appuyer la preuve qu'ils tirent de ces
phénomènes, ils observent qu'on n'est du moins
pas plus fondé à admettre l'existence substantielle
des rayons de la lumière, que celle du calorique
rayonnant.

Mais j'observe à ce sujet (2) qu'il est impossible
d'affirmer, si la lumière même est un Corps, ou bien
un Être incorporel; lorsque l'on considère les phénomènes qu'on fait dépendre des réflexions et des
concentrations des rayons de la lumière; ainsi que

(1) *Mémoire sur la Chaleur*, p. xxxiv et suiv.

(2) Ce qui a été indiqué ci-dessus, p. 74; et qui doit être
particulièrement exposé dans une Note ci-dessus (Chapitre Second de cet Ouvrage, p. 74).

des transmissions qui se font en tout sens, des images des objets que nous croyons nous être apportées par ces rayons.

SECONDE SECTION.

THÉORIE DES MOUVEMENTS PAR LESQUELS LE PRINCIPE DE LA VIE ÉLÈVE OU ABAISSE ET FIXE LES DEGRÉS DE LA CHALEUR ANIMALE. DÉVELOPPEMENTS DE CETTE THÉORIE PAR DES CONSIDÉRATIONS SUR DIVERS PHÉNOMÈNES DE LUMIÈRE PHOSPHORIQUE ET ÉLECTRIQUE, QUI SE PRODUISENT DANS L'ÉTAT VIVANT DE L'HOMME ET DES ANIMAUX.

SOMMAIRE. — Le froissement *intime* des particules de tous les solides vivants, et les agitations *intestines* de celles des fluides sont des causes sensibles de la production de la chaleur. — Selon l'énergie de ces mouvements, ou toniques ou à progrès sensibles des fibres, la chaleur doit être augmentée ou diminuée. — (On a observé après un bain froid, un sédiment des urines, et un endolorissement de même nature que ceux que produit un exercice forcé. L'attrition des fibrilles a eu lieu sans doute alors fortement pour le maintien de la chaleur.)

Les agitations intimes et singulières de même genre produisent des bluettes phosphoriques et électriques. — Électrisation spontanée des organes extérieurs dans certains cas, par un froissement très-léger. — Ces étincelles peuvent quelquefois allumer la substance phosphorique ou inflammable contenue dans les humeurs. (Fait rapporté par Henckel.) — Combustions spontanées.

Vertu électrique spontanée de certains animaux ; de la torpille, etc. — Cette force agit surtout dans les efforts ou mouvements

que ces animaux se donnent pour produire un choc. (Faits
singuliers de vertu électrique spontanée à de hauts degrés,
dans certains hommes: baisers de feu, etc.)

CXXXVII.

QUELLE que soit la Cause Générale de la Chaleur ;
on sait que des causes sensibles qui en déterminent
la production, sont un froissement *intime* des parties des corps solides, et une agitation *intestine* des
parties des fluides, surtout lorsque ces solides et
ces fluides contiennent beaucoup de matière inflammable.

Ainsi la chaleur du corps vivant doit s'élever et
s'abaisser en proportion du degré d'activité de ces
froissements et de ces agitations des parties de ses
solides, et de ses fluides ; et elle doit être arrêtée
à un même degré par la fixation de ces mouvements.

Or ces mouvements intimes peuvent être produits dans les parties des solides et des fluides
vivants par l'action des forces du Principe de la
Vie (1). Donc ce Principe peut agir dans les solides
et les fluides du corps animal, de manière à y
entretenir et à y fixer des degrés convenables de
chaleur (2).

(1) Suivant ce que j'ai dit ci-dessus, Chapitres vi et vii.

(2) On peut dire du Principe de la Vie, qui produit la Chaleur
Vitale par les agitations intimes qu'il donne aux parties du corps
animal; ce qu'Ovide a dit (*Fastor.* Lib. VI, v. 5) de l'esprit
divin qui anime les poètes, *agitante calescimus illo.*

On ne doit point se borner pour expliquer la génération de la chaleur animale, en tant qu'elle s'opère dans les solides, à la présenter comme l'effet des froissements des molécules des fibres musculaires (où quelqu'un a supposé sans fondement, qu'il existe une palpitation continuelle), ou d'autres fibres dont la contraction se fait avec un progrès visible. Je crois qu'on doit la rapporter aussi aux frottements des molécules des fibres vivantes de toutes les parties molles qui sont agitées par toutes les variations successives de leurs contractions toniques ou dont le progrès est insensible (1).

Il me paraît que les moyens principaux de production de la chaleur vitale dans les solides, sont dans les agitations intimes, non-seulement des organes musculeux dont les mouvements perpétuels sont nécessaires pour l'exercice des fonctions vitales, comme le cœur, le diaphragme, etc. ; mais encore des organes dont les mouvements doi-

(1) Cette opinion que la Chaleur Animale est en grande partie produite et entretenue (contre l'application des causes frigorifiques au corps vivant), par des mouvements intimes des fibres des solides mous ; peut être portée au plus haut degré de vraisemblance par des observations analogues à celles qu'a faites à Édimbourg M. Silvestre, Médecin de Genève, et qu'il a bien voulu me communiquer.

Une de ces observations qui est singulièrement remarquable, porte sur le phénomène suivant que M. Silvestre m'a dit, s'être constamment renouvelé dans toutes les expériences que lui et

vent se renouveler très-fréquemment, comme sont l'estomac et les intestins, etc.

On voit que ces causes productives de la chaleur oivent être exaltées dans les maladies fébriles et nflammatoires.

CXXXVIII.

La chaleur d'un animal vivant peut s'élever au-dessus, ou s'abaisser au-dessous du degré de chaleur de l'atmosphère, suivant que les fibres de ses solides sont agitées, ou fixées par des mouvements de contraction simplement toniques ou à progrès insensible.

Cela me paraît prouvé par l'analogie de la production ou de la diminution de la chaleur dans les végétaux vivants, qui possèdent cette chaleur plus grande ou moindre que celle de l'atmosphère; et

d'autres Médecins de ses amis ont faites sur les effets du bain froid.

Non-seulement ils ont éprouvé, après avoir pris un bain froid (continué assez longtemps) cette espèce d'endolorissement des parties musculeuses, qu'on exprime en Latin par le mot *dedolatio*, et qui accompagne un exercice forcé : mais aussi leurs urines ont présenté, dix à douze heures après ce bain, un sédiment rouge-orangé abondant, précisément semblable à celui que M. Silvestre a eu occasion d'observer fréquemment après de violents exercices. Il a pensé qu'on ne pouvait se refuser à croire que l'attrition des fibrilles a lieu dans les mouvements par lesquels la chaleur vitale est excitée, quand on voit ce *detritus* ainsi produit.

dans lesquels elle ne peut être excitée ou enrayée que par différents degrés des contractions toniques de leurs vaisseaux (1).

CXXXIX.

La production de la chaleur par les mouvements des solides et des fluides dans le corps animal vivant peut être rendue plus sensible et plus vraisemblable par l'analogie des effets qu'ont les mouvements de la vie pour produire et pour rendre beaucoup plus forte la lumière des liqueurs phosphoriques dont plusieurs insectes sont pourvus (2).

(1) Jean Hunter a expérimenté qu'un thermomètre plongé dans le tronc d'un arbre bien sain, marque constamment une chaleur supérieure de quelques degrés à celle de l'atmosphère; tant que celle-ci reste au-dessous de la 56° division du même thermomètre de Fahrenheit; mais aussi que la chaleur végétale, dans un temps plus chaud, s'est toujours montrée inférieure de quelques degrés à celle de l'atmosphère (*Transactions Philosophiques*, Vol. LXV et LXVIII; et *Mém. sur la Chaleur des Animaux et des Végétaux*, dans le *Journal de Physique*, ann. 1781).

Hunter a éprouvé encore que la sève de l'arbre, hors de la plante, se gèle constamment au 32°; tandis qu'elle peut, sous un froid très-rigoureux, avoir 15° de chaleur de moins dans le corps du végétal, sans y subir de congélation.

(2) Je ne m'arrête point à considérer la lumière phosphorique que donnent diverses parties du corps de l'Homme et des Animaux après la mort.

M. Martin a donné (*Mémoires de l'Académie de Suède*, 1764, Trim. III, N° 7) une collection bien ordonnée des observations et des expériences, qui ont été faites sur la lumière que répandent dans les ténèbres les chairs des cadavres des divers animaux, et particulièrement des poissons de mer.

Cette lumière phosphorique est plus vive dans le ver luisant, lorsqu'on l'irrite, l'agite, et le fait marcher (1). Le Scarabé, dit la *mouche luisante*, donne aussi une lumière plus sensible, lorsqu'on le touche, ou lorsqu'il se dispose à voler. Cette lumière s'affaiblit dans les insectes dits *porte-lan-ternes*, lorsqu'ils languissent; et ne brillent plus lorsqu'ils sont morts.

Tout le monde connaît la lumière que les yeux des chats, des loups, et de plusieurs autres animaux sauvages jettent dans les ténèbres; et qu'ils ne donnent plus après leur mort. Il est remarquable que cette lumière est d'autant plus vive, lorsque ces animaux agitent les yeux pour mieux voir les objets dans l'obscurité (2).

(1) Dans le *Gottinglsche Magasine*, Année 3ᵉ, p. 28 et suiv., on peut voir des observations curieuses de M. George Forster; qui sont relatives à la lumière phosphorique du ver luisant, de l'espèce que Linnæus appelle *Lampyris splendidula*.

Forster dit (L. c. p. 278) que la production de cette matière phosphorique n'est pas plus merveilleuse que tant d'autres sé-crétions dans certaines parties du corps animal; comme par exemple, celle de la matière électrique dans certaines parties de la torpille qui sont formées pour cet effet, etc.

(2) La lumière que donnent les yeux du chat dans les ténèbres de la nuit, au milieu desquelles cet animal voit très-bien; est une lumière phosphorique, dont le développement est produit par l'agitation intérieure des parties du globe de l'œil; agitation qui peut dépendre de l'effort que le chat fait pour mieux voir les objets dans la nuit.

Le serpent à sonnettes, qui a les yeux étincelants, peut y

Galien a observé (1) que dans les lions, les léopards, et les autres animaux dont les yeux sont très-brillants la nuit ; on voit un cercle lumineux à la prunelle, surtout s'ils la tournent fortement du côté des narines (2).

CXL.

Je vais considérer les phénomènes de la lumière et autres fort analogues à ceux de l'Électricité, qui sont produits par des agitations intimes et singulières du tissu de divers organes et particulièrement des yeux.

On a lieu de rapporter à une sorte d'électrisation, et non à l'effet d'une déflagration lente d'une matière phosphorique, le feu que l'on voit souvent

exciter et augmenter encore la lumière ; au moyen de deux tuniques, qui se rapprochent et jouent l'une contre l'autre. (Bomare, *Dictionnaire d'Hist. Natur.* Art. *Boiciningua.* Voyez Marcgrave).

(1) *De Hippoc. et Platon. Placitis.* L. VII.

(2) Comme on se frotte les yeux pour fortifier la vue, lorsqu'on craint de n'avoir vu les objets qu'à demi : de même les animaux qui voyent durant la nuit à l'aide d'une lumière faible, pour se donner une vision plus parfaite, électrisent les globes de leurs yeux en les tournant ou les pressant contre les orbites, fortement et à plusieurs reprises.

Telle paraît être la cause du tournoiement des yeux, qu'emploient pour mieux fixer les objets (suivant la remarque de M. l'Abbé Richard) ; les Nègres blancs (dont la vue est trèsfaible) ; les chouettes qui en prennent sans doute l'habitude de tourner fréquemment la tête, et de faire beaucoup de mines, etc.

dans les yeux d'un homme animé d'une passion violente (1).

M. de Sauvages a remarqué le premier, l'analogie qu'a avec les effets de l'Electricité, le phénomène suivant qui est très-commun. Quiconque presse par, côté et déplace le globe de son œil, surtout à sa partie inférieure et vers l'angle interne, y voit un cercle lumineux, même lorsque cet œil est ouvert (2).

On connaît l'observation rapportée dans l'*Histoire de l'Académie des Sciences* (pour l'année 1700) : d'une femme chez qui la partie supérieure du crâne avait été détruite ; et qui, lorsqu'on lui comprimait le cerveau, disait qu'elle voyait mille chandelles. Un effet semblable est produit dans les secousses du cerveau, que cause les coups violents à la tête ;

(1) Ce phénomène a été vu souvent dans les soldats animés par la chaleur du combat. C'est ce que Florus a dit des Romains combattant avec les Samnites ; et ce que Julien disait de ses soldats (au rapport d'Ammien Marcellin). Nic. Olaüs dit que des ennemis d'Attila, attestèrent avec serment, que dans une bataille qu'il leur livra devant Aquilée, les yeux d'Attila avaient dardé des rayons de feu semblables à des éclairs.

(2) Scheiner attribuait ce phénomène à la pression du crystallin, et Kepler à la friction des filets colorés de l'iris. Mais il paraît qu'il est produit par une affection de la rétine. Porterfield dit même que chez ceux à qui on doit faire l'opération de la cataracte, il faut auparavant faire cette expérience ; et s'assurer si par l'effet d'un semblable frottement de l'œil, ils y voient des couleurs vives : d'autant que s'ils n'y en voient pas, cela indique l'insensibilité de la rétine : et dans ce cas l'opération de la cataracte serait inutile.

qui, suivant l'expression proverbiale, *font voir les étoiles en plein midi.*

On peut rappeler ici les bluettes de feu que fait voir cette affection nerveuse, qu'on a appelée *suffusion scintillante*, et qu'ont vues, après des méditations profondes, plusieurs Savants illustres; comme Malpighi, Tschirnhausen, M. Zimmerman, etc. (1).

On a vu de véritables étincelles sortir des yeux

(1) Dans les *Nova Acta Phys. Med. Naturæ Curiosorum*, Vol. viii, N° 17; on rapporte le fait suivant. Depuis plusieurs années, le Dr Schœpf était sujet à ressentir de temps en temps, lorsque son sommeil avait été rendu difficile par diverses circonstances, au moment où il était près de s'endormir; en apparence bien avant dans le cerveau, un bruit semblable à celui d'une explosion électrique; et au même moment, il voyait une foule d'étincelles qui semblaient s'élancer de ses yeux. Ce phénomène se terminait par une commotion subite, et cependant douce, de tout le corps.

Salmuth rapporte (*Cent.* 1, *Obs.* 57-58) que deux hommes, l'un lorsqu'il avait bu, et l'autre quoiqu'il fût toujours sobre; étaient sujets à voir dans la nuit des étincelles et des traits de lumière.

Hagendorn (*Hist.* 13, *Cent.* 1) dit qu'une femme épileptique voyait avant chaque accès, beaucoup d'étincelles devant ses yeux, et comme si tous les objets contenus dans la chambre étaient en feu. Ces lumières cessaient avec l'accès, mais les bulbes des yeux restaient endoloris.

Tho. Bartholin (*Cent.* III, *Hist.* 13) cite un exemple pris chez Marcellus Donatus, et en rapporte un autre sur la foi de son ami Treubler; de personnes qui après avoir vu (ou cru voir) sortir de leurs yeux des étincelles, des petites boules de feu, et enfin de très-grandes quantités de feu furent prises de convulsions épileptiques.

de certains hommes ; et ces étincelles étaient entièrement différentes de celles dont je viens de
parler ; qui n'existent que dans les sensations qui
les représentent chez quelques individus ; et que
des hommes qui voient très-bien, étant placés à
côté d'eux ne peuvent voir (1).

Ainsi Th. Bartholin dit avoir vu à Padoue, avec
d'autres Médecins qu'il cite, des étincelles jaillir des
yeux d'une femme sujette aux vertiges. D'autres
Auteurs qui attestent des faits semblables ont été
cités par Haller (2).

Il me paraît probable que c'est par l'effet d'une
semblable lueur qui sortait de leurs yeux, qu'un
petit nombre d'hommes (et l'illustre M. de Mairan
m'a assuré avoir été de ce nombre) a eu la faculté
de discerner les objets pendant quelque temps,
dans l'obscurité la plus profonde de la nuit.

CXLI.

On a beaucoup d'exemples remarquables de faits
relatifs à l'électrisation spontanée des organes extérieurs du corps humain. Les plus simples de ces
faits ne sont pas fort rares. Il est plusieurs personnes
chez qui le froissement de la surface du corps, qui
se produit en ôtant la chemise ou les bas, en tire
des étincelles.

Il n'est pas sans vraisemblance que ces étincelles

(1) Voyez Morgagni.
(2) *Physiologie*, Tom. v°, p. 527.

puissent dans des cas fort rares, allumer la substance phosphorique, ou seulement inflammable, qui se trouve contenue en surabondance dans les humeurs (1).

Les étincelles électriques qu'on tire de la surface du corps de l'homme, se renforcent par fois au point de former des jets de flamme qui ne brûlent point, si ce n'est dans des cas très-rares. On a des histoires sans nombre de faits semblables, qui ont été recueillis par Ezech. à Castro (2), Cardan, J. C. Scaliger, Th. Bartholin, etc.

Rolli a donné une collection de faits analogues, dont les plus extraordinaires sont ceux où ces flammes ont réellement brûlé ; et entre autres le fait célèbre de la combustion de la Comtesse Bandi, dont tout le corps fut brûlé par un feu qui sortit d'elle-même.

Ces combustions spontanées, qui sont toujours fort rares, semblent devoir être aidées par des

(1) C'est à cette cause qu'il semble qu'on peut rapporter le fait suivant.

Henckel dit (dans la *huitième Dissertation*, à la suite de sa *Pyritologie*), qu'un de ses amis d'un tempérament sanguin, après avoir beaucoup dansé, sua beaucoup et pensa mourir ; que pendant qu'on le déshabillait, on aperçut des traînées de flamme phosphorique qui laissaient sur sa chemise des taches jaunes, rouges, comme celles du résidu du phosphore brûlé; et que cet effet fut longtemps visible.

(2) Dans son Traité *Ignis Lambens*.

circonstances particulières, comme par une surabondance de graisse dégénérée, par un excès de
boisson de liqueurs spiritueuses, etc. (On a vu en
Russie des gens ivres d'eau-de-vie, qui étaient
vivants, ou morts depuis peu, rendre des flammes
par la bouche.)

CXLII.

On a observé dans des maladies des nerfs,
d'autres phénomènes qu'on est fondé à regarder
comme analogues à ceux de l'électricité.

Tels étaient les bruits sensibles qui accompa-
gnaient les lueurs intérieures, que voyaient des
femmes hystériques; au rapport de Marcellus Donatus (1) : et ces éclats que M. Pomme assure
qu'on a entendus dans des membres, qui après
avoir été contractés pendant plusieurs années,
recouvraient leur mobilité par un long usage des
bains, etc. (2).

Il n'est point de mon sujet présent d'indiquer les
parties du corps des Animaux, qui sont susceptibles plus que toutes les autres d'être électrisées

____

(1) L. n. *Hist. Med. Mirab.* C. 9.

(2) Une personne qui jouit d'ailleurs d'une bonne santé, et
qui est très-digne de foi, m'a certifié que dans une saison où le
froid était vif, il s'échappait sans aucun frottement, de différentes parties de son corps, des étincelles qu'accompagnait une
crépitation qui se faisait entendre d'assez loin.

par communication, comme sont les poils et les plumes (1).

Mais je crois devoir parler ici des Animaux qui possèdent une vertu électrique spontanée ; comme certains poissons, dont les plus connus sont la Torpille, l'Anguille torporifique de Surinam (*Gymnotus electricus*), le Trembleur (*Silurus electricus* de M. Broussonet).

On sait que ces poissons donnent à ceux qui les touchent, des commotions qui ne diffèrent point sensiblement de la commotion électrique qui a lieu dans l'expérience de Leyde. On est même parvenu à tirer des étincelles du corps de ces poissons, après qu'on les avait disposés convenablement.

La force électrique de ces poissons agit surtout dans les efforts ou les mouvements qu'on leur voit se donner pour produire un choc. On a remarqué qu'elle cesse dans l'anguille électrique, lorsqu'on la saisit de manière à empêcher le mouvement des

---

(1) On connaît l'électricité singulière dont les cheveux sont susceptibles (Th. Bartholin (*Cent*. III, *Hist*. 37) a recueilli diverses observations d'étincelles qu'ils ont données, en les peignant, etc.) ; et celle des poils de divers animaux, particulièrement des chats, des hermines, et d'autres animaux du genre des belettes (*mustelini generis*).

M. Pallas a observé que les plumes de tous les oiseaux récemment tués, et encore chauds, sont si électriques, qu'elles adhèrent à d'autres corps par leurs petites fibres cotonneuses ; et que cette vertu peut être ressuscitée par la chaleur et le frottement, dans ces plumes, lorsqu'elles ont été arrachées depuis longtemps.

muscles du dos , et sans doute à empêcher en même temps le jeu de son organe électrique.

Cet organe a été très-bien décrit par M. de Réaumur, et ensuite par M. Hunter : et c'est par une construction analogue , que le célèbre M. Volta a formé un appareil électrique , qu'il a nommé organe électrique artificiel.

On peut dire avec M. Humboldt (1), que le fluide du *Gymnotus electricus* est absolument galvanique , et non électrique. Mais il me semble que le Galvanisme dans les Animaux ne diffère de leur Electricité que par des modifications.

Des faits moins connus ont prouvé que dans l'espèce humaine, il est des individus qui possèdent à un très-haut degré une vertu électrique (2).

(1) *Magas. Encycl.* N° 111, an 9, p. 406.

(2) De tels faits sont rapportés dans l'*Histoire de l'Académie des Sciences*, pour l'année 1777, et dans le *Journal des Savants du mois de Mai* 1781.

Dans les *Mémoires de l'Académie de Pétersbourg*, pour l'année 1779, *T.* iii, *P.* 1, *Art.* xv ; M. Oseretscousky a fait voir (contre l'opinion de Gaubius) qu'il est des hommes exempts de toute maladie manifeste, qui sont disposés à une électricité qui n'est pas dans l'ordre naturel.

Il en a donné pour exemple un habitant de Tobolsk , qui était électrique par lui-même dans certains temps (surtout en hiver), et dans certaines circonstances ; à tel point que celui qui le touchait ou lui tirait ses bas de soie subitement , était frappé d'un coup fort sensible.

M. Oseretscousky ajoute que la femme de cet homme , par son commerce avec son mari, participait dans l'hiver à la même

CXLIII.

Un résultat général que je crois pouvoir tirer le plus simplement possible , des faits que j'ai rassemblés dans cette Section ; est que le Principe de la Vie dans les Animaux , peut être déterminé par des causes qui nous sont inconnues , tantôt à produire une matière phosphorique qui devient lumineuse , tantôt à développer la matière électrique , dans des parties qui ne sont point électrisées par communication ; et enfin à exciter le mouvement de la cause de la Chaleur ou du Calorique , jusqu'à l'ignition.

Je finirai cette Section par une observation générale qui paraît nécessaire pour résoudre la principale objection qu'on a faite contre toutes les théories , où l'on a fait dépendre la production de la Chaleur animale des frottements qui s'opèrent entre les diverses parties des organes.

Roederer (1) et d'autres ont dit que la Chaleur est sans doute produite par le frottement des corps

vertu ; de sorte que lorsqu'ils se faisaient des baisers mutuels, ils étaient repoussés réciproquement par un coup électrique.

On voit qu'il n'est pas sûr de rejeter absolument comme fabuleux , un fait qui a dû le paraître jusqu'ici , et qui est raconté par Borel (*Obs.* 69 , *Cent.* 11); qu'il était une femme dont les baisers donnaient du feu (et a qui il en sortait aussi des parties sexuelles , *ex pudendo*).

(1) *De Animalium Calore.* Gotting. 1758.

solides et durs ; mais qu'elle ne peut l'être par les frottements des parties d'organes qui sont très-mous et continuellement humides ; tandis que ces parties n'exécutent point de mouvements qui aient une vitesse et une force considérables.

Je réponds que la Chaleur peut être produite, même à de hauts degrés, par des frottements intimes et sans cesse répétés des parties des organes mous du corps animal ; d'autant que ces parties abondent en substance inflammable : que leurs surfaces même ne s'usent pas, mais sont sans cesse réparées par la Vie ; et que des degrés de Chaleur très-petits que cette cause produit à chaque instant, peuvent se conserver, et s'accumuler dans une longue suite de temps.

C'est ainsi qu'il faut concevoir la chaleur qui se manifeste très-fréquemment dans les fermentations putrides et autres, les effervescences, les dissolutions (où néanmoins dans quelque cas cette Chaleur peut être diminuée, ou même surmontée par une **cause** productive du froid, comme est l'évaporation des gaz qui peuvent s'y former) (1).

---

(1) La lumière peut ainsi que la chaleur, être produite par les frottements violents des corps mous, et même des liquides.

Hawksbée a produit de la lumière dans le vide, par l'attrition d'un morceau d'étoffe de laine sur un autre.

D'après les observations de M. Bajou, Médecin à Cayenne, il paraît que le frottement est la principale cause des feux, et particulièrement des étincelles qu'on observe sur la surface de la mer (quoique d'ailleurs on puisse attribuer en partie ces feux à

TROISIÈME SECTION.

DES LOIS GÉNÉRALES DE LA CHALEUR DES ANIMAUX.

Sommaire. — Uniformité de la chaleur vitale dans des températures extrêmes de chaud et de froid extérieurs. (L'excès de chaud nuit plutôt que l'excès de froid.) — Nul rapport entre la chaleur et la vitesse de la circulation du sang. — Le Principe Vital a la faculté d'augmenter ou de diminuer les mouvements productifs de la chaleur. (Expériences de Fordyce.) — Chaleur générale ou partielle quelquefois très-grande chez des mourants.

La graisse, les plumes, les fourrures, etc. ne sont que des moyens accessoires de production de la chaleur. — L'humidité, en rendant plus difficile l'agitation tonique vitale, etc. fait ressentir davantage le froid. — Les agitations ordinaires peuvent être insuffisantes dans un froid excessif. (Utilité d'un

des insectes lumineux (Nollet); et à une matière phosphorique huileuse, que l'air, ou même d'autres liqueurs, comme l'esprit de vin, peuvent mettre en déflagration (Le Roi)).

En effet, ces étincelles, dit M. Bajon (cité par M. de Bomare), n'ont réellement lieu qu'aux endroits où l'on reconnaît un frottement marqué; toutes les fois surtout que des vagues qui sont élevées viennent à se partager, à s'ouvrir, et à glisser sur les vagues inférieures. C'est autour, et particulièrement au derrière du navire qui fait un sillage rapide, et là dont marche occasionne des bouillonnements, des remoux, des tourbillons, et autres mouvements à l'eau de la mer; que les lumières ou étincelles sont le plus variées, nombreuses, et éclatantes.

violent exercice dans ce cas : mort par l'effet du repos.)
La faculté de résister à la communication de la chaleur extérieure, ne peut qu'être due à l'action du Principe de la Vie,
qui fixe d'une manière énergique le ton des parties, pour qu'il
n'y ait pas un plus grand mouvement de chaleur. — Les fibres doivent se contracter avec une grande violence pour
résister à la dilatation qu'une forte chaleur tend à produire.
(Raideur, inflexibilité des muscles des animaux qu'on fait
périr dans un air extrêmement chaud.) — Effets de l'habitude
sur la production de la chaleur vitale, etc.
Uniformité de la chaleur dans les individus de l'espèce humaine.
— Égalité de cette chaleur dans les diverses parties du même
animal. — Elle peut changer dans un organe par l'effet de
certains états maladifs. — Les parties externes, où l'activité
de la vie est moindre, sont celles où la chaleur se conserve
moins bien.

CXLIV.

La première de ces lois, et la plus importante
à considérer; est que dans chaque Animal vivant,
la chaleur reste toujours à un degré à peu près
constant, quoique cet animal soit exposé à de
grandes intempéries de chaleur et de froidure de
l'atmosphère (1).

C'est ainsi que les Hommes et les Animaux qui
vivent dans un climat glacé, comme est celui de la

(1) On peut observer qu'en général les animaux exposés à
l'intempérie extrême du chaud, meurent plus promptement que
ceux que fait périr l'excès du froid.

Ainsi dans les Pays Méridionaux, des hommes frappés par
l'ardeur du Soleil, peuvent tomber morts soudainement. Linings
en rapporte des exemples, qu'on a vus à Charles–Town (*Transact. Philos.*, N° 487).

Si un animal à sang chaud est successivement exposé à une

Sibérie, peuvent (suivant les observations de Gmelin), se donner par l'action des forces de la vie, autant de degrés de chaleur; qu'il en est entre le terme de la congélation, et celui de la chaleur de l'eau bouillante.

En adoptant des opinions qui ont été longtemps reçues sur la Chaleur animale; on croit que les frottements causés par la circulation du sang, peuvent produire une grande étendue de degrés de chaleur au-dessus d'un degré de chaleur tempérée de l'atmosphère.

Mais on ne voit point comment cette étendue de force productive de la Chaleur animale peut s'accroître, à proportion de ce que l'air se refroidit; sans que la circulation du sang devienne sensiblement plus rapide et plus forte.

CXLV.

C'est une objection générale, et qui semble décisive contre toutes les théories où l'on proportionne la Chaleur animale à la vitesse de la circulation du sang; qu'il n'existe point de rapport certain entre la chaleur de l'homme, et la fréquence ou le développement de son pouls.

suite indéfinie de degrés de froid, qui aillent toujours en croissant; l'action productive de sa chaleur vitale augmentera comme l'intensité du froid, jusqu'à une limite déterminée : mais au-delà de cette limite, cette chaleur diminuera par degrés à mesure que le froid sera lui-même augmenté; jusqu'à ce que la vie de l'animal s'éteigne (Douglas).

Des Amontons a trouvé le premier, qu'un pouls plus fréquent n'est pas toujours accompagné d'une chaleur plus grande. Home a trouvé de même, par des expériences faites avec soin dans des fièvres intermittentes et rémittentes, où se font les plus grands et les plus soudains changements dans la fréquence du pouls : qu'il n'y a point de proportion constante entre les degrés de cette fréquence et ceux de la chaleur du malade. De Haën a vu dans diverses fièvres très-graves, que la chaleur était la même, ou moindre encore que dans l'état de santé; soit que le pouls fût plus grand, ou qu'il fût contracté (1).

(1) De Haën a trouvé la chaleur très-forte dans des mourants, un peu après leur mort.

Rœderer a observé qu'il renaît une chaleur qui n'est pas médiocre, dans des morts ; au moment où ont cessé entièrement les mouvements de la *poitrine* et du pouls.

Ce fait (pour le dire en passant, et comme quelqu'un l'a remarqué) ne peut s'accorder avec les théories qu'on a proposées récemment sur la production de la Chaleur animale par la respiration.

Wrisberg rapporte que chez une femme morte; une heure et demie après que le froid mortel avait occupé toutes les parties du corps, les extrémités des pieds et des mains commencèrent à se réchauffer; et se refroidirent successivement, en remontant vers le dos, où cette chaleur prit fin.

Sans doute ces augmentations irrégulières de la Chaleur animale sont excitées dans certaines parties, immédiatement après la mort ; parce que la force du Principe Vital qui y produit la chaleur, cesse d'être modifiée par ses sympathies avec les forces analogues de ce Principe dans d'autres organes.

CXLVI.

Je ne m'arrête point à réfuter en détail les diverses théories, où l'on explique comment les frottements augmentés dans le mouvement progressif du sang , conservent le même degré de Chaleur du corps animal dans la température moyenne et dans le froid extrême de l'atmosphère (1).

Mais j'observe qu'un vice radical de toutes ces théories, est qu'on n'y considère point le phénomène opposé qui se refuse aux explications mécaniques : savoir que le degré de Chaleur dans un Animal vivant n'est point altéré par une chaleur de l'air très-supérieure à ce degré ; et reste le même que dans la température moyenne de l'atmosphère.

Ce dernier phénomène a été bien constaté par un grand nombre d'Observateurs.

Linings rapporte qu'à la Caroline il a vu le thermomètre , même tenu à l'ombre ; descendre lorsqu'un homme en plongeait la boule dans sa bouche, ou sous ses aisselles. M. Ellis a vu la même chose dans la Géorgie.

M. Haller a cité ces observations (2) , et en a

(1) Douglas a combattu de semblables théories qu'on avait données avant lui ; et il en a proposé une autre du même genre, que M. Venel a rejettée par des raisons démonstratives. (Voyez l'*Encyclopédie*, Art. *Chaleur Animale*.)

(2) *Physiol.* T. II, p. 27, *et T. ultimo*, p. 157.

recueilli beaucoup de semblables; auxquelles il serait facile d'en ajouter plusieurs autres de MM. Adanson, Tillet, Franklin, de Haën, Brauns, Cleghorn, Brydone, Blagden, Dobson, etc. (1).

Si la quantité de Chaleur que produit le Principe Vital, n'était point augmentée dans un air glacé, et demeurait toujours la même, il est évident que rien ne pourrait empêcher le corps animal de se refroidir relativement à la froideur plus grande de

______

(1) Le Dr Fordyce s'exposa avec quelques amis, pendant plus d'un quart-d'heure, a une chaleur égale, et même fort supérieure (dans d'autres expériences) à celle de l'eau bouillante, sans que leur propre température en fût sensiblement augmentée, et sans aucun mauvais effet.

A l'instant où ils entrèrent dans l'étuve, le mercure du thermomètre qui y était placé, descendit de quelques degrés (à cause que la chaleur de l'air ambiant les pénétrait, et tendait à l'équilibre). Mais le mercure d'un thermomètre placé dans leur bouche, ne monta point au bout de plusieurs minutes.

Le pouvoir frigorifique qu'observèrent alors en eux-mêmes Fordyce et ses amis, ne peut s'expliquer par l'effet du froid que peut laisser l'évaporation de leur transpiration augmentée : car ils ne transpirèrent point extraordinairement, ni proportionnellement à la supériorité de température de l'air de l'étuve.

Crawford a observé d'ailleurs que le résultat des expériences sur la faculté frigorifique des animaux vivants, est le même, soit qu'on retienne ces animaux dans un air sec et extrêmement chaud, soit qu'on les plonge dans de l'eau extrêmement chaude.

Boerhaave a donné sur les effets de l'air excessivement chaud d'une raffinerie, des observations qui ne s'accordent point parfaitement avec celles de Fordyce ; mais dont les différences ont pu être causées par les qualités particulières de l'air non renouvelé, et corrompu par les exhalaisons, etc.

l'air, qui pénètre l'atmosphère de ce corps, et qu'il reçoit continuellement par la bouche.

La communication immédiate de l'air froid a lieu dans tous les animaux, lorsque l'air s'applique aux surfaces très-étendues, des parties de la peau qui restent découvertes, des parois des cavités des organes de la digestion, et des vaisseaux aériens du poumon.

CXLVII.

On ne doit regarder que comme des secours accessoires, mais non suffisants pour la conservation de la Chaleur vitale; ceux par lesquels la Nature a défendu des impressions du froid les organes extérieurs du corps des divers animaux; comme les plumes, les poils, la graisse abondante qui est entre la peau et la chair pénétrée de sang dans les quadrupèdes des Terres Arctiques, etc.

Il en est de même des habits et des fourrures, qui garantissent les hommes du froid; et dont néanmoins plusieurs Peuples Sauvages ou Barbares se sont passés presque entièrement dans des pays très-froids, à des latitudes extrêmes de l'Europe et de l'Amérique (1).

(1) Polybe dit que les *Gæsatæ*, habitants des bords du Rhône, combattirent nus contre les Romains.

César, Sénèque, Tacite, attestent que les Germains, habitant dans des climats très-froids, ne portaient que des vêtements fort courts, faits de peaux; et qu'ils étaient accoutumés à être

Il faut remarquer aussi que des hommes placés dans une atmosphère brûlante, conservent le degré de chaleur qui leur est propre ; quoiqu'ils y restent *beaucoup plus longtemps* qu'il ne faudrait pour que cette chaleur excessive de l'air leur fût communiquée ; s'ils n'avaient la faculté de résister à cette communication. Gmelin dit que les Russes restent des demi-heures et des heures entières dans leurs

toujours nus d'une grande partie du corps. — Pomponius Mela dit que chez les Germains, les enfants demeuraient nus jusqu'à ce qu'ils eussent atteint l'âge de puberté.

Les habits des femmes des Germains, dit Tacite, n'avaient point de manches ; mais elles étaient nues des bras, des épaules, et des parties voisines de la poitrine. Il est difficile, dit Falconer, de concevoir comment elles avaient choisi cette forme d'habillement, dans un pays froid. On peut trouver singulier que les Françaises affectent aujourd'hui la mode de s'habiller de même.

Hérodien dit que les habitants de la Grande-Bretagne traçaient sur leurs corps des peintures diverses, et de diverses formes d'animaux ; et que ne voulant pas couvrir ces peintures, ils ne portaient point de vêtements (*Hist. Rom.*, Lib. III).

La Sauvage Canadien est très-légèrement vêtu dans ses chasses d'hiver. Les Paysans de la Norwège, dans leur climat non moins rigoureux, travaillent avec la poitrine découverte ; tandis que leurs cheveux sont chargés de frimats (Zimmerman).

Don Ulloa dit que les habitants de la haute partie du Pérou, qui sont bergers ou pâtres ; vivent sur les sommets des montagnes, où le froid et les neiges règnent presque continuellement, quoiqu'ils ne soient que très-peu vêtus ; et qu'ils s'y accoutument sans en éprouver d'incommodité. Il croit que la texture épaisse de leur peau sert beaucoup à les garantir de l'impression de cette température rigoureuse.

Les habitants de la Terre de Feu, où le froid est insupportable

étuves, où la chaleur monte jusqu'à 116 degrés du thermomètre de Fahrenheit (1).

Le résultat général des faits me paraît être qu'il faut rapporter la conservation permanente du même degré de Chaleur naturelle, dans l'homme qui peut être *longtemps* exposé à des degrés extrêmement divers de la chaleur de l'atmosphère ; à la faculté que le Principe Vital a d'augmenter ou de diminuer le mouvement de chaleur dans les solides et les fluides du corps vivant, et par conséquent d'accroître ou d'affaiblir la chaleur qui lui est communiquée par l'atmosphère (2).

Ce Principe varie pour cette fin les mouvements toniques d'agitation ou de contraction fixe dans les

aux Européens, vivent tous nus au milieu de l'hiver (*Voyageur Franç.*, T. xii, p. 437).

Le peuple qui habite les Terres du détroit de Magellan, où le froid est très-vif, a à peine quelques vêtements (Bougainville, *Voyage autour du Monde*).

M. de la Billardière a trouvé dans la Nouvelle-Hollande, des Sauvages qui sont d'un noir peu foncé ; qui vivent sous un climat où le froid se fait vivement sentir, surtout pendant la nuit ; et qui cependant ne connaissent pas l'usage des vêtements.

(1) La Chaleur monte même plus haut dans les étuves que supportent les Finlandais, suivant Ant. Martin (*Mém. de l'Acad. de Suède*, T. xxvi.)

(2) Les Suédois et autres hommes du Nord sentent beaucoup moins le froid en temps sec, qu'en temps humide, où ils ont peine à se réchauffer ; sans doute parce que l'humidité qui abreuve et relâche leurs fibres, en rend difficile l'agitation tonique vitale qui doit conserver la chaleur.

solides, et les mouvements intestins des fluides ;
suivant qu'il est déterminé par ses lois primordiales,
relativement à la diverse température de l'air qui
est appliquée au corps humain.

C'est ainsi qu'il fait brûler dans le corps qu'il
anime, un feu qui est toujours à peu près le même;
qui s'isole dans les feux du Sénégal, et qui ne
s'éteint point sous les glaces de la Sibérie.

CXLVIII.

L'excitation des agitations toniques des solides
vivants peut être quelquefois insuffisante pour conserver la chaleur naturelle dans un froid excessif ;
et c'est alors que les animaux exposés à ce froid
périssent, s'ils sont livrés au repos (1).

Le mouvement musculaire soutient alors la chaleur et la vie : moins par son effet pour augmenter
les frottements du sang qui circule, quoique cette
augmentation ne soit pas inutile ; que parce qu'il
multiplie dans les fibres des muscles et des autres
organes, les froissements intimes qui sont des
causes puissantes de génération de la chaleur.

On voit que lorsque l'homme vivant doit rester

(1) Boerhaave (*Prælect. Haller.*, **Phys.**, T. II) observe que
des Hollandais qui hivernèrent dans le Spitzberg, ceux qui se
renfermèrent dans une cabane périrent tous ; ne pouvant se réchauffer par le feu qu'ils faisaient : et ceux au contraire qui se
livrèrent à la chasse ou à d'autres exercices dans un air libre,
se maintinrent en santé.

moins chaud que l'air extérieur, et les corps environnants ; il ne suffit pas que la force génératrice de la chaleur vitale soit diminuée, ou même entièrement arrêtée : mais qu'il faut encore une autre cause existante dans le corps de cet homme, qui l'empêche de recevoir la communication de la chaleur extérieure, comme la reçoivent les corps environnants qui sont inanimés.

Cette cause intérieure ne peut être qu'une action particulière du Principe de la Vie dans le corps humain, qui en fixe toutes les parties avec un tel effort, qu'elles sont moins susceptibles du mouvement de chaleur, qui pourrait leur être communiqué du dehors.

Le Principe Vital ne se borne point alors à arrêter tous les mouvements des solides et des fluides, par lesquels il pourrait exciter la chaleur animale ; mais il contracte les fibres avec la plus grande violence, pour résister à la dilatation que tend à y produire la chaleur de l'air et des corps extérieurs (1).

C'est ainsi qu'il me semble qu'on doit expliquer ce que M. Duntze a vu dans les chiens qu'il a fait

(1) Je pense que le Principe de la Vie dans les Plantes doit aussi ou exciter en elles, ou enrayer les mouvements intimes qu'il donne à leurs fibres ; lorsqu'il y produit (comme l'ont prouvé les observations de M. J.⸋ Hunter) des degrés de chaleur intérieure, ou supérieurs à ceux d'une atmosphère très-froide, ou inférieurs à ceux d'une atmosphère brûlante.

périr suffoqués, dans un air dont la chaleur était excessive par rapport à leur chaleur naturelle ; et qui cependant y ont vécu et respiré quelque temps. Il a observé que dans ce genre de mort ces chiens contractaient une raideur et une inflexibilité particulière ; que leurs vaisseaux paraissaient injectés ; et que les muscles, les membranes, et les viscères avaient souffert une inflammation presque générale (1).

L'habitude peut fortifier singulièrement la faculté qu'ont les animaux de conserver dans les intempéries extrêmes de l'atmosphère, le degré constant de leur chaleur naturelle (2).

(1) Smith rapporte (*de Actione Musculari*, *Edimb.* 1767) qu'ayant exposé le cœur d'une grenouille (récemment extirpé), à un degré de chaleur marqué par le 100ᵉ degré du thermomètre de Fahrenheit, les mouvements de ce cœur furent arrêtés ; que ces mouvements se renouvellèrent, quand la chaleur fut réduite à un degré inférieur ; et qu'ils furent arrêtés de nouveau, lorsqu'on revint au 100ᵉ degré. Il assure que les mêmes effets eurent toujours lieu, dans la répétition de ces expériences.

D'où il paraît que, lorsque le cœur est exposé au 100ᵉ degré de chaleur et au-dessus ; les contractions toniques des fibres du cœur sont rendues tellement fixes, qu'elles empêchent, et enfin arrêtent leurs mouvements musculaires de contraction et d'extension alternatives.

(2) Gmelin a remarqué (*Préface* de sa *Flora Sibirica*, p. LXXV-VI) que les habitants de Jenisea furent fort étonnés de voir tomber et périr des oiseaux ; lorsque le mercure *descendit* dans le thermomètre de Fahrenheit à plus de 120 degrés au-dessous de zéro.

J'observe cependant que cette expérience a dû être fautive

L'habitude peut aussi donner à l'homme a faculté de conserver la chaleur qui lui est propre, lorsqu'il passe *tout-à-coup* par des états opposés et extrêmes de température de l'atmosphère. M. l'Abbé Chappe a vu des Russes, qui, après avoir passé quelquefois plus de deux heures dans des bains excessivement chauds; sortaient tout en sueur, et allaient impunément se jeter et se rouler dans la neige, par les froids les plus rigoureux.

CXLIX.

Après avoir établi par des preuves très-multipliées, que la chaleur de l'homme vivant se conserve

parce que le mercure ne peut descendre graduellement, mais doit se prendre en masse dans le thermomètre, lorsqu'il y est parvenu au point de sa congélation. Or, ce point est à 39° seulement au-dessous de 0 du thermomètre de Fahrenheit (suivant les expériences exactes que M. Elterleins a faites en 1780) et même M. Achard assure avoir obtenu la congélation du mercure à 31° au-dessous de 0.

Mais d'ailleurs Gmelin conclut avec raison de la surprise de ces Sibériens, que puisqu'il n'est pas rare d'avoir en Sibérie un froid qui fasse descendre le mercure dans ce thermomètre très-près du point de sa congélation; les oiseaux de ce pays-là doivent être disposés par l'habitude à supporter un degré de froid beaucoup plus grand que celui que peuvent souffrir ceux des mêmes espèces en Allemagne; où Gmelin les a vus tomber périssant de froid, quoique le mercure n'y fût jamais descendu au-dessous de zéro dans le thermomètre de Fahrenheit.

Il faut remarquer que (suivant l'observation de Zimmerman) les oiseaux ont une chaleur qui va jusqu'à 111 degrés du thermomètre de Fahrenheit, et par conséquent bien supérieure à celle de l'homme.

à un degré qui est toujours à peu près le même dans les plus grandes variations de l'atmosphère ; je vais indiquer rapidement d'autres lois générales de la chaleur animale.

L'une de ces lois est que tous les individus de l'espèce humaine, ont à peu près le même degré de chaleur naturelle. M. De Haën a prouvé par de nombreuses observations; que ce degré est généralement le même dans les deux sexes, et à tout âge : ce qui est contraire aux anciens préjugés sur la froideur de la vieillesse, etc. Braun a confirmé la même loi par ses expériences.

Galien a dit aussi que d'après des milliers d'observations, on a trouvé que l'enfant et l'homme qui est dans la fleur de l'âge, ne sont pas plus chauds l'un que l'autre : mais que dans les enfants la chaleur qui se fait sentir, est abondante, douce et halitueuse.

On pourrait soupçonner, relativement à la qualité de cette transpiration abondante et halitueuse qui est produite par la chaleur de la peau dans l'enfant; que le principe de la chaleur agit encore plus puissamment dans l'enfance ; puisque malgré le froid que devrait laisser à la peau une évaporation abondante, ce principe y entretient la chaleur au même degré qui a lieu dans la peau sèche des hommes avancés en âge (1).

1) Galien a dit ailleurs (*De Hippoc. et Plat. Decret.* L. viii, Cap. 7) conformément à la doctrine d'Hippocrate ; que l'homme

CL.

Une autre loi de la chaleur vitale dans l'état naturel, est que le degré en est le même dans toutes les parties de chaque animal vivant : ce que M. De Haën a vérifié, en comparant la chaleur des extrémités du corps, avec celle du cœur et des gros vaisseaux.

Cette égalité de chaleur a lieu sans doute en général dans tous les organes de l'homme vivant. Cependant un organe peut être affecté d'une chaleur particulière et plus vive ; soit lorsqu'il exerce fortement sa fonction propre, soit lorsqu'il souffre quelque irritation violente.

Il paraît aussi que les parties extrêmes du corps conservent moins constamment cette chaleur égale, étant plus sujettes à se geler ; parce que l'activité de la vie y est plus faible et moins soutenue.

Le degré de chaleur est le même pendant la santé,

est très-chaud dans le premier âge de la vie, et qu'il est froid dans la veillesse. Mais cette opinion, qui est toujours celle du vulgaire, doit être rapportée à cette espèce de chaleur que les Anciens disaient être innée à l'homme vivant (*Calidum innatum*, τὸ θερμὸν ἔμφυτον), qui se développait dans les premiers temps de la vie, et s'affaiblissait graduellement à sa fin.

Baldinger a été fondé à dire (*Opuscula Medica*, p. 64 et suiv.) que si l'on examine de près la théorie du *Calidum innatum* des Anciens ; il est évident que ce nom leur a servi à désigner ce Principe caché de la vie, qui est la source et l'origine des fonctions de l'Économie Animale.

dans le sang et les fluides , que dans les parties
solides du corps vivant. Ce n'est que dans des cas
de Maladies très-rares (dont Morgagni a recueilli
des exemples), qu'on a tiré à des hommes du sang
qui était plus froid que celui des poissons. On
sait que la respiration peut être froide dans les
mourants , etc. (1).

QUATRIÈME SECTION.

DES DIFFÉRENCES GÉNÉRALES DE LA CHALEUR VITALE DANS LES
DIVERSES ESPÈCES D'ANIMAUX ; ET DU RAPPORT QU'A DANS
CHAQUE ESPÈCE, LE DEGRÉ FIXE DE CETTE CHALEUR , AVEC LA
FORCE ET L'ÉTENDUE DES ORGANES DE LA RESPIRATION.

SOMMAIRE. — Division des animaux , en animaux à sang froid,
  et animaux à sang chaud. — Animaux qui s'engourdissent

(1) Il semble qu'on doit expliquer d'après ma théorie de la
chaleur vitale , un fait extraordinaire que rapportent Diogène
Laërce, et Sextus Empiricus (*Pyrrhon. Hypotyp.*, p. 22, Édit. de
Fabricius). Ils disent qu'un certain Démophon, Maître-d'Hôtel
d'Alexandre , était saisi de froid lorsqu'il s'exposait au soleil , ou
lorsqu'il prenait un bain chaud.

Il y a beaucoup d'apparence que cette singularité était dans
une sensation comme de froidure, que cet homme éprouvait
alors. Cependant il n'est pas impossible que ce refroidissement
ne fût réel. Le Principe Vital de cet homme pouvait souffrir une
aberration (ou primitive , ou contractée par quelque habitude
bizarre); qui lorsqu'il fallait résister à une forte chaleur extérieure, lui faisait abaisser soudainement le degré de la chaleur
vitale , fort au-dessous de celui où elle aurait dû rester fixée.

en hiver. — L'excès du froid extérieur est la cause déterminante de cet engourdissement. — Faculté qu'ont ces animaux
de maintenir leur chaleur au-dessus de celle de l'atmosphère,
à mesure que le froid extérieur augmente. (Tanrec qui s'en-
gourdit par un excès de chaleur.) — Une chaleur rapide tue
les animaux engourdis, sans doute par l'effet dangereux d'un
changement brusque d'agitations faibles, en agitations fortes.
(Faits sur le danger de tout grand changement dans les corps
vivants.)

La force et l'étendue du poumon semblent être proportionnées
dans chaque animal, à la fixation primordiale du degré de
chaleur qui lui est propre. — On peut aussi bien dire que le
volume des poumons est relatif au besoin qu'a la chaleur du
corps d'être tempérée par l'action rafraîchissante de la respiration; qu'on peut dire que ce volume des poumons est relatif
au degré de chaleur qu'ils doivent produire dans le corps.
(Cette théorie de l'action de la respiration sera développée dans
un Traité particulier sur cette fonction.) Les sentiments et les
mouvements que l'air inspiré produit en rafraîchissant la
surface des vaisseaux aériens du poumon, se répètent sympathiquement, et entravent dans tous les organes les agitations intestines qui produisent la chaleur vitale.

CLI.

Un résultat général d'observations faites par le
Dʳ Martine, est que tous les Animaux sont plus
chauds que n'est l'élément qu'ils habitent. Suivant
que cet excédant de leur chaleur est ou n'est pas
considérable; on les distingue en Animaux à sang
chaud, et en Animaux à sang froid (1).

La chaleur même de ces derniers (comme des

(1) *De Calore Animalium*, dans les *Nov. Comment. Acad.
Petrop.* T. xiii.

poissons et des grenouilles) n'excède point la température du fluide ambiant, suivant les expériences de Braun. Cependant les Auteurs cités par Haller (1) donnent à ces Animaux un ou deux degrés de chaleur de plus.

Parmi les Animaux à sang chaud, on peut faire encore une classe particulière de ceux qui s'engourdissent pendant l'hiver : comme sont les loirs, les marmottes, les chauve-souris, etc. (2).

(1) *Physiol.* T. ii. p. 28-30.

(2) Les loirs, les hérissons, les marmottes, les chauve-souris ont (*a*) le sang moins chaud que la plupart des animaux de leurs classes. Buffon pense qu'il n'est pas étonnant qu'ils tombent dans l'engourdissement; dès que cette petite quantité de chaleur intérieure cesse d'être aidée par la chaleur extérieure de l'air : ce qui arrive lorsque le thermomètre n'est plus qu'à 10° ou 11° au-dessus de la congélation. C'est là, dit Buffon, la vraie cause qu'on ignorait, et qui s'étend sur tous les animaux qui dorment pendant l'hiver.

Mais je remarque entre autres objections qu'on peut faire contre cette opinion de Buffon; qu'on devrait en conclure, que les animaux qui tombent le plutôt dans l'engourdissement, par le froid de l'hiver, doivent être ceux dont la chaleur propre est la moindre, et par conséquent cesse plutôt d'être aidée par la chaleur extérieure de l'air. Or c'est ce qui est contraire à l'expérience. Car, comme on l'a observé, la grenouille, le crapaud,

(*a*) Voyez les *Observations* de Pallas, *De Calore Animalium Hybernantium*, dans les *Nov. Commentar.* de l'Académie de Pétersbourg, T. xiv, Vol. i.

M. Geoffroy s'est assuré que le sang du hamster, comme celui des chauve-souris, n'a que dix degrés de chaleur dans son état naturel. (V. M. Silvestre, *Rapport des Travaux de la Soc. Philom. de Paris*, p. 111).

M. de Buffon a observé que lorsque la température de l'air est seulement au 10° ou 11° degré au-
dessus du point de la congélation , au thermomètre
de Réaumur : la boule d'un petit thermomètre étant
plongée dans le corps , et même mise sur le cœur
de plusieurs lérots vivants ; la liqueur du thermomètre est restée au même degré , et a baissé quelquefois d'un demi-degré ou d'un degré.

CLII.

Les faits qu'on a observés sur l'*hybernation* d'un
grand nombre d'espèces d'Animaux à sang froid et
à sang chaud , démontrent que l'excès du froid extérieur (s'il n'est extrême et mortel) est la cause
déterminante de cet engourdissement qui a lieu
pendant un temps plus ou moins long dans ces
Animaux : que dans cet engourdissement les fonctions vitales sont extrêmement affaiblies , et les
fonctions animales sensiblement arrêtées : mais
qu'une fonction du Principe Vital qui survit à la
grande diminution et à la suspension des autres ,
est celle par laquelle ce Principe entretient dans le
corps de l'Animal vivant un degré de chaleur qui
surpasse le degré du froid extérieur ; de sorte que
ce corps ne peut être livré à la congélation , que

la salamandre qui ont le sang froid , ne s'engourdissent qu'à un
degré inférieur, et beaucoup plus voisin du terme de la congélation , que n'est le degré de froid auquel s'engourdissent les
loirs.

dans un degré extrême de froid extérieur qui tue cet Animal (1).

La chaleur des Animaux à sang chaud qui hybernent, tombe d'abord au même degré, ou à un degré plus bas que celle de l'air extérieur; dans les froids qui déterminent leur engourdissement. Mais elle doit se soutenir ensuite à un degré d'autant plus élevé au-dessus du froid de l'atmosphère, que celui-ci descend davantage au-dessous du point de congélation.

En effet, on n'a point vu que ces Animaux pus-

(1) M. Blumenbach (qui cite là-dessus Gleditsch et autres) dit que les Animaux qui sont sujets à s'engourdir durant le froid de l'hiver, soit amphibies, soit animaux à sang chaud ; peuvent se passer en entier de ce sommeil, si on les tient dans une chambre chaude pendant toute la durée de l'hiver. Il ajoute que s'ils sont une fois livrés à ce sommeil, on ne peut, sans danger pour leur vie, les en retirer avant le temps où il doit finir.

Réciproquement M. Pallas dit (Voyag., T. 1, p. 176) : qu'il a souvent enfermé pendant l'été dans une glacière, le loir et d'autres animaux qui dorment pendant l'hiver, tels que le hérisson ordinaire et la musaraigne; et que ces animaux n'ont jamais manqué de s'y engourdir au point de devenir entièrement insensibles.

Ainsi l'on voit que l'engourdissement léthargique, auquel ces animaux sont sujets, a pour cause déterminante, l'action du froid extérieur dans l'hiver.

Mais d'un autre côté, une chose très-digne d'attention, est qu'un engourdissement semblable est déterminé à Madagascar, dans le Tanrec (espèce de hérisson) par la chaleur excessive de l'atmosphère ; et qu'il ne se dissipe qu'avec le retour d'une température plus fraîche (Voyez un des Discours de Clôture du Cours de Zoologie, par M. de La Cepède, p. 43).

sent revivre, lorsque leurs liqueurs avaient été gelées (1).

De là il suit que ces Animaux retiennent l'agitation intérieure des solides et des fluides, que leur ont laissée d'abord les froids qui les ont engourdis; avec plus de constance qu'ils n'ont retenu tous les degrés supérieurs de cette agitation. Il existe donc chez ces Animaux, des différences dans la tenacité des divers degrés de la chaleur vitale.

CLIII.

On a remarqué que les animaux engourdis par le froid, périssent lorsqu'on les met tout-à-coup près du feu : de même que les membres gelés et

---

(1) On a vu des exemples rares d'animaux à sang froid, qui ont pu être rendus à la vie, après que leurs solides et leurs liquides avaient été gelés.

Dans le Voyage d'Ellis à la Baye d'Hudson, il est dit que les Anglais dans des Factoreries au Nord de l'Amérique ont vu des grenouilles gelées, dont les chairs étaient devenues aussi dures que de la glace, qui reprenaient la vie par l'effet de la chaleur qu'on leur appliquait; mais qui étant ensuite exposées au froid, y mouraient sans retour (probablement par l'effet d'une désorganisation préparée, ou commencée imparfaitement dans leur première congélation, et achevée dans la seconde).

Fabricius (*Fauna Groenland., Spec.* 127) dit que le *Salmo rivalis* hiverne dans le limon, où il reste endurci sans mouvement. Il a vu ce poisson revivant en partie dans l'eau qui dégelait, avoir ses intestins encore durcis, et dans un état de coalition entr'eux, qui ne donnait passage à aucun aliment.

Une semblable congélation peut être produite par le froid de l'hiver dans des chrysalides de quelques insectes, dont cependant

même durcis par le froid, se sphacèlent, si on les réchauffe trop fortement.

On a donné à ces phénomènes des causes physiques qui ne paraissent point suffisantes. On pourrait leur en ajouter une autre du même genre ; en observant qu'une chaleur vive appliquée à la surface d'un corps ou d'un membre gelé, doit d'abord y introduire un nouveau degré de froid, par l'effet de l'évaporation qu'elle excite, et que ce nouvel effort de congélation désorganise plus complètement les parties glacées.

La cause la plus puissante de ces phénomènes me paraît être dans le changement soudain et extrême que souffre le Principe de la Vie, lorsque d'un état très-faible d'agitation intérieure qui en-

la vie peut être rétablie par leur exposition à la chaleur. Ainsi Réaumur a vu que des chrysalides de la chenille du chou ayant été parfaitement gelées en hiver (de manière que lorsqu'on les laissait tomber sur un vase de porcelaine, elles rendaient le même son qu'une petite pierre), reprirent leurs mouvements, après avoir été exposées à une chaleur douce ; et donnèrent des papillons au mois de Mai.

On sait d'ailleurs que la force pour résister au froid glacial de l'atmosphère est beaucoup plus grande dans les œufs des insectes, que dans les insectes même.

Bonnet *Contemplat. de la Nature*, T. ii, p. 116-7 dit : Des insectes dans l'état de germe, supportent sans périr un froid extraordinaire. Le ver à soie dans son œuf résiste au froid énorme de 2.° au-dessous de 0 du thermomètre de Réaumur ; et dès qu'il a pris un certain accroissement, il périt au froid médiocre de 7 degrés. Spallanzani a fait des observations analogues sur les œufs des insectes,

tretenait un reste de chaleur vitale ; il remonte
tout-à-coup à cette agitation forte et générale qu'il
doit donner aux solides et aux fluides, pour que
leur chaleur s'élève et se fixe (suivant les lois de
la vie), relativement à la chaleur forte qui leur est
appliquée extérieurement.

On sait par les suites mortelles qu'ont les évacuations soudaines et très-considérables, et par
d'autres exemples ; combien est funeste la rapidité
des grands changements dans la manière d'être du
Principe de la Vie (1).

CLIV.

**Il n'est pas possible d'assigner la raison suffisante
de la différence majeure, qui est dans la fixation**

(1) On peut avec Darwin (*Zoonomia*, p. 70) regarder les
faits suivants comme analogues à la mortification des membres
gelés, qu'on réchauffe tout-à-coup.

Des gens qui étant sur la mer étaient presque morts de faim,
sont morts bientôt après avoir pris une quantité de nourriture
égale à celle qu'ils prenaient auparavant pour un repas ordinaire.

Une inflammation (ou fièvre) mortelle survient quelquefois à
l'usage de l'eau-de-vie de genièvre, ou du vin avec du poivre,
donnés dans le frisson de la fièvre.

Darwin croit avec une grande vraisemblance qu'un trop grand
usage du vin, et l'application trop légère des vésicatoires, ont
fait périr beaucoup de personnes, qui avaient des fièvres accom-
pagnées d'une grande faiblesse ; cette faiblesse étant augmentée
à la suite d'une trop grande stimulation.

des degrés de chaleur propres aux Animaux à sang chaud, et aux Animaux à sang froid.

On pourrait soupçonner qu'une aussi grande diversité du degré fixe de la chaleur naturelle a été nécessaire, pour que chaque Animal pût vivre dans les intempéries extrêmes auxquelles il est exposé par la Nature.

Mais on voit bientôt que cette conjecture est vaine; en considérant que les poissons, dont la chaleur naturelle est un peu au-dessus de la chaleur ordinaire de l'eau, conservent néanmoins la fluidité de leurs humeurs dans les plus grands froids; et que certains poissons peuvent vivre dans les eaux thermales, dont la chaleur est très-supérieure à celle que l'homme peut soutenir habituellement (1).

Il semble que dans chaque espèce d'Animaux,

____

(1) Busbecq rapporte (*Epistola I*, p. 17) que dans son Ambassade en Turquie, il vit auprès de Bude, une source chaude, dont l'eau bouillonnait à sa surface; et au fond de laquelle nageaient des poissons qu'on eût cru ne pouvoir en retirer que cuits.

Des observations semblables ont été faites par Cocchi (*Bagni di Pisa*); et par M. Broussonet qui remarque qu'il est des poissons qui vivent dans les eaux thermales de Balaruc.

M. Sonnerat a vu dans l'île de Luçon, l'une des Philippines; des poissons se mouvoir dans une eau chaude au 69e degré du thermomètre de Réaumur.

M. Strange a dit (*Transact. Philos.*, Vol. LXV, p. 45) qu'une grande quantité d'une espèce de Buccins fluviatiles vivait dans

c'est à la fixation primordiale du degré de chaleur qui lui est propre, que la Nature a proportionné la force et l'étendue du poumon, ou des organes de la respiration (1).

Tel est le résultat d'une observation générale, que je croyais avoir faite le premier; et que j'ai trouvée depuis dans Th. Bartholin (2) et dans le Supplément de l'Histoire Naturelle de M. de Buffon.

La chaleur animale monte au plus haut degré dans les oiseaux, qui ont relativement au volume de leurs corps, les poumons beaucoup plus étendus; que ne sont les poumons de l'homme, des quadrupèdes et des cétacées. Les amphibies et les reptiles ont des poumons simplement membraneux. Les

les eaux thermales d'Apono, dont la chaleur est de 68 degrés au thermomètre de Fahrenheit.

Le charançon (comme l'a observé M. Du Hamel), et une espèce de chenille dont a parlé Schoeffer, ne périssent point, lorsqu'on les expose à une chaleur égale à celle de l'eau bouillante.

(1) Ribgy a pensé que la chaleur animale doit son origine non-seulement à la respiration; mais encore et principalement à la digestion.

On doit dire en général que les fonctions du corps humain vivant peuvent directement par leur exercice mécanique, influer plus ou moins sur le degré de la chaleur qui est généralement répandue dans ce corps; mais que le Principe Vital détermine primitivement (suivant des lois qui lui sont propres) dans les solides et dans les fluides, le degré de mouvement de chaleur avec lequel ces fonctions doivent s'exécuter.

(2) *Anat. Reform.* Lib. ii, p. 430.

poissons n'ont une sorte de respiration, que par l'air qui se dégage de l'eau dans leurs ouïes (1).

M. de Buffon a cru pouvoir conclure de cette observation, « que dans les diverses espèces d'A-
» nimaux, plus la surface des poumons est étendue ;
» plus aussi leur sang devient chaud, et plus il
» communique de la chaleur à toutes les parties du
» corps : que le degré de chaleur dans l'homme et
» dans les Animaux dépend de l'étendue de la force
» des poumons, qui sont les soufflets de la machine
» animale ; dont ils entretiennent et augmentent
» le feu, » etc. (2).

(1) On a remarqué que cette assertion générale, que la chaleur propre à chaque espèce d'animaux est en proportion avec la grandeur de leurs poumons, ou de leurs vaisseaux aériens : doit être bornée à la comparaison des espèces d'animaux qui sont d'une même classe, et non de classes différentes.

Ainsi M. Blumenbach observe qu'en comparant une chauve-souris de telle espèce, avec une grenouille de telle espèce, qui lui est égale en grandeur (comme par exemple un *vespertilio marinus* avec une *rana bombina*) ; les poumons de la grenouille ont plus d'étendue que ceux de la chauve-souris ; mais leur sont extrêmement inférieurs quant au très-petit nombre dans leurs cellules, comme quant au nombre et aux divisions de leurs vaisseaux sanguins.

(2) M. de Buffon a pu prendre cette idée d'Aristote, qui a dit que la respiration fait l'effet d'un soufflet, qui peut exciter et entretenir la flamme du cœur.

Mais Aristote a dit aussi en même temps (Chapitres vii et xxi de son Livre *De Respiratione*), que le poumon qui respire, fait surtout la fonction d'un éventail (*flabelli* a-t-il dit, [illegible] ou [illegible]); non-seulement en ce qu'il tempère la chaleur par le mélange d'une portion d'air ; mais encore en ce qu'il procure, par l'ex-

Mais si n'admettant point cette conclusion de l'observation générale de M. de Buffon, l'on reconnaît avec moi que le sang est rafraîchi dans le poumon par l'effet de la respiration ; il est extrêmement facile de rendre conformes à l'opinion que je suis, les faits généraux sur lesquels on a cru pouvoir appuyer démonstrativement un sentiment opposé.

En effet il est très-simple dans mon opinion de dire, en considérant ces faits généraux : qu'à proportion de ce que les causes productrices de la chaleur dans les espèces d'Animaux sont plus actives, et sont plus fortement, ou doivent être plus souvent modérées par l'effet rafraîchissant de l'air inspiré, pour que le degré de chaleur qui est propre à chaque espèce soit bien fixé ; il faut que le sang reçoive cette impression de l'air inspiré dans une plus grande étendue de surfaces de vaisseaux aériens du poumon ou autres.

CLV.

Les mouvements qui produisent la chaleur vitale ne se continuent point un certain temps avec la même force dans les solides et les fluides ; sans faire monter leur échauffement au-delà du terme qui

piration, l'expulsion des fuliginosités du sang, etc. D'où il me paraît qu'Aristote a cru que l'air inspiré rafraîchit le poumon en passant, comme l'air rafraîchit le tuyau d'un soufflet, par lequel il est chassé ; et cependant va exciter la flamme du cœur.

est marqué à la chaleur naturelle de chaque animal. C'est pourquoi lorsque le progrès de cet échauffement va dépasser considérablement ce terme, il est arrêté par le refroidissement qu'opère la respiration renouvelée.

Je crois que je pourrai porter au plus haut degré de probabilité, mon opinion sur le refroidissement que cause l'air inspiré : opinion que je me propose d'établir quand je traiterai de la Respiration (1).

A la suite des effets que l'air nouvellement respiré produit à la surface des vaisseaux aériens du poumon, qu'il rafraîchit et dont il excite les forces toniques ; il faut considérer les sentiments et les mouvements qui correspondent dans tout le corps à ceux dont le poumon est affecté dans l'inspiration. Ces affections sympathiques enrayent dans tous les

---

(1) Ma doctrine sur ce point est entièrement contraire à la théorie aujourd'hui fort répandue chez les nouveaux Chimistes, qui expliquent (avec de grandes variations) la production de la Chaleur Animale, par les effets de la décomposition de l'air qu'opère la respiration. Je crois que cette nouvelle Théorie est susceptible d'objections très-difficiles à résoudre.

J'ai vu naître cette théorie dans le sein de l'Académie Royale des Sciences de Paris, où j'avais l'honneur d'occuper une des Places d'Associé Libre. Je témoignai dès-lors à plusieurs Académiciens célèbres, que je voyais dans cette théorie peu de crédibilité, et des sujets de doute sans fin : que quand même elle serait solidement établie, elle expliquerait seulement une des causes de la Chaleur de l'Animal ; mais qu'elle serait entièrement insuffisante pour rendre raison des phénomènes principaux de la Chaleur Vitale, et pour avancer la découverte des lois de cette chaleur.

organes, les agitations des solides et des fluides, qui sont les causes immédiates de la chaleur animale.

On peut donc regarder l'air respiré comme étant en quelque sorte le *régulateur* de la chaleur trop forte qui serait produite d'ailleurs par le Principe Vital.

Ces mouvements alternatifs, l'un de production d'un excédant de chaleur, l'autre d'un refroidissement général par l'effet de l'air inspiré; ces mouvements, dis-je, se coordonnent de manière à soutenir toujours au même degré la chaleur qui est propre à chaque Animal, et qui est un des principaux instruments nécessaires à la vie.

Ainsi cette action de l'air respiré est un moyen qu'a employé la Nature pour affaiblir et modifier assidûment par reprises alternatives, dans toute l'habitude du corps l'affection du Principe Vital, qui est génératrice de la chaleur.

CHAPITRE IX.

DES SYMPATHIES OU DES COMMUNICATIONS PARTICULIÈRES
DES FORCES DU PRINCIPE VITAL DANS LES DIVERS
ORGANES DU CORPS HUMAIN.

SOMMAIRE. — Outre les liaisons générales, qui forment l'unité du corps vivant, les forces sensitives et motrices ont entre elles des communications particulières dans divers organes. — Cette sympathie de deux organes est manifestée par la correspondance de leurs affections, et ne peut être déterminée que par l'observation. — Il n'est pas étonnant qu'il y ait des variations à cet égard, puisque les causes des sympathies ne sont point mécaniques.

On n'avait encore recueilli sur les sympathies, que des faits trop peu nombreux, pour pouvoir en former un corps de doctrine. — La conservation de la vie est attachée aux sympathies des organes, ainsi qu'à l'organisme de leurs fonctions.

On ne peut regarder les affections correspondantes de deux organes comme sympathiques, qu'autant que ces affections de leurs forces ont eu souvent lieu, et ne peuvent être attribuées au hasard, à une action mécanique réciproque, ou à une synergie des forces de ces organes. — On doit entendre par *Synergie* un concours d'actions simultanées ou successives des forces de divers organes, pour constituer la forme d'une fonction, ou d'un genre de maladie. (Nécessité de bien distinguer dans les maladies les symptômes produits par la sympathie spéciale des divers organes, et ceux qui le sont par la synergie constitutive de chaque maladie.) — L'étude des sympathies et des synergies embrasse les chefs principaux de la Physiologie ; les corps vivants devant être considérés comme animés par des forces dont l'action est soumise à des lois primordiales de Sympathie et de Synergie. — Les faits relatifs aux Sympathies peuvent être rangés en trois classes.

CLVI.

Les forces motrices et sensitives du Principe Vital, qui agissent dans toutes les parties du corps, ont entr'elles cette liaison universelle qui forme l'unité du corps vivant : et de plus elles ont dans divers organes, des communications particulières et plus fortes ; qui constituent les sympathies de ces organes.

La sympathie particulière de deux organes a lieu, lorsqu'une affection de l'un occasionne sensiblement et fréquemment une affection correspondante de l'autre ; sans que cette succession puisse être rapportée au hasard, au mécanisme des organes, ni à leur concours d'action dans une forme générique de fonction ou d'affection du corps vivant.

On voit que les sympathies des organes ne peuvent être déterminées que d'après des observations de faits qu'on reconnaît avoir ces conditions ; et qu'on doit les considérer comme étant produites par une sorte d'harmonie préétablie, ou par des lois fondées dans la nature même du Principe Vital.

CLVII.

En partant de ces considérations, on n'est pas surpris que les faits relatifs aux sympathies présentent beaucoup de singularités ; qui ont été remarquées par Astruc et Whytt

Ces sympathies n'en doivent pas moins être reconnues ; quoiqu'on ne puisse les soumettre à des lois constantes, et qui les embrassent dans leur généralité ; quoiqu'on ne puisse dire ,

Comment telle modification précise de l'organe primitivement affecté est nécessaire pour la production de tel effet sympathique :

Pourquoi la sympathie de deux organes n'est pas toujours réciproque (1) :

Pourquoi l'effet sympathique n'est pas perpétuel (comme il devrait l'être si les causes de la sympathie étaient mécaniques) :

Pourquoi un organe n'est point affecté directement par une cause irritante, de même qu'il l'est par la sympathie de l'impression que cette cause

(1) Cette réciprocité de sympathie n'a lieu que dans quelques cas rares. Ainsi la strangurie (sans affection néphrétique) détermine des vomissements (a) ; et réciproquement, Hippocrate a observé (dans les Coaques, N° 473) que la strangurie survient à la passion iliaque, et fait périr au septième jour, si les urines ne coulent abondamment.

(a) Coopmans, dans les Notes de sa version de Monro sur les Nerfs.

fait sur un autre organe; (pourquoi l'iris, par exemple, n'est point mue par l'application directe de la lumière la plus forte; et l'est sympathiquement, lorsque la lumière agit sur la rétine) : etc.

CLVIII.

Quoique divers Auteurs aient recueilli beaucoup de faits relatifs aux sympathies des organes du corps humain; ils n'ont lié ces faits que sous des rapports généraux qui étaient trop vagues. Ils n'ont pas cru que des conclusions sévèrement déduites de ces faits bien rapprochés, pussent mener à un corps de doctrine sur les sympathies; qui dût changer la manière de voir de plusieurs phénomènes des plus importants de l'économie animale.

C'est ce corps de doctrine sur les sympathies dont je me propose de donner un essai; en m'appuyant toujours sur les observations, dont je tâcherai de former les résultats de la manière la plus simple et la plus étendue.

Je me propose dans ce Chapitre, de déterminer d'abord comment on doit reconnaître les faits relatifs aux sympathies des organes : de considérer ensuite en général les sympathies qui ont été le mieux constatées entre les divers organes; en tant que l'on peut, ou qu'on ne peut pas remarquer entre ces organes des rapports manifestes.

Dans les Chapitres suivants, je traiterai spécialement des sympathies des forces du Principe Vital dans les organes similaires qui sont liés en systèmes particuliers, ou dans les vaisseaux sanguins et les nerfs : je ferai voir que les sympathies de ces organes similaires simples avec leurs systèmes respectifs sont nécessaires pour la conservation des forces des organes plus composés : et enfin je rechercherai quelles sont les sympathies de chaque organe avec tout le corps ; sympathies qui concourent à produire le système des forces du Principe Vital.

CLIX.

Il résultera de l'ensemble de faits et d'observations que je développerai successivement ; que la conservation de la vie est attachée aux sympathies des organes, ainsi qu'à l'organisme de leurs fonctions.

Les faits singuliers qui appartiennent à la doctrine des sympathies proprement dites, ont été jusqu'ici recueillis en trop petit nombre. On a été sans doute détourné de les recueillir, parce qu'on les a toujours regardés comme extraordinaires, ou comme sortant de l'ordre commun. Mais on aurait dû reconnaître par rapport à ces faits, ce que M. Blumenbach a bien dit en général (1); qu'on a de nombreux exemples que les aberrations de la Nature hors de sa marche accoutumée, répandent

____

(1) *De Nisu Formativo Nuperæ Observationes*, p. xii.

par fois beaucoup plus de jour sur des recherches obscures, que ne fait son cours ordinaire et régulier.

Je crois essentiel de classer tous les faits relatifs aux sympathies particulières sous des chefs généraux, de manière à en former des fragments, comme sont ceux de la Méthode Naturelle des Plantes : ce qui donne de l'avantage pour mieux connaître beaucoup d'autres faits analogues à ceux qu'on a ainsi classés.

Je vais donner un Essai de cette distribution dont le plan me semble être assez étendu, et dont les détails doivent être multipliés et developpés de plus en plus, par de nouvelles collections d'expériences et d'observations relatives.

Je sens combien cette doctrine sur les sympathies des organes du corps humain, quoiqu'elle soit appuyée sur les faits les plus constants ; sera éloignée de l'état de perfection où elle doit être portée dans la suite par le progrès des observations.

Mais il me semble que même dans son imperfection actuelle, elle donnera la vraie manière de voir un très-grand nombre de phénomènes de l'économie animale ; et de parvenir à des découvertes ultérieures.

CLX.

Dans toute doctrine sur les sympathies des organes, il ne faut employer que des faits, qui étant bien vus soient relatifs à ces sympathies. Mais pour qu'un fait soit relatif à une sympathie de deux organes; il faut qu'on ne puisse attribuer avec vraisemblance à aucun autre genre de causes, le changement d'action des forces, qui survient dans l'un de ces organes à la suite d'une affection de l'autre.

Un tel fait ne doit pas pouvoir être rapporté avec probabilité à ce qu'on appelle *hasard*; c'est-à-dire à un concours inconnu de causes accidentelles, soit internes, soit externes, qui peuvent affecter en même temps ces deux organes : et pour exclure ce hasard il faut que ce fait se soit reproduit souvent dans des circonstances pareilles.

Il faut aussi que ce fait ne puisse pas être expliqué par l'action *mécanique* d'un de ces organes sur l'autre ; action qui peut être estimée d'après la position et le jeu de ces organes.

Mais la principale voie d'exclusion, par laquelle il faut reconnaître si le fait supposé doit être regardé comme relatif à la sympathie particulière de deux organes; c'est de s'assurer qu'il ne puisse être rapporté à une *synergie* des forces de ces organes.

Je désigne par ce mot de *synergie*, un concours d'actions simultanées ou successives des forces de divers organes, concours tel que ces actions constituent par leur ordre d'harmonie ou de succession, la forme propre d'une fonction de la santé, ou d'un genre de maladie; comme par exemple, la forme

générique d'une excrétion, ou d'une inflammation (1).

Dans toute excrétion, ou dans toute inflammation, la Nature fait concourir à produire ces affections, des organes distincts de l'organe excrétoire
ou enflammé. Ce concours peut exister indépendamment des sympathies proprement dites de ces
organes ; puisqu'il est dans l'ordre générique de
ces affections du corps vivant.

(1) Divers Médecins ont pu se servir du mot de *Synergie*
(qui en grec signifie coopération) dans des cas quelconques où
il y a concours d'action de plusieurs organes. Mais lorsque j'ai
employé ce mot *Synergie*, pour l'opposer à la *Sympathie* proprement dite ; il est évident que j'ai donné à ce mot *Synergie*
une signification plus déterminée.

Il est clair qu'un concours d'action de plusieurs organes peut
avoir lieu dans le cours d'une fonction ou d'une maladie ;
1° par une *sympathie* proprement dite de deux organes, qui
fait qu'une affection de l'un occasionne ou fait naître dans
l'autre une affection correspondante ; 2° par une *synergie* proprement dite de ces organes, qui fait qu'ils doivent concourir
pour constituer la forme essentielle d'une fonction ou d'une
maladie ; suivant les lois primitives du Principe Vital, qui
produisent cette fonction ou cette maladie.

Un Nouveau Physiologiste qui a rapporté imparfaitement ce
que je dis ici, n'a pas entendu, ou a dissimulé cette distinction
fondamentale que j'avais faite si manifestement. Il est parti de
là pour mêler ma doctrine sur ce point avec celle de divers
Auteurs Modernes auxquels il m'a associé : et il n'a pas reconnu, comme il eût pu le faire, que personne n'a donné avant
moi ce principe essentiel de la doctrine des sympathies.

CLXI.

Cependant les mouvements des organes, dont la synergie est constitutive d'un *genre* de fonction, ou d'affection particulière ; peuvent sans doute dans divers cas de ce genre, être joints à des effets de sympathies qu'ils occasionnent, ou qui surviennent dans ces organes. Mais ces ensembles de mouvements synergiques sont toujours produits par des impulsions directes de la Nature, qui suit des plans généraux dans les fonctions de la santé et dans les maladies.

C'est ainsi qu'une douleur vers l'épaule droite peut survenir par une véritable sympathie, à une inflammation du foie, dont elle n'est pas un symptôme constitutif.

On doit regarder comme un phénomène relatif à la sympathie du rein avec l'estomac, le vomissement qui est causé souvent et non toujours, lorsque l'inflammation du rein a lieu ; d'autant que la forme générique de cette affection inflammatoire n'a point pour un de ses éléments le mouvement antipéristaltique de l'estomac (1).

(1) Cette observation est importante pour la pratique. En effet, le vomissement qui survient à la néphrétique, ne peut procurer qu'un soulagement accidentel et faible, et n'est point dans l'ordre des mouvements qui peuvent opérer la guérison naturelle de cette inflammation. C'est une fausse vue (suivie

Stahl et ses sectateurs se sont particulièrement attachés à observer et à décrire les synergies, qui ont lieu dans la santé et dans les maladies. Ces synergies sont sans doute des objets qu'il est essentiel d'embrasser dans l'histoire de chaque fonction.

Mais l'étude des sympathies proprement dites comprend l'objet le plus général de la Physiologie. Elle considère d'abord les sympathies spéciales qu'ont entr'eux les divers organes similaires qui sont liés en système particulier; comme sont les nerfs, les vaisseaux, les organes digestifs, etc.; et ensuite les sympathies qui font ressentir à tout le corps vivant les affections des organes particuliers.

Les Auteurs qui ont écrit sur les sympathies

par Pitcarn et par d'autres) de donner un vomitif dans cette maladie, pour aider ou pour imiter un mouvement salutaire.

Je regarde comme essentiel dans l'Histoire des Maladies, de bien distinguer les symptômes qui sont produits par la sympathie spéciale de divers organes; et ceux qui le sont par la synergie constitutive de chaque maladie.

Ainsi dans mon Traité des *Maladies Goutteuses* j'ai distingué, suivant qu'on doit les rapporter à la sympathie, ou à la synergie, les diverses affections qui précèdent ou qui accompagnent la formation des attaques régulières de la goutte. J'y ai indiqué comme les effets de la sympathie spéciale qu'ont entre elles toutes les articulations, les lésions successives ou combinées des différentes articulations; qui ont lieu dans les attaques de la goutte, lorsqu'elle a fait des progrès considérables.

des organes, les ont confondues avec les synergies (1).

Cependant il est des Médecins éclairés qui paraissent avoir quelquefois pressenti cette distinction, quoiqu'ils ne l'aient pas exprimée.

Duret et d'autres Anciens ont dit que les symptômes qui surviennent dans les maladies par sympathie, et non par succession sensible *(per transitum)*, n'opèrent jamais la guérison.

Baglivi a dit aussi (quoique avec moins d'exactitude) que la sympathie proprement dite ne se manifeste que dans des maladies grandes et extraordinaires : et il a pensé que c'est en partie pour cette raison, qu'on doit regarder comme un mauvais signe le vomissement bilieux qui survient aux plaies de tête.

CLXII.

On doit reconnaître dans la Physiologie que ce sont des vues subordonnées (quoique plus ou moins

(1) C'est pourquoi il faut exclure du nombre des faits relatifs aux véritables sympathies, un grand nombre de ceux qui y ont été rapportés par Whytt et par d'autres.

Ainsi Whytt rapporte mal les efforts qu'on fait dans l'expulsion des selles, ou dans le ténesme, à une sympathie du diaphragme avec le rectum.

Hunter *(Traité des Maladies Vénériennes)* attribue mal à propos à la sympathie, des affections qui sont intimement liées à la constitution d'une maladie principale, ou qui en dérivent, telles qu'est la fièvre hectique qui survient à un ulcère.

utiles relativement à certains objets) ; que celles qui y considèrent l'homme vivant comme un ouvrage de Mécanique, ou comme une Machine Hydraulique ; ou comme un Laboratoire où se font des opérations chimiques (qui sont d'ailleurs d'un ordre transcendant par rapport à toute Chimie connue).

La grande et maîtresse vue dans la Science de l'Homme est de le considérer comme un Être essentiellement animé par des forces Vitales dont l'action est soumise à des lois primordiales de sympathie ou de synergie.

Avant que d'entrer dans l'exposition de la théorie des faits relatifs aux sympathies particulières des organes ; théorie dont on verra que les conséquences utiles sont très-étendues : j'observe qu'il est conforme à *la bonne Méthode de Philosopher*, de bien circonscrire les faits de cette classe ; et de les considérer séparément des faits analogues que l'on peut imputer à une sorte de hasard, de ceux que l'on voit naître de l'action mécanique des organes, et de ceux qui rentrent dans les formes génériques ou universelles des fonctions et des maladies.

CLXIII.

Dans les recherches sur les phénomènes de l'économie animale de l'homme sain et malade, ainsi que dans toutes celles qu'on peut faire sur des objets dont les causes sont *très-compliquées* : on ne parvient à découvrir quelques-uns des secrets de la Nature; qu'autant que l'on rassemble et classe sous des chefs distincts beaucoup d'observations singulières; de sorte que l'effet saillant d'une des causes que l'on considère spécialement, se dégage des effets d'autres causes, dont le concours se trouve trop faible pour la faire méconnaître.

On voit qu'il suffit pour reconnaître une vraie sympathie entre deux organes, que cette sympathie se montre par un grand nombre de faits divers *qui y sont relatifs*; et dont elle donne la clé, ou constitue l'analogie générale. Il n'importe qu'on ignore les causes de cette sympathie.

Les organes liés par des sympathies proprement dites, peuvent avoir ou n'avoir pas entre eux des rapports sensibles. Tous les rapports que peuvent avoir ces organes, se classent sous deux chefs généraux; dont le premier embrasse leurs connexions, et le second leur ressemblance de structure et de fonctions. Cependant on ne voit pas quel est le nœud de ces rapports, avec les correspondances sympathiques de ces organes.

Je vais traiter dans les trois Sections suivantes, des sympathies particulières des organes; considérées suivant qu'ils n'ont point entre eux des rapports sensibles, ou qu'ils n'ont que des rapports de structure et de fonctions, ou bien qu'ils sont liés par des connexions particulières.

PREMIÈRE SECTION.

DES SYMPATHIES DES ORGANES QUI N'ONT ENTRE EUX AUCUN RAPPORT SENSIBLE.

Sommaire. — Faits nombreux de Sympathies entre des organes qui n'ont point entre eux des rapports sensibles de leurs nerfs, de leurs vaisseaux, etc. Sympathie des organes de la génération avec ceux de la voix et avec les oreilles. (Observations des Anciens à cet égard.) Sympathie de la tête et du foie, etc. — L'estomac est de tous les organes celui qui a les sympathies les plus étendues. (Il est nécessaire de les considérer pour bien concevoir l'action des médicaments.) — On ne voit pas pourquoi les sympathies de l'estomac, si elles dépendaient uniquement des communications nerveuses, auraient lieu constamment avec d'autres organes que la tête et les nerfs.

Ce n'est point précisément à la sympathie des nerfs des intestins et des extrémités qu'on peut rapporter la paralysie des extrémités dans la colique de Poitou. — Il paraît qu'alors l'atonie, fixée sur une partie des intestins, se répète sympathiquement sur les extrémités. Ainsi il ne faut pas, en ces cas, diriger les méthodes de traitement contre l'état inconnu des nerfs ; mais rétablir les forces constantes, et les fonctions de tous les intestins. — Utilité de ces vues dans la Pratique.

CLXIV.

Je ne m'arrête point à recueillir des exemples de sympathie entre des organes éloignés et divers, qui sont rares et singulières à tel point, qu'on ne

peut les rapporter qu'à l'idiosyncrasie ou à la constitution individuelle de ceux chez qui on les observe.

Telle était cette douleur pungitive qu'un homme
(dont Hales a parlé) sentait au haut de l'épaule
gauche, quand il grattait un bouton qui était un
peu au-dessous du côté extérieur du genou droit (1).

Mais je vais faire voir qu'on observe dans l'état
de santé et dans un grand nombre de maladies différentes, que des organes qui ne sont liés par
aucun rapport sensible (comme de leurs nerfs qui
ayent prochainement une origine commune, etc.),
ont entre eux des sympathies qu'on ne peut rapporter à des singularités de la constitution individuelle.

CLXV.

La sympathie la plus constante, et peut-être la
plus remarquable qui ait lieu dans l'état naturel,
entre des organes qui n'ont aucun rapport manifeste; est celle qui est introduite dans l'homme;
lorsque la puberté amène un grand changement
dans les organes de la génération, qui détermine la
mue de la voix. On sait que cette mue n'a point
lieu dans les enfants qui ont été châtrés.

Le dessein primitif de la Nature a non-seulement
attaché à l'âge de la puberté, les développements

____

(1) Cullen a dit que si un chien lui léchait un peu rudement
la main, il sentait un chatouillement désagréable aux plantes
des pieds.

des organes de la génération et de ceux de la voix : mais encore il a rendu ce dernier développement dépendant du premier.

C'est aux changements qu'opère la révolution de la puberté, que tient aussi la sympathie particulière qui est entre la matrice et l'intérieur de la gorge.

Un des effets singuliers de cette sympathie (qu'on pourrait regarder comme analogue à l'enflure du col des cerfs dans le rut), peut être que le col devient plus gros dans la femme, immédiatement après les premiers essais des plaisirs amoureux.

C'est du moins ce que les Anciens croyaient avoir généralement observé, comme on voit par des vers de Catulle (1) (2).

(1) *Non illam nutrix orienti luce revisens,*
    Hesterno collum poterit circumdare filo.

(2) Dans la seconde Églogue de Némésien v. 11 et suiv., il est dit que les parents de la Bergère Donacé la renfermèrent étroitement, lorsqu'il se déclara chez elle divers symptômes de la puberté, qu'il indique ainsi :

Quod non tam tenui filo de voce sonaret,
Sollicitusque foret linguæ sonus, improba cervix,
Suffususque rubor crebro, venæque tumentes.

Mairault rapporte les opinions de divers Commentateurs sur ces mots *improba cervix ;* entre autres celles de Marcelli qu'il adopte. Mais toutes ces opinions sont plus ou moins mal fondées. Leurs explications me paraissent toutes défectueuses, et je ne trouve pas mieux fondée celle que donne Mairault.

Le vrai sens de cet *improba cervix*, me paraît être que le col d'une fille grossit par le développement de l'orgasme véné-

CLXVI.

Un rapport de sympathie qui est moins connu, quoiqu'il ait été indiqué par un très-grand nombre de faits, est celui que les organes de la génération ont souvent avec les oreilles.

Hippocrate a parlé (dans son Traité *de Aëribus, Aquis, et Locis*) d'une maladie qui était particulière aux hommes riches chez les Scythes. Il y assure que ces hommes, par des excès d'équitation (d'autant qu'ils allaient à cheval sans étriers), et probablement aussi par d'autres causes, tombaient dans un état d'impuissance ; qui était confirmé pour toujours, lorsqu'on les traitait sans succès, par des

rien, qui a lieu au temps de la puberté ; même avant que son désir soit satisfait *(a)*.

J'ai dit seulement ici, que les Anciens croyaient avoir généralement observé ce fait ; mais je n'ai point dit que ce signe de défloration fût général et certain.

Stahl pense que cette assertion qui a été transmise n'est point sans quelque fondement. *Nec omni plane de nihilo est traditio* (*Theoria Medica Vera*, p. 273).

Ch. Musitanus (*Oper.*, T. II, p. 272) dit qu'il a vérifié mille fois, qu'une épreuve semblable servait à distinguer sûrement si une fille était encore vierge, ou si elle avait été déflorée.

Prenez, dit-il, un fil doublé, entourez-en le col de la fille, notez où finit dans le fil cette mesure du col ; faites serrer for-

---

(a) On sait qu'un des sens du mot *improbus* est *magnus*, comme Servius l'a dit sur ces mots de Virgile, *Labor omnia vincit improbus*. Je crois qu'il faut entendre dans ce sens ce qu'a dit Horace, *improbæ crescunt divitiæ* (Od. III, 24, 62).

évacuations abondantes de sang, faites au moyen de scarifications derrière les oreilles.

On connaît ces tumeurs des parotides auxquelles on a donné le nom d'*oreillons*. Cette maladie, surtout lorsqu'elle est forte et épidémique, est accompagnée d'une grande disposition aux métastases d'humeurs séreuses, qui se font spécialement sur le scrotum et les testicules, où elles produisent des tumeurs, même phlegmoneuses. (Hippocrate, Tozzetti Rochard, Pratolongo, etc.)

Chez les femmes, cette maladie est rare, mais il s'en fait une semblable translation sur les parties génitales. On a observé chez elles, que lorsque la tumeur diminuait, il survenait des douleurs des lombes et du pubis, telles que si les règles étaient

---

tement avec les dents de devant la partie du fil ainsi terminée, déployez le fil doublé ; et s'il passe au-dessus (au-delà) de la tête sans obstacle (amplement par-dessus les cheveux), la fille n'est plus vierge : mais elle l'est encore, si ce fil dédoublé ne peut passer ainsi sur la tête, même forcément, et ne parvient que jusque sur le front. Il suivrait de cette expérience, si elle était assez constante ; que le col est plus grand à proportion des autres parties du corps, dans les femmes que dans les vierges.

Mais on peut négliger cette observation de Musitanus, qui sans doute a été jusqu'ici mal faite. Car Winckelmann (qui peut avoir cependant suivi une fausse information) assure *(Hist. de l'Art*, L. IV, C. III) qu'on faisait de son temps, en Italie, une pareille expérience ; et qu'on en tirait des conclusions absolument contraires. Il dit qu'on prétendait que si le fil (ou le ruban) pouvait faire sans obstacle le tour de la bouche par dessus la tête, c'était un signe que la personne avait encore sa virginité.

instantes ; et qu'en effet les règles paraissaient alors, quoique hors de leur temps ; ou bien le vagin souffrait du prurit, et une chaleur extraordinaire (Voyez Borsieri) (1).

Un grand nombre de maladies singulières nous font connaître, par des symptômes indépendants des formes génériques essentiellement constitutives de ces maladies ; des vraies sympathies entre des organes qui n'ont d'ailleurs aucun rapport sensible.

De semblables symptômes sont le *clou hystérique* qui se fait sentir dans les parties externes de la tête , lorsque la matrice est lésée : les abcès du foie , qui surviennent souvent aux plaies de la tête , etc. (2).

(1) Je remarque que lorsque la truie est en rut, le temps le plus favorable pour qu'elle soit fécondée , est celui où elle abaisse les oreilles ; ce qui indique qu'il s'établit alors une sympathie singulière entre ses oreilles et ses organes de la génération.

Aristote a observé (*De Histor. Animal*, L. v, C. xiii, et L. vi, C. xviii) que si la truie étant en rut est couverte , avant qu'elle ne tienne les oreilles baissées ; elle rentre ensuite de nouveau en chaleur. Pline dit (*Hist. Nat.*, L. viii, C. li) que la truie avorte , si on lui donne le mâle sans observer cette circonstance.

(2) Il est impossible d'expliquer, ou pour mieux dire, de rapporter aux genres connus de sympathies des organes, ce phénomène des abcès au foie qui surviennent fréquemment après les plaies de tête. Tout ce qu'on a dit là-dessus ne se lie à rien d'analogue, qui rende plus apparent pourquoi la lésion

CLXVII.

L'estomac est de tous les viscères, celui dont on voit le plus souvent dans les maladies, de telles communications sympathiques avec les organes auxquels il n'a point de rapport sensible (1) (2).

Bianchi et d'autres ont rapporté l'influence sympathique des lésions de l'estomac sur un grand nombre d'organes divers ; à ce que ce viscère est pourvu, surtout dans son orifice gauche, d'une très-grande quantité de nerfs par lesquels il fait sympathiser à ses affections tout le genre nerveux.

du cerveau dans les plaies de tête affecte le foie de préférence aux autres viscères.

J'ai vu un exemple remarquable de cette succession dans un homme, qui ayant reçu à la tête un coup de feu, qui ne parut point avoir de suite grave ; fut attaqué peu après d'une affection du foie qui dura environ deux ans ; au bout desquels il vint me consulter peu de jours avant sa mort.

(1) C'est ce qu'il est aisé de voir, d'après les faits qu'ont recueillis Rega (dans son Traité *De Sympathia*) et Kaau Boerhaave (*Impetum faciens*, Nᵒˢ 348 et 354), etc.

(2) Cette sympathie est essentielle à considérer pour bien voir les effets des médicaments internes, qui s'étendent sur les parties les plus éloignées : quoique ces médicaments n'agissent que sur l'estomac, ou sur les intestins.

Fr. Hoffmann le prouve par les faits, pour les anodins, les calmants, les lavements adoucissants, le quinquina, les martiaux, etc. (*De Consensu partium præcipuo Pathologiæ et Praxeos fundamento. Halæ*, 1717, §. 56).

Cette opinion paraît être fondée, d'après la considération du grand nombre des maladies de nerfs
dont la cause primitive est dans l'estomac ; comme
l'apoplexie, l'épilepsie, l'affaiblissement de la vue,
l'héméralopie, etc.

Mais puisque l'influence sympathique des maux
de l'estomac se porte dans différentes maladies,
avec une détermination singulière, à beaucoup
d'autres organes qu'à la tête et aux nerfs; il semble
qu'on l'explique d'une manière extrêmement vague,
par la communication des nerfs de l'estomac avec
ceux des autres parties du corps.

Galien a reconnu le vide de ces explications,
quand il a dit qu'on ne voit aucune probabilité de
sympathie entre l'estomac et la main. Mais c'est
sans fondement qu'il a censuré par cette raison
Lycus, qui avait soutenu qu'une lésion de l'estomac
peut occasionner le tremblement de la main (1).

(1) Un Marchand se plaignit à M. Camper, d'une immobilité dans le corps, qui le gênait extrêmement en écrivant; et
l'obligeait à pousser sa main droite avec l'index de la gauche.
On avait employé inutilement différents remèdes. M. Camper
ayant jugé que le mal dépendait d'une âcreté dans les premières voies, entretenue par les mauvaises digestions, le traita
en conséquence, et le guérit (*Demonstrat. An. Path.*, T. 1,
Cap. II).

Strack (*Act. Ac. Mogunt*) et d'autres ont guéri la danse de
Saint-Gui par des purgatifs, qui faisaient rendre des vers, et
autres matières qui avaient été retenues dans les intestins.

CLXVIII.

Il n'est point de maladie où la sympathie particulière entre des organes qui n'ont aucun rapport sensible, soit marquée d'une manière plus constante et plus digne d'attention ; que dans la paralysie des extrémités qui survient à la colique de Poitou , lorsqu'elle subsiste après cette colique.

Toutes les théories connues font regarder cette paralysie rebelle comme produite par la sympathie qu'ont les nerfs des intestins avec ceux des extrémités.

Je ne considère point ici la paralysie qui se produit dans la colique dite de Poitou , lorsque cette colique est dans sa force , ou même lorsqu'elle augmente (comme l'a vu arriver Stoll). Mais je parle de la paralysie, qui étant survenue à la colique , subsiste opiniâtrément , après que la colique est sensiblement dissipée.

Une sympathie spéciale des nerfs des intestins avec ceux des extrémités paraît avoir eu lieu sans doute dans plusieurs cas , lors des temps où cette paralysie s'est formée : et il est sans doute des faits qui donnent sujet de le penser.

Il est naturel de rapporter ici les observations de M. Astruc sur une maladie qu'il a appelée *rachialgie;* maladie dont les symptômes ressemblent à ceux de la colique de Poitou , et que cause une lésion violente de la moëlle épinière par un coup reçu sur les vertèbres dorsales.

On a vu très-souvent dans la colique de Poitou, que les muscles du pouce de chaque main souffrent plus à proportion que tous les autres, et s'émacient principalement dans la paralysie qui survient à cette colique (ce que je crois que Nicholls est le premier qui ait remarqué). Or il est probable, comme Camper l'a pensé, que cela tient à ce que le nerf radial a plus de liaisons avec l'intercostal que n'en ont les autres nerfs brachiaux.

Mais quelque indiquée que soit la sympathie spéciale des nerfs des intestins avec ceux des extrémités, dans plusieurs cas de la formation de la paralysie, qui survient à la colique de Poitou ; le résultat le plus simple possible des faits concernant cette paralysie, lorsqu'elle est permanente, après que la colique a cessé ; est qu'elle doit être regardée principalement comme une affection qui correspond (avec des variations dans les différents sujets) à tel ou tel degré de la lésion des intestins qui a constitué cette colique, et qui n'est point résoute, ou ne l'est qu'imparfaitement.

Dans la paralysie des extrémités qui subsiste après la colique de Poitou, il me paraît que le spasme qui occupe encore, quoique faiblement, une partie des intestins, est joint à l'atonie d'une autre partie des intestins, qui est relâchée ou distendue ; mais que l'état dominant est toujours la chute des forces toniques dans les portions d'intestins affaiblies, qui produit une langueur sympathique dans les extrémités.

J'ai été confirmé dans cette assertion, par des exemples que j'ai vus; de malades qui ont commencé à ressentir les premières impressions de la paralysie des extrémités, aussitôt qu'une colique, ou une cardialgie qui subsistait chez eux depuis longtemps, a été rendue moins douloureuse et moins fixe par l'usage des bains d'eau tiède. Il paraît sensiblement que dans ces cas, ces bains en énervant de plus en plus les extrémités, y ont déterminé ou accéléré l'effet sympathique de l'atonie dominante d'une partie des organes digestifs.

CLXIX.

Il suit de cette *théorie, ou manière de voir les faits,* que pour le traitement le plus heureux de la paralysie rebelle qui succède à la colique, on ne doit point se proposer directement et généralement de fortifier les nerfs abdominaux (ni même ceux des extrémités); non plus que d'affaiblir leur action trop excitée; ni de résoudre les obstructions qu'on peut supposer dans leur tissu.

Tels sont cependant les objets des méthodes de traitement proposées par Sydenham, Boerhaave, Van Swieten (1) et d'autres Praticiens célèbres;

(1) En rapprochant les textes de Van Swieten sur la paralysie qui succède à la colique de Poitou (*In Aphor. Boerh.,* T. II,

où l'on administre d'après ces indications vagues, des remèdes anti – scorbutiques, des résolutifs, des relâchants, et des fortifiants tant internes qu'externes.

Mais ces méthodes où l'on dirige ces divers remèdes contre l'état inconnu des nerfs, ne peuvent être que fort incertaines : et leur succès n'a lieu qu'autant que les remèdes qu'on emploie se trouvent convenir à l'état dominant des intestins qui accompagne cette paralysie.

Ainsi dans le traitement de cette paralysie, on

p. 225, et T. III, p. 358 et 390); on voit qu'il a pensé que cette paralysie est dépendante de la sympathie que les nerfs des extrémités ont avec les nerfs distribués dans les viscères du bas-ventre.

Il assure que d'après cette idée, il a guéri plusieurs cas semblables de paralysies, sans employer aucun remède appliqué aux extrémités paralysées; mais par le seul usage combiné des frictions et d'applications d'onguents et d'emplâtres aromatiques sur le bas-ventre, et de remèdes internes fortifiants, tels que sont les gommes-résines des plantes férulacées.

Or ma manière de penser est opposée à celle de Van Swieten, quant à la théorie et à la pratique; quoique dans certains cas de cette paralysie, les remèdes qu'a employés Van Swieten aient dû se trouver convenables. Car je regarde comme entièrement arbitraire, l'opinion qui rapporte à une sympathie spéciale des nerfs, la production de cette paralysie : et je crois que cette opinion doit en plusieurs cas influer vicieusement sur la pratique; quand on en déduit généralement, comme a fait Van Swieten, que l'objet principal du traitement de cette paralysie est de fortifier les nerfs des viscères du bas-ventre.

doit avoir en vue de combattre par des anti-spasmodiques et des évacuants qui sont indiqués sub-
sidiairement, les causes de la colique qui peuvent
subsister encore dans un degré plus ou moins fort ;
et de travailler à rétablir dans l'état naturel, prin-
palement par des balsamiques et des toniques, les
forces constantes et les fonctions de tous les intestins.

Cette méthode est la plus sûre et la plus directe
pour parvenir à dissiper la paralysie des extrémités :
et dans les cas même où elle ne peut suffire, elle
prépare de la manière la plus avantageuse, à l'application utile sur les parties affectées, des divers
remèdes externes que la lésion invétérée de ces
parties peut rendre nécessaires.

C'est d'après ces principes que j'ai formé les indications d'un traitement méthodique, par lequel j'ai
guéri des paralysies qui étaient survenues à la colique de Poitou ; et qu'on avait inutilement traitées
par tous les secours les plus efficaces qui aient été
proposés contre cette sorte de paralysie.

Je me suis un peu arrêté à cette digression ;
parce que cet exemple, qui est propre à éclaircir
un point de la doctrine des sympathies ; l'est en
même temps à faire voir, que cette doctrine, lorsqu'elle est vide et vague, suggère des pratiques
douteuses, ou même qui peuvent être nuisibles ; et
lorsqu'elle est rectifiée, donne des vues utiles à
l'Art de guérir.

SECONDE SECTION.

DE LA SYMPATHIE DES ORGANES QUI SE RESSEMBLENT DANS LEUR STRUCTURE ET DANS LEURS FONCTIONS.

SOMMAIRE. — Sympathie des organes qui ont une structure et des fonctions semblables, et qui sont symétriquement placés dans les deux moitiés latérales du corps. — Communication de l'ophthalmie d'un œil à l'autre : affections simultanées des deux prunelles : ischurie rénale complète, quoiqu'il n'y ait qu'un rein d'affecté. — Affections correspondantes de deux membres symétriques, comme les mains. (Action d'un vésicatoire sur le bras correspondant au bras où il a été appliqué, et non sur celui-ci.)

La facilité qu'a un membre de produire des mouvements en sens contraires des mouvements que l'autre membre a exercés longtemps, ne peut résulter d'aucun changement mécanique : elle ne peut être conçue que comme une affection particulière du Principe Vital. — La difficulté d'exécuter des mouvements simultanés vers un même côté, dans des membres symétriques, paraît dépendre de ce que leurs muscles reçoivent de la disposition sympathique habituelle, une tendance qui est opposée à la détermination que la volonté doit leur donner pour des mouvements inaccoutumés.

La sympathie des organes de structure et de fonctions semblables, est évidente dans le tissu cellulaire, par l'effet des métastases. — L'Art a imité plusieurs fois avec succès certaines de ces métastases. — Le saisissement que le froid imprime à une partie de la peau, se communique sympathiquement à tout l'organe cutané, et peut même arrêter des hémorragies.

Les plaies des vésicatoires desséchées, se rouvrent en certains cas par l'application de nouveaux vésicatoires en d'autres parties. — (L'harmonie des modifications physiques de deux organes, semble être une condition qui détermine les sympathies.)

Succession des engorgements qui n'ont lieu que dans des glandes conglobées très-éloignées les unes des autres. — La lésion d'une partie des organes digestifs arrête la fonction propre d'une autre de leurs parties.

Sympathie des organes qui exécutent une sécrétion d'humeurs analogues.

CLXX.

Les organes qui ont une structure et des fonctions semblables, et qui sont placés symétriquement ou parallèlement dans les deux moitiés verticales et latérales du corps humain ; ont entre eux une sympathie particulière.

Cette sympathie se démontre par un grand nombre de faits singuliers ; et s'observerait plus généralement, si les effets n'en étaient empêchés par les combinaisons presque continuelles d'un très-grand nombre d'autres affections directes et plus fortes du Principe Vital.

Dans les personnes sujettes aux ophthalmies, l'inflammation formée dans un œil passe facilement à l'autre.

Richter a observé que si l'œil gauche est enflammé, il faut non-seulement couvrir cet œil, mais même l'œil droit ; sans quoi l'irritation que l'action de la lumière produit sur l'œil sain est bientôt ressentie par celui qui est enflammé (1).

Les prunelles s'ouvrent et se resserrent en même temps, lors même qu'un des deux yeux est attaqué de goutte sereine.

Æpinus a vu que si on expose un œil seulement à une forte lumière, la prunelle de l'autre œil se contracte aussi, quoiqu'elle reçoive une beaucoup moindre quantité de lumière.

Æpinus a remarqué encore, que si quelqu'un regarde les objets à travers un petit trou par un œil seulement, comme par exemple par l'œil gauche ; il embrasse un champ de vision beaucoup plus grand, lorsqu'en même temps il tient l'œil droit fermé, que s'il le tenait ouvert.

La cause de ce phénomène est, que l'œil droit étant ouvert, et par conséquent ayant sa pupille resserrée par l'impression d'une grande lumière, la pupille de l'œil gauche se contracte en même temps : au lieu que si l'œil droit est fermé, la pupille de l'œil gauche est moins contractée que si l'œil droit était ouvert, et embrasse un champ de vision plus étendu.

____

(1) M. Richter (*Observ. Chirurg.*, *Fascic. Sec.*, p. 77-8) a recueilli plusieurs exemples de la sympathie singulière entre les deux yeux, qui est souvent la cause que les maladies de l'un passent à l'autre. Il a vu une amaurose d'un œil, qui jusques alors avait été parfaitement sain, succéder à celle de l'autre œil qui avait été blessé. Je trouve dans Saint-Yves un exemple semblable, qui est très-digne de remarque.

CLXXI.

On a de nombreux exemples d'ischurie rénale parfaite, dans des cas où un seul rein avait été affecté de calcul ou d'inflammation (1).

Parmi les observations analogues, il n'en est peut-être point de plus extraordinaire que celle-ci qui a été faite par Valsalva, et rapportée par Morgagni (*Epist. Anat. Méd. X*, N° 16). Un enfant de douze ans ayant eu des convulsions dans plusieurs parties, n'en avait plus qu'à l'extrémité d'une main. Lorsqu'on faisait effort pour étendre tous les doigts de cette main, la main saine était aussitôt attaquée de convulsion, et se resserrait violemment. Si on n'étendait qu'un doigt de la main affectée, aussitôt et pendant tout le temps que durait cette extension, le doigt correspondant de la main saine était pris de convulsions (2).

(1) Tissot cite divers Observateurs, qui ont vu l'inflammation, le calcul, l'obstruction d'un rein, rendre l'autre tout-à-fait inutile. Il rapporte l'observation de Baglivi, sur une femme qui avait souffert des douleurs très-vives dans un rein, qu'on trouva en bon état dans le cadavre ; tandis que l'autre rein était occupé par un calcul qui était le seul vice remarquable.

(2) Theden (*Neue Bemerkungen und Erfahrungen*, Berlin, 1782, N° XXII) rapporte le fait suivant qui est analogue.

Une malade ayant le bras droit paralytique, on y appliqua un vésicatoire. Cet emplâtre n'opéra point sur l'endroit où il fut mis, mais bien sur le bras gauche au lieu correspondant ; où il

Il est remarquable que lorsqu'un des membres symétriques a contracté par l'habitude, une plus grande facilité d'exécution de certains mouvements ; l'autre membre correspondant a acquis une plus grande facilité de produire des mouvements semblables en sens contraire, et non en même sens.

Winslow a remarqué qu'on peut sans s'y être essayé, faire assez promptement avec la main gauche seule le contre-sens parfait des mêmes lettres, et des mêmes traits de plume, qu'on est accoutumé de faire avec la main droite ; surtout si on laisse alors la main aller sans y faire beaucoup d'attention : tandis que la main gauche ne peut décrire facilement ces lettres en même sens que la droite, si elle n'y est accoutumée (*Mémoires de l'Académie des Sciences*, pour l'année 1739.) (1).

---

excita de la rougeur et de vives douleurs pendant tout le temps qu'il resta au bras opposé. Cependant la paralysie de ce membre se dissipa, et se jeta sur le bras gauche. On appliqua également sur celui-ci un vésicatoire dont l'action se porta semblablement au bras droit, et y causa de la rougeur et de la douleur. La paralysie des deux bras étant guérie, les vésicatoires n'eurent plus rien de particulier dans leurs effets.

(1) Winslow a tenté d'expliquer en partie ces faits, en les rapportant à des croisements de filets nerveux de la moëlle épinière. Mais il suffit de lire cette explication, qu'il ne propose même que comme imparfaite ; pour sentir qu'elle n'est pas soutenable.

Mais ici, comme dans tout le reste de mon Ouvrage, je ne m'arrête point à réfuter les explications mécaniques, ou autres,

CLXXII.

Les Physiologistes sont disposés à admettre qu'il existe entre deux organes symétriques, une sympathie qui opère une affection particulière du mouvement dans l'un de ces organes, à l'occasion d'un tel mouvement de l'autre organe.

Mais on n'a jamais pensé, et sans doute il paraîtra beaucoup plus difficile à concevoir : que des communications sympathiques des forces motrices de deux membres symétriques puissent faire ; qu'à mesure que l'un de ces membres acquiert par l'habitude la faculté de mouvoir ses muscles dans une certaine succession de rapports de situation avec le corps ; l'autre membre symétrique acquière, sans habitude apparente, une plus grande facilité de mouvoir ses muscles correspondants, non dans les mêmes rapports de situations successives, mais dans des rapports analogues en sens contraire.

que les Physiologistes qui m'ont précédé, ont données des phénomènes du corps vivant. Il ne m'importe que ces explications soient vicieuses ou insuffisantes.

Je ne saurais trop répéter que je ne me propose point d'*expliquer* les phénomènes de la vie, comme sont, par exemple, ceux que je rapporte aux sympathies. Mais mon objet est de bien voir et de bien combiner les faits particuliers qui appartiennent à la Science de l'Homme, de manière à les tourner et traduire en faits généraux, ou faits principes. C'est aux hommes éclairés et impartiaux à juger si ces versions que j'établis sont exactes et utiles.

Cependant cette conséquence qu'on n'a point vue, et à laquelle l'imagination semble se refuser ; est le résultat le plus simple des faits précédents que Winslow a remarqués. On ne peut que rapporter ces faits, de même que tous les autres qui ont été observés sur les sympathies ; à des affections primordiales et inconnues du Principe Vital.

Mais ces faits étant ainsi présentés simplement prouvent, 1° que l'*idée* (c'est-à-dire, une impression du mode et de la forme) d'une suite de mouvements dans un des membres symétriques, peut se répéter sympathiquement dans la partie du Principe Vital présente à l'autre membre ; lors même que la volonté n'y détermine point l'imitation de ces mouvements : 2° que cependant cette *idée* peut être aussi efficace que le serait un exercice d'imitation ; pour donner au membre symétrique, quoiqu'il reste en repos, une grande facilité relative d'exécuter une chaîne semblable de mouvements.

D'où il suit aussi que la facilité que l'habitude donne pour un exercice, n'est pas nécessairement, comme on l'imagine d'ordinaire, l'effet d'un changement mécanique que reçoivent les organes correspondants par la répétition habituelle de cet exercice ; mais que cette facilité peut aussi être l'effet persévérant d'une forme intime et plus puissante que cette répétition donne aux affections du Principe Vital dans ces organes.

Il est encore remarquable, comme Winslow l'a aussi observé, qu'on a beaucoup de peine à exécuter à la fois avec les deux mains, ou avec les deux pieds, certains mouvements en même sens; de même que certains mouvements en sens différents dont la succession alternative n'a aucune difficulté.

On n'a point donné la vraie raison de ces faits, que l'on voit communément, mais qui sont singuliers pour celui qui les voit bien.

La cause me paraît en être que dans deux organes symétriques, lorsque les directions des mouvements correspondants ne s'accordent point entr'elles, comme elles s'accordent dans l'état ordinaire où ces mouvements sont conjoints; la disposition sympathique qui est devenue habituelle à ces organes produit dans les muscles de chacun d'eux (quoique ces muscles soient fort différents dans l'un et dans l'autre), une *tendance* (1) opposée à la détermination que la volonté doit leur faire prendre, pour des mouvements inaccoutumés; de sorte que l'effet

(1) La force de la *tendance sympathique* que l'habitude établit par rapport aux mouvements des organes symétriques, doit avoir été élevée à un degré singulier dans les cas que M. Frank le Fils assure avoir vu *(a)*. Il dit qu'une personne attaquée d'hémiplégie s'avisa de mouvoir le bras sain, dans le même temps qu'elle faisait des efforts pour remuer le bras malade, qu'elle ne pouvait mouvoir seul, quelques efforts qu'elle fît; et qu'elle recouvra par ce moyen le mouvement du membre paralysé. M. Frank ajoute, qu'il a fait la même expérience sur d'autres paralytiques, et qu'il a quelquefois réussi.

(a) Notes sur le Brown de Weikard, T. II, p. 97 de la Traduction de M. Bertin.

de cette détermination en est rendu d'autant plus faible et plus difficile.

CLXXIII.

J'observe que si les mouvements en même sens qu'on trouve être plus difficiles dans des membres symétriques (dans les bras par exemple), se font en conservant une distance toujours à peu près égale entre leurs extrémités ; l'effort du Principe Vital est aidé, parce que les mouvements qu'il exécute étant relatifs à cette nouvelle condition, prennent dans leurs directions une sorte d'uniformité ; et ces mouvements combinés s'exécutent alors avec moins de difficulté.

Je terminerai mes considérations sur ce sujet, en observant qu'il est d'ailleurs des cas où la difficulté de l'exécution simultanée de mouvements divers de deux membres symétriques ne dépend point de ce que dans chacun d'eux, la tendance introduite par l'habitude à des mouvements sympathiques avec ceux de l'autre membre, contrarie sa tendance à des mouvements conformes à la volonté. Ces cas sont ceux où la difficulté d'exécuter ces mouvements divers et combinés dépend d'un simple manque d'habitude, qui fait que ces mouvements ne sont point assez liés l'un à l'autre (1).

(1) Simson (*An Inquiry on the Vital and Animal Actions*, etc. p. 60–1) a remarqué que si nous voulons voir à la

C'est ainsi que l'habitude peut seule donner à un homme (comme elle fait aux Santons Turcs) la faculté de tourner rapidement, et plusieurs fois sur lui-même, ou autour d'un centre d'un petit cercle qu'il décrit; sans être exposé à tomber. Lorsqu'on ne s'est pas exercé longtemps à faire agir à la fois les muscles qui opèrent ce tournoiement, et ceux qui doivent assurer la station; leurs mouvements se confondent et s'embarrassent; et la chute survient, sans même que l'homme soit pris d'un véritable vertige.

CLXXIV.

Les organes qui sans être placés symétriquement dans les moitiés verticales et latérales du corps,

fois de chaque œil un objet placé de son côté, nous trouvons que cela nous est fort difficile; quoique des muscles semblables dans l'un et l'autre œil, qu'on veut employer pour cette fin (en même temps), s'y meuvent (d'ailleurs séparément) avec une égale facilité.

La cause de cette difficulté est sensiblement le défaut d'habitude que j'indique ici.

Simson croit que cette cause est dans la trop grande attention qu'exige la diversité d'action de la pensée, qui doit embrasser les mouvements nécessaires pour voir également, et en même temps deux objets situés de côté et d'autre. Mais rien ne prouve qu'à la facilité plus ou moins grande de concevoir la combinaison de deux mouvements divers, doive répondre proportionnellement le degré de facilité d'exécuter ces mouvements combinés.

ont la plus grande ressemblance de structure et de fonctions ; ont aussi une sympathie particulière, même dans des régions du corps qui sont très-éloignées entr'elles. Cela est prouvé par des observations nombreuses que je vais indiquer successivement ; sur les sympathies du tissu cellulaire, de la peau, des glandes conglobées, des organes digestifs, et des organes sécrétoires d'humeurs analogues.

La sympathie qu'ont entr'elles les parties du tissu cellulaire qui pénètrent les viscères, et celles qui sont aux extrémités du corps ; se manifeste dans un grand nombre de *métastases* (ou transports des humeurs morbifiques d'une partie où elles étaient fixées, sur une partie où elles se déposent).

Il est sans doute des métastases qu'on peut regarder comme n'étant point déterminées par des affections sympathiques. Ce sont celles qui présentent des indices sensibles de la progression successive des humeurs dans les parties qu'une impulsion accidentelle, survenant à la maladie primitive, leur fait parcourir nécessairement ; et de l'arrêt de ces humeurs dans des parties faibles ou extrêmes, dans lesquelles leur mouvement doit se terminer.

Baglivi a observé une métastase de ce genre ; lorsqu'il a vu l'engorgement du mésentère par des humeurs dépravées, causer des douleurs aux lombes et au-dessus de l'ischion, qui se propageaient aux genoux et jusqu'aux orteils. Cette métastase avait sensiblement son cours dans le tissu cellulaire, qui est placé entre les lames du mésentère, et sous les enveloppes que le péritoine donne aux viscères du bas-ventre; qui devient ensuite extérieur au péritoine, et s'étend sous les téguments des extrémités inférieures.

Mais je ne rapporte ici que l'espèce de métastase qu'on ne peut attribuer à l'action *mécanique* d'un simple accident de la maladie primitive; et qui ne produit point d'effets sensibles dans les parties intermédiaires que l'humeur parcourt avant de se fixer.

CLXXV.

Cette sorte de métastase a lieu, lorsque l'humeur morbifique est déterminée à se jeter sur un endroit du tissu cellulaire, qui sympathise spécialement avec l'endroit où cette humeur s'était amassée. Tels sont les abcès critiques qui surviennent aux jambes dans les affections pulmoniques (comme Hippocrate l'a observé le premier).

On est d'autant plus fondé à reconnaître des métastases, dont la principale cause est la sympathie des parties du tissu cellulaire les plus éloignées; que l'Art est parvenu récemment à produire une métastase de ce genre. Lieberkuhn procurait utilement une semblable métastase artificielle, dans l'œdème du poumon. Il déterminait par des pédiluves, l'eau infiltrée dans les cellules du poumon, à se porter sur les extrémités inférieures ; et il remédiait ensuite assez facilement aux œdèmes des jambes par l'usage des remèdes fortifiants (1).

La peau a dans toutes ses parties une forte sympathie ; qui fait que le contact d'un corps très-froid, comme l'application de l'eau très-froide, cause un saisissement général, et arrête soudainement des hémorragies assez considérables. Cependant on a remarqué, que lorsque l'eau froide ne produit point cet effet sympathique sur la peau, elle peut, en resserrant la partie sur laquelle on l'applique, rendre l'hémorragie plus abondante.

Il faut regarder comme un cas singulier de cette sympathie, le fait suivant qui est rapporté par Fanton (2). Dans un homme qui avait une fièvre aiguë, on vit des plaies faites par des vésicatoires, qui s'étaient desséchées, se rouvrir, s'humecter, et suppurer abondamment ; lorsque d'autres vésicatoires, qui après le dessèchement de ces plaies avaient été appliqués sur des parties éloignées, eurent produit leur effet (3).

---

(1) Cette pratique singulière est rapportée par M. Tissot dans ses *Epistolæ Medico-Practicæ*, p. 246.

(2) *Observationes de Febribus Miliaribus*, p. 281. — M. Broussonet père avait fait une observation semblable.

(3) De Haën dit qu'une femme à qui on avait appliqué sur la région de l'estomac, un emplâtre de laudanum, eut le lendemain des pustules sur tout le corps, et particulièrement à la face ; que toute sa peau devint très-rouge et très-enflée ; de

CLXXVI.

Ces observations que je viens de citer, mènent à penser qu'une condition principale pour déterminer une sympathie marquée entre deux organes dont la structure et les fonctions sont très-analogues ; est que ces organes soient mis comme à l'unisson, ou aient une extrême convenance dans leurs modifications physiques.

Dans la pratique de Lieberkuhn, le tissu cellulaire des extrémités inférieures étant affaibli et pénétré par l'eau des bains tièdes, recevait une affection très-conforme à celle du tissu cellulaire du poumon abreuvé de sérosités.

Dans l'observation de Fanton, la peau à l'endroit des cicatrices récentes et faibles qu'avaient laissées les premiers vésicatoires, se trouva singulièrement rapprochée du degré de sensibilité et d'irritabilité qu'elle avait à l'endroit des plaies que causaient les seconds vésicatoires : de sorte que le Principe Vital fut déterminé sympathiquement à répéter des mouvements semblables à l'endroit des premières plaies où il renouvela la suppuration.

Les glandes conglobées ont entre elles une forte sympathie, que manifestent certains cas de suc-

sorte que cette inflammation universelle, accompagnée de beaucoup de soif et de fièvre, ne put être guérie qu'au bout de plusieurs jours.

cession de leurs engorgements dans des parties très-éloignées.

Cette succession survient sans doute le plus souvent; parce qu'il se fait dans le système de ces glandes et des vaisseaux absorbants, un progrès d'obstructions, qui est lent et qui tient à un vice général. C'est ainsi qu'il se forme des glandes au col, dans l'atrophie mésentérique des enfants; et dans la phthisie vraiment *tuberculeuse*, lorsqu'elle vient à se guérir.

Mais on ne peut douter qu'un semblable effet ne soit produit par sympathie, dans des cas tels que celui qu'a vu Willis; où la compression trop forte des glandes inguinales par un bandage herniaire, détermina sensiblement la formation de tumeurs considérables des glandes au col et derrière les oreilles.

Th. Bartholin et M. Le Dran ont rapporté des faits analogues, dont il est clair que toutes les explications mécaniques seraient vicieuses.

CLXXVII.

Les organes qui reçoivent et digèrent les aliments ont entre eux une sympathie particulière, qui est prouvée par plusieurs observations (1).

(1) Je ne rapporterai point ici l'observation que Van Helmont a faite sur lui-même, et qu'il a employée, pour attribuer une activité particulière à son Archée dans l'estomac. Cette obser—

Je vais indiquer les faits qui montrent particulièrement la sympathie la plus intime de l'œsophage,
de l'estomac, et des intestins; en ce que la lésion
d'une de ces parties arrête la fonction propre d'une
autre.

D'autres faits sont sensiblement relatifs à une
sympathie pour ainsi dire plus superficielle, qui a
son principe dans la continuité de la membrane
interne qui se prolonge dans toute l'étendue de
l'œsophage, de l'estomac et des intestins (principe
de sympathie dont je parlerai dans la Section suivante) (1).

Heister remarque que la *déglutition* peut être

vation est que s'étant foulé le pied, il perdit de suite l'appétit
qu'il avait très-vif immédiatement auparavant. Mais il est clair
qu'une douleur violente suffit pour éteindre un sentiment plus
faible.

(1) Bohn, Winslow, et d'autres Anatomistes ont reconnu cette
continuation de la membrane interne de l'estomac avec celle
des intestins. M. Chaussier (*Journal de la Société de Médecine
de Paris*, T. XV, p. 53) est d'un sentiment contraire, d'après
une observation qu'il a faite sur l'estomac du cheval. Il a observé
que la membrane interne de cet estomac, qui d'abord étant
lisse et compacte, est évidemment une continuation de celle
de l'œsophage, se termine par un rebord saillant et inégal, où
commence la portion villeuse de cette membrane, qui se prolonge par le pylore dans l'intestin grêle.

Cependant il semble que la tunique interne de l'estomac, qui
venant de l'œsophage prend une nature villeuse seulement au-
dessous de ce rebord (dans le cheval) ne s'implante point dans
ce rebord; mais y reçoit un développement qui ne lui donne

empêchée par l'effet d'une inflammation bornée à l'estomac (1).

La digestion stomachique est arrêtée, lorsqu'un intestin est blessé; et l'on voit alors que les aliments sont chassés de l'estomac, et sortent par la plaie, sans avoir subi presqu'aucune altération.

Zambeccari a répété plusieurs fois l'observation suivante. Ayant coupé à des poulets l'un et l'autre intestin *cœcum* (qui est double dans ces oiseaux); il a remarqué que pendant deux ou trois jours après cette opération, leur jabot était resté plein de grains de millet, qui n'avaient reçu aucun changement : et que ces grains n'avaient commencé à

pas une structure essentiellement différente (comme est celle des tendons, par rapport aux os dans lesquels ils s'implantent).

D'ailleurs M. Chaussier dit fort bien (*Journal de la Société de Médecine de Paris*, T. xv, p. 33) « qu'on a fait dans ces derniers » temps, sur ces continuations des membranes, des considéra- » tions hypothétiques; qu'on a cherché à appuyer par des ap- » plications spécieuses, et des expériences *imaginaires*; et qui » conduisent à des distinctions puériles, à des applications vi- » cieuses dans l'étude et dans l'exercice de l'art. »

(1) Les personnes sujettes aux dégénérations aigres ou autres des aliments; et qui ont le genre nerveux très-mobile; si elles ont mangé des graisses qui se rancissent, ou pris quelque boisson flatueuse, éprouvent souvent un spasme qui les empêche d'avaler; jusqu'à ce qu'elles aient rendu quelques gorgées de ces matières irritantes, ou seulement quelques vents. Tissot rapporte d'après Ferrein, un exemple frappant de cette sympathie (*Hist. de l'Acad. des Sciences*, 1768).

être digérés, qu'à mesure que les intestins se rétablissaient de la section qu'ils avaient soufferte.

CLXXVIII.

Les organes doués de la faculté d'opérer des sécrétions d'humeurs analogues, ont entre eux une sympathie particulière. Cela est indiqué dans la sympathie de la matrice et des mamelles. Ces deux organes séparent souvent les mêmes humeurs (séreuse, ou laiteuse) dans les filles vierges. La conformité de ces sécrétions a paru à M. Langhans, et à M. Haller, être une cause principale de la sympathie singulière qui est entre ces parties.

Les indices de cette sympathie sont le renflement des mamelles dans la puberté, quand l'éruption des règles est précoce, et dans divers cas de la suppression des règles ; l'influence que la douleur causée à ces organes par la pénétration du lait chez les femmes qui accouchent pour la première fois, a pour arrêter les vidanges, etc.

Il paraît que cette sympathie de la matrice et des mamelles est fortifiée par la succession qui se répète entre leurs fonctions.

En effet, on observe assez généralement que lorsque des causes, même accidentelles, ont établi plusieurs successions alternatives des affections de deux organes, même non sympathiques ; ces or-

ganes contractent une habitude de correspondance
de ces affections (1).

Cette observation me paraît importante pour le
traitement des personnes habituellement sujettes à
diverses infirmités. On en voit des exemples nombreux dans des maladies périodiques; dans diverses
espèces de goutte interne anomale, dont les alternatives avec la goutte régulière sont devenues
habituelles, etc.

La sympathie que les organes de la génération
ont avec ceux de la gorge, peut aussi être rapportée
en partie à ce qu'ils font pareillement des sécrétions
d'humeurs d'une nature muqueuse. Cette cause

(1) On peut rapporter à une cause analogue; à la correspondance des affections différentes de deux organes non sympathiques, que l'habitude établit par un effet des successions
répétées de ces affections; le fait suivant qui a été vu par Simson (*An Inquiry how far the Vital and Animal Actions of the
more perfect animals, can be accounted for independant of the
Brain, Essay I, of Muscular Motion*, p. 53-4).

Une jeune femme était fort sujette à la cardialgie, et avait des
douleurs de rhumatisme à l'épaule droite. Son estomac était
affecté à tel point, qu'elle ne pouvait avaler la moindre goutte
de liquide, sans danger de suffocation. Au moment où une
goutte de boisson touchait l'orifice cardiaque de son estomac,
elle criait qu'on assujettit son épaule droite, où elle sentait alors
la douleur la plus aiguë : mais quand on y tenait l'omoplate
fixe, elle avalait avec plus de facilité. Si elle resserrait les
épaules en les portant vers en haut, lorsqu'elle sentait la douleur du *cardia* (comme on fait dans beaucoup de cas de douleurs vives); elle souffrait extrêmement de l'épaule droite, si
on n'empêchait cette épaule de se mouvoir.

de sympathie paraît déterminer *surtout* la succession qu'on observe très-souvent dans les maladies vénériennes, entre les lésions de ces différents organes : d'autant que le virus vénérien me semble (contre les opinions de Boerhaave et d'Astruc) avoir sa plus grande affinité avec les humeurs muqueuses (1).

TROISIÈME SECTION.

———

DES SYMPATHIES DES ORGANES QUI ONT ENTRE EUX
DES CONNEXIONS PARTICULIÈRES.

SOMMAIRE. — Sympathie des organes qui sont unis par un tissu intermédiaire, ou par des vaisseaux ou des nerfs communs. — Une connexion du premier genre entre l'estomac, le diaphragme et le cœur, fait que l'épigastre est un des centres

(1) Le Dr Swediaur (*Traité des Maladies Vénériennes*, T. II, *Introd.*, p. XXVII, Note), a revendiqué mon droit à cette théorie (qu'il appelle ingénieuse); que j'ai donnée ici antérieurement à Hunter, à qui on l'a attribuée.

Hunter a trop étendu cette théorie, lorsqu'il a dit qu'une action morbifique semblable à celle que le virus a excitée sur les parties génitales, est reproduite dans les autres parties du corps, *simplement par sympathie, sans que le virus agisse immédiatement après avoir été absorbé.* — C'est contre l'extension vicieuse que Hunter a donnée à ma théorie, que sont fondés seulement les doutes qu'expose le Dr Swediaur (à l'endroit cité, p. XXVIII et XXIX).

des forces sensitives. — Sympathie du col de la vessie et du
rectum. — Aphthes dans la dyssenterie. — (Le tremblement
de la lèvre inférieure, qui précède certains accès d'épilepsie ,
peut indiquer que le siège du mal est dans l'estomac.)

Sympathie entre les membranes continues. — La rétraction du
testicule dans la colique néphrétique , est sans doute produite
par l'augmentation sympathique du mouvement tonique du
péritoine qui recouvre chaque rein. — L'affection d'une
partie d'un muscle se communique à tout le muscle.

CLXXIX.

J'APPELLE connexions particulières , celles que
forment entre des organes voisins, un tissu intermédiaire , ainsi que des vaisseaux et des nerfs qui
leur sont communs : celles des parties d'un organe
membraneux ou musculeux qui se lient et se continuent de manière à faire un tout distinct des
organes qui l'avoisinent : enfin celles des organes
qui sont liés en un système continu, et entièrement différent des autres parties du corps.

Je parlerai dans cette Section , des sympathies
des organes qui sont liés par les deux premières
sortes de connexions.

Je traiterai dans le Chapitre suivant , des sympathies des organes similaires qui sont liés en systèmes
particuliers, ou des vaisseaux sanguins, et des nerfs.
Ces organes ont aussi entre eux le rapport de similarité de leur structure et de leurs fonctions;
rapport que j'ai considéré dans la seconde Section
de ce Chapitre.

CLXXX.

On observe généralement une forte sympathie entre les organes voisins qui sont étroitement liés par un tissu intermédiaire, ainsi que par des vaisseaux et des nerfs communs.

C'est sans doute par les sympathies relatives à cette espèce de connexion, qui unissent l'estomac, le diaphragme, et le cœur, que l'épigastre est un centre de forces sensitives ; que des coups violents reçus dans cette partie peuvent avoir des effets soudainement mortels ; qu'une forte cardialgie entraîne souvent la syncope ; qu'une intermittence persévérante du pouls est causée par diverses affections venteuses et autres de l'estomac, (j'ai vu cette intermittence se former et se résoudre en même temps qu'un état légèrement goutteux de ce viscère) ; etc. etc.

Le col de la vessie et l'extrémité de l'intestin *rectum* sympathisent, au point que le ténesme et la difficulté d'uriner peuvent s'exciter réciproquement.

Le chatouillement de l'urèthre par la semence excite la convulsion des muscles accélérateurs ; qui sont toujours plus ou moins fortes, suivant que la semence est en plus grande ou moindre quantité, et qu'elle est plus ou moins élaborée (Whytt).

Rondelet (qui le premier entre les modernes a

trouvé les vésicules séminales) a observé (1) que ceux qui ont le ventre resserré sont plus livrés aux plaisirs de l'amour ; et que s'ils s'en abstiennent, ils souffrent encore une plus grande constipation. Réciproquement, les fortes évacuations de semence produisent dans les sujets qui ont le ventre fort libre, une augmentation passagère de cette liberté du ventre.

Le chatouillement à l'endroit des côtes inférieures produit des convulsions du diaphragme, etc.

La sympathie qui est entre les organes voisins qu'un tissu celluleux intermédiaire fait communiquer, est bien marquée par les effets singuliers de divers topiques.

On a vu quelquefois qu'un flux excessif d'hémorroïdes était arrêté soudainement et avec préjudice, par la seule application de la sciure de bois de chêne au-dessus de l'os *sacrum*.

L'onguent d'arthanita, composé de violents purgatifs, fait vomir, étant appliqué sur la région de l'estomac ; purge, quand on le met sur la région ombilicale (où son application imprudente a eu causé une dyssenterie mortelle) ; et excite les urines, lorsqu'il est appliqué sur les reins.

(1) *Meth. Med. Cap. de Gonorrhœa.*

CLXXXI.

Baglivi et d'autres ont donné des exemples très-nombreux de communications sympathiques de douleur, et d'augmentation de mouvement tonique, entre les membranes qui sont jointes par continuité.

Au nombre des phénomènes de ces sympathies entre les membranes continues, sont : les douleurs et les démangeaisons au gland, que cause le calcul de la vessie : la douleur des gencives ou le prurit du nez, que cause la présence des vers dans les intestins (1) : le cours de ventre avec tranchées, que détermine la dentition difficile : les apthes qui surviennent à la dyssenterie : le tremblement de la lèvre inférieure, qui précède le vomissement (2), etc.

Il me paraît naturel d'expliquer par une sem-

(1) L'ascaride vermiculaire qui occupe le rectum, cause souvent des grincements de dents (Voyez Brera).

(2) Van Swieten ayant vu un jeune homme épileptique, à qui la lèvre inférieure tremblait avant l'accès, et dont l'accès finissait au moment où il avait vomi ; en conclut que le siége du mal était dans l'estomac : et il le guérit, en lui donnant tous les mois, pendant six mois, un vomitif doux ; le même soir un anodin ; et dans les intervalles de ces remèdes, des fortifiants (*Ad Aphor.* 1080, T. III, p. 429).

De Haën dit qu'il est assez difficile d'expliquer pourquoi la lèvre supérieure ne tremble point aussi, lorsque l'estomac est disposé à vomir.

blable communication sympathique des différentes parties de la membrane pituitaire, ce que M. Cotugno a observé; qu'un homme qui veut retenir un éternument qui est instant, ressent un chatouillement à la pointe du nez (1).

Un phénomène singulier du même genre est une crispation ou un léger frémissement qu'on sent à la peau du bout du nez, dans l'attendrissement qui dispose aux larmes. Cette sensation (qui a été connue d'Homère (2)) me paraît dépendre de ce que l'affection convulsive des points lacrymaux (qui se ferment pour faire couler les larmes) est ressentie sympathiquement par la membrane interne du sac lacrymal, et de suite dans la membrane pituitaire, par un effet de la continuation de ces membranes (3).

(1) M. Cotugno avait voulu expliquer ce fait d'une manière qui me paraît moins probable; par l'effet d'une sympathie attachée à des unions des derniers filets du rameau ophthalmique, ou premier de la cinquième paire; avec les dernières ramifications du nerf du nez, que forme la réunion des nerfs de la troisième paire, et du plexus sous-orbitaire. Il avait décrit les jonctions des extrémités de ces nerfs, et les avait représentées dans une *Table Anatomique*, qu'il communiqua à M. Adolphe Murray (Voyez une Thèse de Sidren *de Sternutatione*).

(2) Il en parle dans la reconnaissance d'Ulysse et de Laërte, au Livre 24 de l'*Odyssée*, vers 317. Voyez la Note d'Eustathe sur cet endroit.

(3) D'autres affections vives, surtout de colère, peuvent produire un effet analogue. Fallope a vu une femme, qui toutes les fois qu'elle se mettait en colère, était prise au nez d'un

CLXXXII.

Les communications sympathiques des membranes du mésentère et du péritoine, qui sont continues entre elles, produisent un très-grand nombre de faits remarquables; tels que les suivants.

Stahl a observé que la première division des branches de la veine-porte ventrale se faisant vers le centre du mésentère; cette partie du mésentère s'attache par des fibres assez fortes aux piliers du diaphragme vers les dernières vertèbres du dos. Il explique par cette adhérence, comment les désordres qui ont leur siége dans la veine-porte, doivent par un effet mécanique affecter en même temps le diaphragme; et produire des symptômes de suffocation ou de respiration difficile. Mais il semble qu'un tiraillement aussi faible et qui s'accroît par gradations lentes, ne pourrait causer cette gêne du diaphragme; qui doit être rapportée à une vraie sympathie (analogue à celle qui a lieu dans les muscles, et dont il sera parlé ci-dessous).

Duret a vu l'extension des maux des lombes au mésentère, et aux intestins, déterminer la formation de l'hydropisie ascite. Sans doute dans des

---

erysipèle qui d'ailleurs se résolvait facilement. Des faits semblables ont pu donner occasion aux proverbes latins : *Ira cadat naso. Fames et mora bilem in nasum concient.*

cas semblables, le péritoine est frappé successivement dans toute son étendue, d'une affection sympathique violente; qui l'empêche de résorber, comme dans l'état naturel, l'humeur de la transpiration épanchée dans la capacité du bas-ventre.

Une augmentation sympathique du mouvement tonique dans le péritoine qui recouvre chaque rein antérieurement, est sans doute la cause qui produit dans la néphrétique, la rétraction du testicule du côté du rein affecté; et la rétraction semblable que j'ai observée dans cette maladie chez les femmes, du ligament rond du même côté.

CLXXXIII.

On a observé souvent des affections sympathiques entre les extrémités d'un même muscle qui étaient fort éloignées l'une de l'autre. Les faits de ce genre ont été vus et rassemblés par Sanctorius (1), que Crawford a copié sans le citer (2).

Sanctorius a pensé que dans ces cas, il se faisait une tension violente de l'insertion du muscle, dont l'extrémité opposée souffrait une forte compression. Mais alors il n'y aurait point dans les parties de ce muscle de véritable sympathie, comme Sanctorius le prétend. C'est ce que je vais éclaircir par un exemple.

(1) Dans le Second Livre de sa *Méthodus vitandorum errorum in medicinâ.*

(2) Dans les *Mém. d'Edimbourg.*

On a vu une tumeur indolente formée à la suite d'une inflammation qu'avait causée un coup reçu sur la sixième côte, et qui avait son siége à l'origine de l'oblique externe dans cet endroit ; déterminer, même sans aucun tiraillement sensible, des douleurs dans les attaches de ce muscle aux os du bassin.

Sanctorius explique ce fait par la tension, que la tumeur qui pressait la partie supérieure du muscle, causait dans ses attaches inférieures. Mais cette explication est vicieuse. Car dans l'état de santé, ces attaches n'auraient point ressenti douloureusement une compression bien plus forte, qui eût été faite au haut de ce muscle.

Dans un cas semblable, l'affection sympathique s'étend à tout le muscle offensé ; et y produit des accroissements de mouvement tonique et de sensibilité, qui subsistent même après que l'inflammation de la partie supérieure du muscle est presque entièrement résoute. L'augmentation de la sensibilité est plus forte dans les attaches que dans le ventre du muscle, qui est plus lâche ; et que dans sa partie offensée qui devient comme calleuse, lorsqu'elle cesse d'être enflammée (1).

(1) Je trouve dans ces observations de Sanctorius, l'explication du fait analogue suivant ; que rapporte de Haën, et qu'il n'a pu expliquer.

Un homme de vingt ans, sans avoir été lésé par aucune cause externe manifeste ; souffrit pendant deux mois des douleurs cruelles dans l'aine, et dans toute l'extrémité inférieure

Il faut rapporter à l'affection sympathique des extrémités opposées du même muscle, un fait

gauche. Au bout de ce temps, il ressentit une douleur aiguë sur le bord de la crête de l'os des îles gauche, et rendit des urines sanguinolentes. On jugea alors qu'il y avait un calcul dans l'uretère gauche, qui pressait le muscle psoas, dont l'irritation affectait les membranes et les nerfs dans l'aine. On donna des remèdes convenables, qui firent rendre des urines fort chargées de sang, et plusieurs calculs qui étaient terminés en pointe : tous les symptômes furent calmés, et la convalescence fut parfaite.

De Haën dit que c'est une chose très-singulière, qu'un malade ait souffert pendant deux mois des douleurs extrêmes dans l'aine et dans la jambe, sans qu'aucune douleur se fît sentir dans les organes même de l'urine. J'ai indiqué ci-dessus une observation analogue de Baglivi, sur une malade qui ne souffrait point dans l'un de ses reins qui était gravement affecté ; mais ressentait de fortes douleurs dans l'autre rein, qu'on trouva en bon état.

De Haën croit avec toute vraisemblance, que les calculs que ce jeune homme rendit avaient resté longtemps immobiles dans l'uretère, et qu'ensuite par l'effet de leur pression, le psoas souffrit une douleur aiguë, non dans sa partie pincée immédiatement sous ces calculs ; mais à l'endroit de son insertion voisine de l'aine. Il demande là-dessus qui est-ce qui peut comprendre et expliquer, pourquoi cette douleur du psoas fut causée en cet endroit, et non plus haut, ou dans toute l'étendue de ce muscle?

Je pense que le psoas fut comprimé et irrité, lorsque ces calculs, qui étaient fixés dans l'uretère, vinrent à s'y déplacer, et laissèrent couler des urines sanguinolentes : mais que cette pression et cette irritation ayant porté sur la partie charnue de ce muscle, il ne ressentit la douleur qu'à l'endroit de l'insertion de son tendon : ce qui est parfaitement analogue aux observations précédentes de Sanctorius sur la sympathie des différentes parties des fibres dans un même muscle.

singulier que Van Swietin raconte (1), et qu'il n'a point expliqué. Il a vu un jeune homme qui souffrait beaucoup de maux différents, pour avoir fait des excès de masturbation ; chez qui pendant trois ans les testicules étaient continuellement agités d'un mouvement de rotation (2), qu'accompagnait une sensation très-fâcheuse d'un mouvement semblable dans les lombes.

La rotation des testicules étant produite par des mouvements convulsifs des muscles crémasters ; une affection semblable, ou un sentiment interne de rotation se produisait sans doute sympathiquement chez ce malade dans les attaches des muscles transverses aux vertèbres lombaires, d'autant que les crémasters viennent en grande partie des muscles transverses.

(1) *In Boerh. Aphor.* 586, *in fine.*

(2) J'ai été consulté pour de semblables mouvements convulsifs du testicule, qui se continuaient assez fortement et assez longtemps ; au point qu'on voyait le scrotum se tourner en spirale, en se rapprochant du bas-ventre.

CHAPITRE X.

DES SYMPATHIES DES FORCES DU PRINCIPE VITAL DANS LES ORGANES SIMILAIRES QUI SONT LIÉS EN SYSTÈMES PARTICULIERS, OU DANS LES VAISSEAUX SANGUINS ET LES NERFS.

CLXXXIV.

Les vaisseaux sanguins et les nerfs peuvent avoir dans leurs systèmes respectifs, deux sortes de sympathies : celle qui lie entr'eux deux vaisseaux ou deux nerfs ; et celle qui est entre chaque vaisseau ou nerf, et le système auquel il appartient.

Ce Chapitre sera divisé en deux Sections. Je traiterai dans la Première, des sympathies particulières qu'ont entr'eux les vaisseaux sanguins, ou les nerfs. Je considérerai dans la Seconde Section, la sympathie que chaque vaisseau sanguin ou chaque nerf a avec son système.

PREMIÈRE SECTION.

DES SYMPATHIES PARTICULIÈRES QU'ON OBSERVE ENTRE LES
VAISSEAUX SANGUINS, ET ENTRE LES NERFS.

SOMMAIRE. — Sympathies des organes similaires, tels que les
vaisseaux et les nerfs qui sont liés en systèmes particuliers,
et qui ont une ressemblance de fonctions et de structure. —
La sympathie des vaisseaux lymphatiques est indiquée par
divers faits.

Sympathie des vaisseaux sanguins. — Mouvement rapide du
sang vers la partie d'un vaisseau piqué. — Successions soudaines d'inflammation dans des organes éloignés l'un de
l'autre. (Elles sont analogues aux métastases, quand elles se
font par un transport d'humeurs.) — Disposition comme
anévrismatique générale qui se manifeste par l'augmentation
du mouvement péristaltique du pouls, et qui est due à une
affection partielle qui s'étend sympathiquement à tout le système artériel. — Hémorragies critiques qui ont lieu dans un
organe éloigné de la partie affectée. — Correspondance sympathique des vaisseaux du foie et du poumon dans certains
cas d'hémoptysie hépatique.

Les nerfs qui sont le plus fortement sympathiques, sont ceux
qui ont une connexion prochaine et supérieure, ou qui se
distribuent à des parties voisines. — Le mélange qui se fait
des fibres nerveuses dans les ganglions ou dans les plexus,
n'explique pas les sympathies particulières des nerfs qui en
partent. (Observations de Scarpa sur les diverses espèces de
ganglions, simples et composés.)

Il ne faut pas rapporter à la sympathie des nerfs de la huitième
paire, la sensation qu'ont les vaporeux et les femmes hys-

tériques, d'une boule qui roule dans le gosier ; mais à une sympathie des organes digestifs entre eux , ou avec la matrice. (Cette dernière sympathie est bien démontrée par d'autres faits , et par l'effet aphrodisiaque des aliments venteux , qui produisent une sorte d'orgasme qui se communique des intestins aux organes de la génération.)

Les connexions des nerfs ne sont que des conditions sensibles et non des causes nécessaires des sympathies des nerfs. — La pénétration intime de la substance médullaire des différents nerfs dans leur origine commune , loin d'être cause des sympathies, semblerait devoir être un obstacle à l'influence des divers points du *sensorium commune* , sur les différentes parties du corps. — Fautes nombreuses dans la pratique de la médecine , causées par la négligence de l'étude des sympathies.

Les nerfs placés dans une moitié symétrique et latérale du corps , sympathisent plus que ceux qui sont dans des moitiés latérales différentes. — La pathologie manifeste bien cette division du corps en ces deux moitiés droite et gauche , dans des cas d'hémiplégie, d'ictères, de succession de maladies, etc. — Utilité de la connaissance des sympathies pour le traitement des fluxions.

Les sympathies des nerfs ne paraissent dépendre d'une affection intermédiaire du *sensorium* que dans certains cas : ainsi, affections de l'organe de la vue par la lésion des nerfs intercostaux , ou des nerfs de la huitième paire , et par celle de la moelle épinière. (Observations de Bordeu sur les convulsions, et l'affection de la vue qui arrivent quelquefois aux animaux après la section de la queue.) L'irritation des nerfs des extrémités , produit des maladies convulsives, dont les retours sont précédés d'un sentiment de vapeur qui, du siége de l'irritation , monte à la tête. — Sentiment de douleur et de frémissement, qui de la moelle de l'épine s'étend aux nerfs des bras et des jambes, dans les paralysies qui suivent certains cas de colique.

CLXXXV.

Les vaisseaux sanguins, comme les nerfs, réunissent les deux sortes de rapports qu'on a reconnu exister généralement entre des organes éminemment sympathiques, celui d'une connexion très-forte, puisqu'ils sont liés en systèmes particuliers ; et celui de la similarité de leur structure et de leurs fonctions.

Je ne parle point de la sympathie particulière, qui par des causes semblables existe entre les vaisseaux lymphatiques. On a trop peu d'observations précises sur cette espèce de sympathie, à laquelle il paraît cependant qu'on doit rapporter plusieurs faits connus (1).

Tel est celui dont a fait mention Alexandre d'Aphrodisée (dans ses Problèmes) ; qui dit comme une chose d'observation générale, que lorsqu'un orteil est offensé par une impression violente qu'on reçoit sur la pointe du pied, il survient un bubon à l'aine (du même côté). Il paraît manifeste, que

(1) Camper tire de la distribution du *nerf* dorsal, l'explication de ce phénomène qui s'offre tous les jours ; que dans les maux du sein les glandes axillaires et pectorales se gonflent, et contractent un endurcissement qui gagne le bras.

Il est plus naturel de rapporter tous ces effets à la sympathie du système absorbant, des vaisseaux lymphatiques, des glandes conglobées, et du tissu cellulaire dans la même moitié du corps où est le sein affecté.

ce bubon est causé par la sympathie des vaisseaux lymphatiques, ou profonds, ou superficiels, de l'extrémité inférieure.

On a donné beaucoup de preuves de la sympathie particulière qu'ont entr'eux les vaisseaux sanguins. Je vais indiquer les faits où cette sympathie me paraît être la plus marquée.

La sympathie des vaisseaux sanguins du dernier ordre est rendue sensible par les expériences que M. Haller et M. Spallanzani ont faites sur des animaux à sang froid. Ils ont vu que la piqûre d'un de ces vaisseaux du dernier rang a toujours déterminé vers l'endroit de l'ouverture, un mouvement rapide du sang des vaisseaux voisins ; qui ne pouvaient sans doute changer avec tant de force les directions du sang, qu'autant qu'ils entraient dans une convulsion sympathique.

CLXXXVI.

Il faut rapporter aux sympathies des vaisseaux sanguins, les successions des inflammations qui se font soudainement dans des lieux éloignés, sans aucun symptôme de lésion dans les parties intermédiaires. Telle est la succession de la phrénésie à la péripneumonie, ou réciproquement, etc. (1).

(1) Si ces successions d'inflammations se font par des transports de l'humeur morbifique (comme on le pense communément) ; elles sont analogues aux métastases de l'espèce de celles

Une affection qui s'étend sympathiquement dans le système artériel, peut y augmenter et forcer le mouvement péristaltique du pouls; au point de produire l'apparence d'une disposition comme anévrismatique dans toutes les artères considérables.

On a plusieurs exemples de cette disposition générale des artères; qui ont été observés par Rhodius, Baillou, De Haën, etc. Morgagni dit que cette disposition est sensible chez plusieurs de ceux qui commencent à être attaqués d'anévrisme de l'aorte (1) : ce qui est un effet très-remarquable de la sympathie d'une artère avec tout le système artériel.

Les hémorragies critiques et autres que donnent des vaisseaux fort éloignés de l'organe primitivement affecté, présentent souvent des circonstances, qui prouvent que le lieu dont le sang s'écoule n'a point été le terme nécessaire du progrès successif de la révolution hémorragique; mais qu'il a été déterminé par une affection sympathique de ces vaisseaux éloignés, qui y a produit des dilatations et des ruptures.

que j'ai dit ci-dessus, indiquer une sympathie spéciale entre des parties éloignées dans le tissu cellulaire.

(1) Au vi⁰ Volume des *Observations des Médecins de Londres*; M. Hall, Chirurgien, rapporte dans la description qu'il donne d'un anévrisme de l'aorte; que dans le même sujet on trouva plusieurs artères dilatées, et dans un état d'extension contre nature.

Ainsi cette sympathie est sensible dans les hémorragies qui se font du même côté où est le viscère primitivement affecté ; comme celles qu'Hippocrate, Arétée et d'autres observateurs ont vu se faire par la narine droite, lorsque le foie est attaqué dans les maladies aiguës ; par la narine gauche, lorsque c'est la rate qui est affectée, etc.

CLXXXVII.

Il est une espèce d'hémoptysie qui paraît avoir un caractère sympathique bien marqué. C'est l'hémoptysie *hépatique*, qu'Hippocrate a soupçonnée : qu'Arétée, Duret, et Prosper Martianus me paraissent avoir seuls bien connue, entre tous les Auteurs anciens et modernes.

Prosper Martianus qui a surtout bien éclairci cette maladie, dont il a rapporté deux observations ; dit comme Arétée et Duret, qu'il s'y fait par le poumon une excrétion du sang qui vient du foie (1).

Il a même expliqué cette hémorragie, d'une manière qu'on eût pu adopter après lui ; lorsqu'on a eu découvert les lois de la circulation du sang.

(1) Bianchi a observé que dans les hépatitis (soit avec, soit sans suppuration), il se fait une extension *(epigenesis)* d'affection au poumon voisin ; à raison de laquelle le poumon rejette des crachats de diverse sorte, pituiteux, jaunes, sanguins, puriformes.

Il a dit que le sang venant à s'extravaser par la rupture d'une veine considérable dans l'intérieur du foie ; la Nature le chasse successivement dans la veine cave, le ventricule droit du cœur, l'artère pulmonaire ; et enfin, dans les vaisseaux aériens du poumon, d'où il est évacué à l'aide de la toux.

Si l'on admet que dans cette hémoptysie hépatique, il se fasse une rupture des veines du foie ; on ne peut expliquer pourquoi le sang extravasé dans le foie n'est pas toujours repompé en partie par les vaisseaux biliaires, et n'est pas versé dans les intestins.

D'après ce que j'ai vu dans quelques cas de cette hémoptysie (1), elle peut avoir lieu à la suite d'une obstruction (surtout sanguine) du foie, sans aucun signe de rupture des vaisseaux de cet organe. Il faut reconnaître alors que cette hémorragie est déterminée par une correspondance sym-

---

(1) J'y ai vu, outre les symptômes ordinaires de l'hémoptysie, d'autres analogues à ceux du vomissement du sang venant du foie ; des palpitations de la cœliaque ; de la douleur, de la tension et de la chaleur dans l'hypocondre droit ; la jaunisse, etc. Les astringents y sont d'autant moins convenables, à proportion que l'obstruction du foie est plus forte.

Il faut distinguer cette hémoptysie hépatique de l'hémoptysie bilieuse, dont a parlé Stoll (*Ratio Med.*, T. II, p. 115-6) ; qui peut aussi être sans fièvre, mais qui est toujours accompagnée de turgescence de bile dans la région précordiale, et qu'on guérit par l'émétique.

pathique des affections des veines du foie et des veines du poumon ; quoiqu'on ignore les causes primordiales de cette sympathie.

CLXXXVIII.

Je passe à ce qui regarde les sympathies des nerfs. Elles ont toujours été les plus connues de toutes les sympathies ; comme elles sont les plus importantes. Cependant quelle que soit leur étendue, elles ne nous sont manifestées que par des faits du même genre que ceux qui indiquent les autres sympathies dont j'ai parlé jusqu'ici.

La sympathie entre deux nerfs se montre par des affections correspondantes des parties auxquelles ces deux nerfs se distribuent ; lorsqu'on ne peut rapporter la correspondance de ces affections, au hasard , au mécanisme des organes , ni aux synergies ; et lorsque ces affections ainsi déterminées présentent dans leur origine et dans leur marche , des indices suffisants que les nerfs ont été spécialement le siége de ces sympathies.

Haller reconnaît (1) que les observations font voir à n'en pas douter, qu'il existe une sympathie entre les nerfs voisins ; et des communications de la douleur et de la cause des mouvements convulsifs , d'un nerf qui souffre une ligature , à un autre nerf particulier ; ce qu'il dit avoir lieu entre

____

(1) *Physiol.*, T. IV, pag. 321.

ces nerfs exclusivement à tous les autres (quel que soit, ajoute-t-il, le mécanisme qui produit ces phénomènes) (1).

On doit observer et recueillir les exemples qui se répètent le plus souvent des sympathies nerveuses; dont il ne faut pas croire que les lois puissent être fixées avec une constance perpétuelle, ni que les causes puissent être expliquées.

CLXXXIX.

Un principe d'observation sur la sympathie des nerfs me paraît être : qu'en général les nerfs qui sont le plus fréquemment ou le plus fortement sympathiques ; 1° ont entre eux une connexion

______

(1) Haller assure (dans l'endroit cité) que le sentiment qui cause une sympathie d'une affection convulsive, doit nécessairement passer du nerf qui a été primitivement affecté, à un autre nerf déterminé (sympathisant), sans se communiquer jamais à d'autres nerfs. Il semble au contraire que les sympathies dans le système des nerfs, aussi bien que dans tous les systèmes, où sont liés des organes d'un même genre, peuvent s'étendre avec des variations indéfinies dans les divers individus.

De même qu'il existe quelquefois entre des parties très-éloignées dans l'organe extérieur, des sympathies rares et comme bizarres, qu'on ne peut rapporter qu'à une idiosyncrasie très-singulière (comme je l'ai dit ci-dessus) : il en existe quelquefois de pareilles entre les nerfs. Ainsi on a vu une hernie causer la convulsion du doigt moyen et de l'annulaire (Vater). Voyez d'autres faits analogues recueillis par Haller (*Physiol.*, T. IV, p. 334-6).

prochaine et supérieure, ou à leur origine d'un tronc commun, ou dans des plexus, ou dans des ganglions (1) : 2° Que ces nerfs spécialement sympathisants ont de plus entre tous les nerfs unis aux mêmes endroits (supérieurs), le rapport de se distribuer dans des parties plus voisines.

Les observations de M. Scarpa et d'autres Anatomistes, sur la structure des ganglions et des plexus des nerfs (2), me paraissent très-propres à

(1) J'ai dit ici dans la première édition de ces *Nouveaux Éléments*, qu'on peut regarder les ganglions comme des petits cerveaux, ou des glèbes de nerfs.

M. Monro a dit aussi depuis (en 1783, dans ses *Observations sur le Système Nerveux*) que les ganglions sont de petits cerveaux imparfaits. Il a ajouté qu'ils sont condensés, comme il convient pour qu'ils puissent résister à l'action des muscles; que leur substance corticale a beaucoup de vaisseaux, et est brune comme celle du cerveau, etc.

M. Scarpa dit que les ganglions ne sont que des plexus conglobés par le tissu cellulaire qui les lie *(Anatom. Annotat., L. i. De Nervorum Gangliis et Plexubus)*. Il pense que les ganglions et les plexus de nerfs ont un parfait rapport quant à leur structure intime et à leurs fonctions.

(2) M. Scarpa a adopté, et très-bien éclairci par divers exemples, l'observation de Meckel et de Zinn, sur l'usage des ganglions *composés;* qu'il distingue des ganglions *simples*, où des filets de nerfs venant de la moelle épinière, ne se confondent point, et sont réunis en des faisceaux plus fermes. (M. Sabatier dit aussi que dans les ganglions, qui sont formés par les nerfs vertébraux; les fibres nerveuses de chaque corde qui produit ces ganglions, ne sont point mêlées; mais qu'on peut les suivre et les trouver distinctes.)

Suivant ces Anatomistes célèbres, dans les ganglions *com-*

développer le principe d'observation que je donne
sur les sympathies des nerfs. Ces observations
indiquent que la nature *semble* avoir voulu croiser
et mêler intimement dans les ganglions, et les
plexus, les filets venant de différents troncs nerveux ; et faire ainsi que les autres troncs de nerfs
qui sortent de ces ganglions et de ces plexus
soient composés de manière que leurs divers rameaux soient éminemment sympathiques entre
eux.

Il est nécessaire de remarquer (comme je le dirai
ci-dessous) qu'on ne doit pas croire pouvoir expliquer, d'une manière pour ainsi dire matérielle,
les sympathies particulières de ces nerfs ; parce
que leurs fibres originaires qui se portent aux

posés, plusieurs petits filets de nerfs se divisent et se réunissent
ensuite en formant des troncs ; de sorte que des nerfs distincts
dans leurs origines au cerveau ou à la moelle épinière, lorsqu'ils se portent à un même ganglion composé, y sont mêlés
par leurs filets qui y ont été divisés, et s'y sont ensuite unis ;
tellement que chaque rameau qui sort enfin de ce ganglion,
est composé de filets de plusieurs paires distinctes de nerfs.

M. Monro ayant examiné le plexus du bras, a trouvé que
chaque nerf au-dessous de ce plexus, est un composé des fibres
de tous les nerfs qui s'étaient portés à ce plexus, et qui s'y
sont réunis.

M. Wrisberg (dans les *Mém. de l'Acad. de Gottingen* pour
l'année 1779) dit qu'il n'y a nulle part un plus grand nombre
d'effets de la sympathie des nerfs, que dans les nerfs qui sont
entremêlés de ganglions ; comme est le grand sympathique ; et
surtout dans le système des viscères abdominaux.

plexus et aux ganglions, après s'y être mêlées, y ont formé les nerfs qui en sortent.

J'observe que dans cette structure du système nerveux, de même que dans celle de divers autres organes, la Nature semble avoir affecté des rapports à un mécanisme, qu'on croirait volontiers être la vraie cause de telle ou telle fonction de ces organes ; mais qui correspond *seulement* aux effets sensibles de cette cause réelle, qu'on doit toujours reconnaître dans une loi primordiale du Principe de la Vie.

<h2 style="text-align:center">CXC.</h2>

Je vais exposer seulement quelques-uns des faits très-nombreux, sur lesquels je puis fonder ce principe général concernant les sympathies particulières des nerfs.

Les faits qu'on doit rapporter à ce principe sont les plus marquants entre ceux qui ont été recueillis sur les sympathies, et rendus utiles à la pratique de l'art de guérir ; par Galien, Sanctorius, Ch. Pison, Willis, Vieussens, Monro, Camper, et plusieurs autres, indépendamment de ce que Baillou, Mercatus, et des Médecins plus récents ont écrit sur les maladies produites par sympathie.

Je ferai en passant quelques remarques particulières sur un sujet aussi vaste.

M. Meckel a très-bien décrit les nerfs des deux

premières branches de la cinquième paire ; qui se
distribuent aux muscles des paupières, du nez,
des lèvres et des joues. Cette distribution me semble pouvoir influer beaucoup sur les mouvements
sympathiques de ces muscles, dont les combinaisons donnent à la face les expressions caractéristiques des diverses passions.

Je rapporte surtout à la sympathie des branches
des nerfs maxillaires supérieurs qui vont aux
dents, et de celles qui se portent aux joues, à la
lèvre supérieure, et aux angles de la bouche; un
fait qu'a observé Van Swieten (et que Camper a
expliqué autrement) : que pendant le temps où les
dents poussent aux enfants, ils ont quelquefois
dans le sommeil la figure riante. De semblables
convulsions ont lieu chez plusieurs enfants qui
meurent de maladies lentes, comme Vossius (Ge-
rard) l'a remarqué (1).

Divers effets des douleurs de dents des mâchoires supérieure et inférieure, sont très-bien
rapportés à des sympathies entre les rameaux que
donnent à ces dents les nerfs maxillaires supérieurs et inférieurs, et ceux qu'ils donnent à diverses parties de la face, et autres voisines.

____

(1) C'est un sujet de recherches nouvelles qui paraît curieux : de déterminer quels sont dans la physionomie les traits
primitifs de la colère, et des autres passions ; auxquels se joi-
gnent ensuite par une habitude répétée d'effets de la sympathie
nerveuse, les traits accessoires qui sont aussi dans la physionomie caractéristiques des diverses passions (Voyez Parsons).

La douleur des dents supérieures se propage quelquefois jusques dans l'intérieur de l'oreille ; ce qui a été rapporté par Meckel à une double sympathie, des nerfs sous-orbitaires de la face ; que les maxillaires supérieurs donnent d'une part avec les nerfs des dents supérieures, et de l'autre avec les rameaux de la portion dure. Mais cette double sympathie entre trois nerfs différents, qui fait communiquer le premier nerf au troisième, devrait être indiquée par un grand nombre de faits.

Je crois qu'il faut rapporter à la sympathie du nerf lingual, et de la corde du tympan avec laquelle il est joint ; deux cas singuliers, dont les observations m'ont été communiquées.

Le premier était celui d'un homme, chez qui une hydatide qui s'était formée sur la langue, en se détachant, causa des douleurs d'oreille.

Le second était celui d'un homme qui se plaignait alternativement d'une douleur à la langue, et de surdité dans l'oreille du même côté : de manière que quand le vice de l'oreille subsistait, la langue cessait d'être affectée ; et réciproquement (1).

(1) Tissot a connu un homme fort sourd, qui ne pouvait pas se toucher le canal de l'oreille gauche, sans éprouver une douleur assez marquée à la langue.

La sensation de grincement de dents, lorsqu'on racle une lime, ne dépend-elle point de la sympathie du nerf maxillaire

CXCI.

Monro explique par la distribution des nerfs de la huitième paire, le resserrement de la glotte qui accompagne souvent des accès de toux, et d'asthme nerveux. Ce resserrement de la glotte semble devoir être d'autant plus rapporté à une affection sympathique (des nerfs ou autre); que n'appartenant à aucune synergie, il paraît nécessité dans ces états convulsifs (comme l'est dans d'autres maladies, un nombre infini de symptômes inutiles) par un accident d'une loi très-étendue des communications des forces du Principe Vital.

Monro explique de même par la sympathie des nerfs de la huitième paire, la boule que sentent rouler dans le gosier, les vaporeux qui sont sujets à de fréquents gonflements d'estomac.

Mais il est plus naturel de rapporter le globe hystérique à la sympathie des organes digestifs, dont j'ai parlé ci-dessus. Cette boule n'est pas toujours imaginaire; et le gonflement des parties antérieures de la gorge est alors sensible dans plusieurs cas. Je l'ai vu très-considérable dans les affections hystériques de malades, pour lesquelles j'ai été consulté.

inférieur avec la corde du tympan; qui (suivant la remarque de Valsalva) est placée entre le marteau et l'enclume, de manière à devoir être toujours ébranlée par le mouvement de ces osselets?

Ce symptôme présente alors une singulière ressemblance des mouvements de l'organe primitivement affecté, avec ceux qui sont produits sympathiquement dans une partie éloignée (1).

(1) Un effet de sympathie analogue à celle qui produit la boule hystérique, avait lieu dans des sujets, chez qui M. Cullen rapporte que la violence des désirs vénériens avait causé dans les intestins des spasmes; qui étaient rendus sensibles par l'anxiété et la douleur.

J'ajoute qu'on peut conjecturer que l'effet aphrodisiaque, qui suit l'usage de certains aliments venteux (comme des panais, des fèves, et des pois chiches, suivant la remarque de Galien); tient probablement en partie à une espèce d'orgasme ou de raréfaction sourde, qui se communique sympathiquement des intestins aux parties de la génération.

Saint Jérôme, dans une Épître à des religieuses, leur interdit l'usage des légumes (comme les fèves), qu'il croit être âcres et irritants; parce qu'ils causent, dit-il, des titillations dans les parties sexuelles (*in partibus genitalibus titillationem producunt*).

Plutarque (dans ses *Questions sur les Choses Romaines*) dit : Pourquoi est-ce que la loi défend à ceux qui doivent vivre chastement, de manger des légumes? Et il finit ses réponses à cette question, en disant : Est-ce parce qu'ils invitent et provoquent à la luxure, d'autant qu'ils sont flatueux?

Athénée dit que les poulpes, les sèches, et autres semblables mollusques sont difficiles à digérer, et flatueux; et que par-là ils aiguillonnent l'amour.

Ainsi le fait même, que les aliments venteux sont aphrodisiaques, paraît avoir été depuis longtemps constaté par l'expérience. On pourrait cependant conjecturer que cet effet tient *en partie* aux compressions et aux sollicitations alternatives; que les vents, produits en abondance par ces aliments, exercent par le rectum qu'ils distendent, sur les vésicules séminales dans l'homme, ou sur le vagin et le cou de la matrice.

Van Swieten et Camper ont rapporté à des sympathies des nerfs, dont ils donnent des explications assez embarrassées; le rire sardonique, qui accompagne souvent, et non toujours (1), les blessures et les inflammations du diaphragme.

Meckel (2) a beaucoup mieux expliqué ce rire sardonique (en tant qu'il consiste, non dans les secousses convulsives du diaphragme, mais dans une grimace convulsive de la face) par la sympathie qui est entre les nerfs diaphragmatiques, et les cervicaux dont ils prennent leur origine (ceux de la 3ᵉ, 4ᵉ et 5ᵉ paires), lesquels donnent aussi plusieurs rameaux aux muscles de la face.

CXCII.

Il serait facile de multiplier des remarques, et des vues nouvelles, sur les faits que divers Auteurs ont rapportés aux sympathies des nerfs.

J'ai dit que la connexion prochaine et supérieure des nerfs, jointe à leur distribution dans des organes voisins, a lieu le plus généralement dans les nerfs qui sont fortement sympathiques. Mais j'indique par ce principe d'observation générale, des conditions sensibles et non des causes nécessaires des sympathies particulières des nerfs.

(1) Voyez Morgagni.

(2) *Mém. de l'Acad. de Berlin*, 1752.

Cette assertion qui est fondée sur les faits, pourra sans doute être modifiée dans la suite par d'autres observations plus nombreuses, et plus exactement déterminées.

Ma manière de voir les rapports des organes sympathiques, ne peut être sujette aux objections qu'a faites Whytt; contre l'opinion différente de la mienne, de l'influence nécessaire qu'on a attribuée aux connexions des nerfs sur leurs sympathies.

Entre ces objections de Whytt; il en est une qui a été suggérée par cette manière de voir trop matérielle pour ainsi dire, qui a multiplié à l'infini les fausses idées sur l'économie animale.

Whytt dit que les connexions des nerfs ne peuvent les faire sympathiser, parce qu'elles ne font point qu'ils se pénètrent intimement.

Mais rien ne prouve la nécessité d'une telle pénétration pour établir une sympathie particulière des nerfs. L'observation seule peut manifester la corrélation qu'a avec une telle connexion des nerfs, une telle sympathie; qui ne saurait être attachée à aucune cause mécanique, et qui doit toujours dépendre d'une loi primordiale du Principe Vital (1).

_____

(1) Quelqu'un qui a eu ou suivi des idées semblables à celle de Whytt, que j'ai réfutées ici; a dit que la théorie des affections sympathiques de différents organes, fondée sur la correspondance des nerfs que ces organes reçoivent, est bien peu

On peut même objecter que suivant les idées ordinaires, la pénétration intime des substances pulpeuses des nerfs dans leur origine commune (où Whytt veut que toutes ces sympathies soient produites) semblerait plutôt devoir faire un obstacle à ce que les divers points du *sensorium commune*, aient des influences distinctes sur différentes parties du corps.

Cependant ces influences peuvent se conserver bien isolées : comme il paraît par un grand nombre de faits d'Anatomie Pratique, et singulièrement par l'observation de M. de Lassone (1), sur

satisfaisante; puisqu'un nerf étant un composé d'une infinité de nerfs isolés, indépendants les uns des autres, les parties auxquelles un nerf se distribue, ne devraient avoir entr'elles aucune relation.

J'observe que cet Ecrivain ignore sans doute que l'opinion vulgaire qui fait regarder chaque nerf comme composé de filets nerveux isolés, n'est rien moins que prouvée. M. Alex. Monro (dans ses *Observations sur le Système Nerveux*) a combattu cette opinion ; et a soutenu qu'aucun filet nerveux ne peut être suivi jusqu'à son origine, comme s'il était isolé et simple ; mais que les filets nerveux les plus déliés forment aussi bien des plexus, que les nerfs les plus considérables : de sorte que chaque rameau d'un nerf étant considéré à son extrémité, peut avoir reçu des fibres de toutes les autres ramifications de ce nerf, qui sont placées au-dessus.

Ainsi M. Monro a vu la portion molle du nerf auditif former un beau plexus entre les deux feuilles osseuses très-fines qui composent la lame spirale du limaçon. M. Fontana a observé aussi un vrai plexus dans la rétine de l'œil d'un lapin.

(1) *Histoire de l'Académie des Sciences*, pour l'année 1742.

des affections paralytiques qui attaquaient successivement divers organes, par rapport à des points
douloureux qui changeaient de siége, et occupaient
différentes parties de la tête (1).

CXCIII.

Nous ignorons quelles sont les causes primitives
des sympathies entre les nerfs, ou entre les autres
organes du corps humain. Mais il suffit que les
communications de forces, qui ont des causes occultes, soient annoncées par des résultats de faits
très-nombreux.

Pourvu qu'on ne voie point dans un faux jour
les phénomènes qu'on rapporte à chaque chef de
sympathie; cette doctrine non-seulement aide au
progrès de la Science de l'Homme, en rapprochant
et liant beaucoup de faits, que leur dispersion rendait inutiles; mais encore elle peut éclairer la pratique de la Médecine et de la Chirurgie.

Monro a très-bien dit que si l'on ne fait attention aux faits observés, qu'il est naturel de rapporter à la sympathie des nerfs; on peut commettre
des fautes très-dangereuses, ou même funestes
aux malades. C'est ce que je vais rendre sensible
par les exemples suivants.

(1) Malouin a parlé de paralysies; où les parties qui en
étaient affectées revenaient quelquefois dans leur état naturel;
lorsqu'en même temps une autre partie tombait paralytique
(*Mém. de l'Académie des Sciences de Paris*, 1747, p. 553).

Kaau Boerhaave a remarqué (1) qu'il arrive souvent, lorsqu'une partie du corps a souffert une section, brûlure, ou autre lésion considérable; que la douleur ayant d'abord demeuré fixe dans la partie blessée ou offensée; il survient ensuite dans un endroit distant et séparé de cette partie, une douleur si cruelle qu'elle éteint le sentiment de la première. Or il est clair que ce nouveau symptôme, qui est l'effet d'une sympathie nerveuse, peut faire illusion sur les progrès de la maladie; persuader qu'il se forme un nouveau dépôt, etc.

Ainsi j'ai vu chez une femme qui avait un ulcère écrouelleux au-dessus des os du métatarse; qu'une section faite pour mettre à nu l'os le plus externe du métatarse qui était carrié; fut suivie quelque temps après d'une douleur atroce au cou du pied. On attribua au progrès de la carie cette douleur, qui se dissipa bientôt après; et qui fut selon toute apparence déterminée par la sympathie des nerfs (2) (3).

(1) *Impetum faciens*, N° 346.

(2) Voyez les *Tables d'Eustachi*, et la *Névrographie* de Vieussens, pl. XXIX, N°° 73, 74, 75.

(3) Ainsi Monro a observé qu'il se produit quelquefois des mouvements spasmodiques, qui font une espèce de pincement dans différentes parties des muscles du bas-ventre, et que cause une irritation des rameaux des nerfs dorsaux inférieurs; et que ces mouvements peuvent faire commettre des fautes au Praticien, en lui présentant e soupçon de colique, d'inflammation aux reins, etc.

Il est essentiel dans la Science de l'Homme, et important pour la pratique de la Médecine; de reconnaître que la sympathie particulière des nerfs entre eux, correspond principalement à leur connexion prochaine dans le système nerveux; et qu'elle est toujours moindre entre les nerfs qui ne s'unissent qu'à l'origine du système nerveux, quoiqu'il puisse y avoir beaucoup plus de voisinage entre les parties où ces derniers nerfs se distribuent.

Ainsi on observe généralement que des nerfs liés à leur système dans une des moitiés latérales et symétriques du corps, sympathisent beaucoup plus fortement entre eux; qu'avec d'autres nerfs qui se distribuent à des organes plus voisins, mais qui sont placés dans l'autre moitié du corps.

La raison en est sensiblement, que les nerfs qui appartiennent séparément à l'une ou à l'autre moitié du corps, ne sont point liés par des ganglions (qui n'unissent que des nerfs d'un même côté, suivant la remarque de Cheselden); et ne communiquent presque jamais avec eux que dans la première origine du système des nerfs.

CXCIV.

Il me paraît que c'est à la sympathie dominante qu'ont entre eux les nerfs qui appartiennent à l'une des moitiés symétriques du système nerveux, qu'on doit rapporter ces phénomènes qu'on observe dans diverses maladies; qui indiquent par rapport à l'homme intérieur une division singulière qui semble partager le corps de la tête aux pieds, en ses deux moitiés droite et gauche.

Cette division que la seule Pathologie manifeste, et que l'Anatomie ne saurait démontrer, a été bien connue d'Hippocrate. (*Epidem.*, *Lib. VI, Sect.* 2) (1).

C'est ainsi que dans l'hémiplégie, la moitié du corps qui est affectée se dessèche; tandis que la moitié opposée se nourrit très-bien, ou même augmente quelquefois d'embonpoint.

Morgagni a vu dans un homme chez qui la phrénésie succéda à la péripneumonie; que la pie-mère, le poumon, la plèvre, et le péricarde étaient enflammés du seul côté gauche; ce qu'il explique mal, par une compression de la veine sous-clavière gauche.

M. Dupui a vu une hémiplégie accompagnée d'un ictère si bien partagé; que la moitié droite du corps et du nez était jaune, et l'autre moitié de couleur naturelle, etc. Il dit qu'il n'avait point trouvé d'observation pareille. Cependant Conr.

____

(1) Sur les symptômes qui se produisent dans les maladies κατ' ἴξιν (suivant la rectitude du trajet d'une partie à l'autre, dans l'une des moitiés verticales et latérales du corps); on peut voir ce qu'ont dit Duret (*In Coac. I, Cap. XVI, N° 31*), et le célèbre Bordeu dans les endroits de ses ouvrages, où il a parlé des départements des organes.

Barthold Behrens a vu et décrit un fait entièrement semblable (1).

CXCV.

Les Anciens n'étant point prévenus par les préjugés qui ont suivi la découverte de la circulation du sang, faisaient beaucoup d'attention dans le traitement des maladies inflammatoires, et autres dépendantes de fluxions des humeurs, aux sympathies spéciales des organes, soit éloignés, soit voi-

(1) Les faits de ce genre les plus connus ont été recueillis dans la Dissertation de M. Dupui (*De Homine Dextro et Sinistro. Lugd. Batav.*, 1780). Je vais y joindre plusieurs autres observations analogues : et il serait facile d'en augmenter le nombre.

L'observation que j'ai rapportée de Behrens est analogue à celle d'Etmuller (*Colleg. Pract.*, *Oper.*, T. II, p. 844) sur un vieillard goutteux qui n'avait qu'une moitié du nez affectée par la goutte.

Dans les *Ephem. Nat. Cur. Cent. V. Observat.* 44, p. 64, Lanzoni décrit un ictère qui avait teint en vert toute la tête jusqu'à la gorge; le côté droit du corps en noir, et le côté gauche en jaune, etc.

Pechlin (*Observ.* XIV, *Lib.* II) rapporte des exemples de froid extrême, de stupeur, d'éruptions diverses; qui affectaient une moitié du corps, ou droite, ou gauche, exclusivement à l'autre moitié. — Plater et Th. Bartholin ont publié aussi des exemples semblables.

Dans les *Mém. de l'Académie des Sciences*, 1740, il est parlé d'un homme chez qui tout un côté des joues suait à grosses gouttes, lorsqu'il mettait un peu de sel sur une portion de la langue de ce côté, qui était comme excoriée.

Sigwart (*Epistola, Homo in Singulari Dualis*) rapporte

sins ; et de ceux qui sont situés dans la même moitié latérale du corps, droite ou gauche.

La connaissance de ces sympathies est très-importante pour le traitement des maladies dont la fluxion est un élément essentiel. C'est ce qu'il sera facile de reconnaître d'après l'indication des dogmes généraux, sur lesquels je crois qu'on doit fonder les Méthodes de traitement des fluxions (1).

Toute fluxion est produite par une synergie de mouvements que détermine l'irritation de l'organe qui est le terme de cette fluxion.

De là il suit que les indications principales pour l'emploi des remèdes attractifs (épispastiques),

avoir vu quelquefois chez un enfant, le phénomène suivant.

Cet enfant, lorsqu'il avait couru en Été, avait un côté du corps rouge, chaud et suant ; tandis que l'autre côté était pâle, froid et sec : de sorte qu'on voyait suivant une ligne tirée exactement par le milieu du visage ; qu'il n'y avait de rougeur, de chaleur et de sueur ; que dans une joue, et dans une moitié du front, du nez, des lèvres et du menton.

Schmid (Jacob) (*Miscell. N. C., Dec. II, Ann.* 11, *Obs.* 126, p. 237) rapporte qu'une femme, par l'effet d'un fort exercice ou d'un sudorifique, suait très-abondamment de toute la moitié gauche du corps ; et n'avait jamais ni sueur ni moiteur dans la moitié droite : excepté seulement lorsqu'elle était grosse, temps où elle avait la faculté de suer de toutes les parties du corps.

(1) J'ai exposé en détail ces Méthodes, dans mes *Mémoires sur le Traitement des Fluxions* (ils sont réimprimés à la fin du Tome Second de cet Ouvrage), et je me propose de les développer encore dans mes *Institutions de Médecine-Pratique.*

soit évacuants, soit simplement irritants, par lesquels on doit combattre une fluxion qui se porte sur un organe quelconque, sont d'exciter ces attractions; premièrement, dans les organes dont l'affection sympathique peut modérer le plus la synergie des mouvements de la fluxion à ses diverses périodes; et secondement dans des organes qui ont avec celui où se termine la fluxion, des sympathies particulières, par le moyen desquelles on puisse affaiblir l'irritation primitive de cet organe.

I^{ment}. En général par rapport au caractère, et aux périodes de la fluxion; lorsqu'elle peut être dite *active*, comme lorsqu'elle se forme, ou qu'elle se renouvelle par reprises; on doit préférer les évacuations et les irritations attractives *révulsives*, ou qui se font dans des parties éloignées du terme de la fluxion.

La Nature est alors plus susceptible d'autres synergies de mouvements, qui tendent vers des parties éloignées, et qui sont perturbatrices des mouvements de la fluxion. D'ailleurs si on pratique la dérivation, ou l'attraction vers des parties voisines, lorsque la fluxion se forme encore; et avant qu'elle n'ait comme isolé en quelque degré du reste du corps, la partie qui est le terme de cette fluxion; il est à craindre que cette dérivation n'ait peu d'utilité, ou même qu'elle n'augmente perniciensement les mouvements imparfaits de la fluxion sur cette partie.

Lorsque la fluxion peut être dite *passive*, comme lorsqu'elle est dans son état ou dans son déclin, ses mouvements étant plus concentrés auprès de la partie qui en est le terme; la Nature ne peut guères être dirigée utilement qu'à des dérivations peu éloignées de ce terme. Ainsi pour que l'irritation de cette partie soit affaiblie par des affections sympathiques, on doit en général préférer les évacuations, et les irritations *dérivatives*, ou qui ont lieu dans les parties de l'organe principalement affecté.

II^ment. En même temps qu'on règle sur les périodes de la fluxion, le choix qu'on doit faire pour l'application de remèdes évacuants et irritants, entre des organes, ou voisins, ou éloignés de la partie qui est le terme de la fluxion; on doit en général appliquer ces remèdes à des organes qui soient situés dans la même moitié latérale droite ou gauche du corps, où cette partie est placée (1).

(1) C'est d'après ces vues principales, qui sont à la fois simples et étendues, qu'il faut concilier le plus grand nombre des observations diverses, ou même contradictoires en apparence, d'après lesquelles les Anciens ont été conduits à donner sur le traitement des fluxions des règles douteuses et incohérentes; qu'on n'a pu avant moi réduire en un corps de doctrine bien lié.

CXCVI.

Je finirai cette section par la discussion d'une hypothèse que plusieurs Auteurs célèbres ont adoptée sur la cause de la sympathie des nerfs.

Astruc, Kaau Boerhaave, et Whytt ont prétendu que toutes les sympathies des nerfs sont dépendantes d'une affection intermédiaire du *sensorium commune*. Mais cette intervention prétendue nécessaire des affections du *sensorium commune* peut faire perdre de vue, et non diminuer, la difficulté de connaître les causes des sympathies des nerfs.

En effet, après avoir supposé que les affections sympathiques du Principe Vital ne sont produites que dans l'origine commune des nerfs; il faut également avoir recours à des lois primitives et inconnues qui déterminent ces affections.

Ce n'est que dans quelques cas, qu'on a lieu de présumer, que la correspondance sympathique qu'on observe entre deux nerfs, dépend d'une affection intermédiaire dans l'origine commune des nerfs.

C'est ainsi qu'il faut voir sans doute les expériences curieuses de M. Du Petit (1) et d'autres Anatomistes, sur les effets de la section des nerfs intercostaux dans des chiens vivants. Après cette

_____

(1) *Mém. de l'Académie des Sciences*, 1727. Voyez aussi Morgagni, *Epist. Anat. XIII.*

section on a vu les yeux devenir ternes et secs, le globe même de chaque œil perdre de sa grosseur, la prunelle se resserrer; la membrane cartilagineuse qui part de l'angle interne, s'étendre davantage sur la cornée, et souffrir une espèce de hernie (1).

Molinelli et Brunn ont vu que des lésions semblables des yeux suivent la ligature des nerfs de la huitième paire (qui ne s'unissent aux nerfs des yeux que dans l'origine commune des nerfs), aussi bien que la section des nerfs intercostaux (2).

Molinelli, dans ses expériences sur les ligatures des nerfs de la huitième paire (ligatures que tantôt il a défaites quelque temps après les avoir serrées, et que tantôt il a laissé subsister), a trouvé de plus en général qu'il survenait une irrégularité de la figure de la prunelle (qui devenait plus étroite dans l'œil du côté du nerf lié); et un changement de couleur dans l'iris (qui devenait plus

(1) Le plus grand nombre des Anatomistes s'accorde à présent à n'admettre aucune communication de l'intercostal avec l'ophthalmique (ou avec la première branche de la cinquième paire); mais seulement avec le nerf de la sixième paire ou moteur externe des yeux; à la sympathie duquel on ne peut rapporter assez probablement toutes les affections des yeux que produit l'affection de l'intercostal.

(2) Les expériences de Molinelli rentrent peut-être dans celles de Du Petit; qui a remarqué qu'on ne peut lier dans le cou d'un chien le nerf intercostal, qu'on n'y lie aussi le nerf de la huitième paire qui est contenu dans la même gaîne (et quelquefois mêlé intimement).

brune), changement permanent après même que toutes les autres lésions des yeux avaient disparu.

Schmiedel a vu un fait analogue. Un homme fut blessé entre la troisième et la quatrième côtes; et la pointe de l'épée, après avoir percé le poumon, s'arrêta vers les têtes de ces côtes, où elle dut blesser le nerf intercostal, dont le tronc est couché sur les racines des apophyses transverses des vertèbres. Cette plaie rendit le malade aveugle pendant quelques jours; et il ne recouvra la vue, qu'à mesure que la plaie se guérit (1)

CXCVII.

Il est naturel de rapporter les affections des yeux, qui sont produites dans les expériences de Du Petit et de Molinelli, à des sympathies ressenties dans l'origine commune des nerfs (2). Car on a vu une lésion dans la moëlle épinière, à sa

______

(1) *Epist. de controversa nervi intercostalis origine*, 4. Erlang, 1747, p. 26.

Je trouve une observation semblable dans celles de Stalpart Van der Wiel. (*Cent. I*, *Obs.* 31.)

(2) Monro a voulu expliquer les expériences de Du Petit, parce que le nerf intercostal et le nerf ophthalmique de la cinquième paire, sont fortement liés par une substance cellulaire ou par un lacis de vaisseaux. Cette sympathie relative à la connexion par un tissu intermédiaire, peut sans doute avoir lieu entre les nerfs, comme entre d'autres organes. Mais elle paraît être encore trop faible, pour produire les phénomènes qu'on observe dans les expériences de Du Petit.

naissance, produire des phénomènes entièrement analogues (1).

Bidloo dit qu'ayant fait pénétrer profondément un stilet à la nuque d'un chien vivant, entre l'occipital et la première vertèbre ; de manière à déchirer la moëlle de l'épine ; dans moins de trois jours il survint un affaiblissement de la vue, avec ulcère de la cornée, et enfin chute du globe de l'œil : ce qui fut suivi de convulsions funestes.

Alexandre le Grand eut la vue obscurcie pendant quelques jours, et fut en danger de la perdre, après qu'il eut été blessé au cou par un coup de pierre (2).

Il semble qu'il faut aussi expliquer par les effets d'une sympathie ressentie dans la moëlle épinière, ce qu'a vu Fabricius Hildanus ; que le bras gauche fut affecté de stupeur et d'autres symptômes, à la suite de l'irritation que causait une petite boule de verre qui avait été introduite de force dans l'oreille gauche, et qui y avait resté plusieurs années.

(1) Bordeu dit (*Ancien Journal de Médecine*, T. XVI, p. 489) que des chiens et des chats auxquels on a coupé la queue, deviennent quelquefois après cette opération, sujets à des convulsions, des vomissements, des attaques d'épilepsie, etc. ; qu'on en a trouvé qui perdent la vue, et d'autres dans lesquels la couleur des yeux change.

(2) Plutarque, au second Traité de la Fortune, ou Vertu d'Alexandre.

Hildanus pour expliquer cet accident, admet une distribution imaginaire des rameaux du nerf auditif dans le bras. Mais il est naturel de regarder ce fait, comme relatif à une sympathie ressentie dans la moëlle épinière ; entre l'origine du nerf cervical de la troisième paire qui donne des nerfs auriculaires, et les origines des nerfs cervicaux des quatre dernières paires, dont viennent les nerfs brachiaux (1).

CXCVIII.

Il est des maladies sympathiques, dans lesquelles l'influence de l'affection intermédiaire de la première origine des nerfs semble se manifester avec évidence. Telles sont les maladies convulsives, que produit quelque irritation violente des nerfs des extrémités ; et dont les retours sont précédés d'un sentiment de vapeur, qui s'élevant du siége de l'irritation avec un progrès sensible, décide l'attaque, dès qu'il vient à frapper à la tête.

On a beaucoup d'exemples d'attaques d'apo-

(1) Il me paraît qu'on doit rapporter de même à une sympathie ressentie dans la moëlle épinière, des exemples qu'on a de gens qui ayant été blessés au-dessus du sourcil, ont été bientôt après attaqués de paralysie des parties voisines ou inférieures. Le Dran a donné un de ces exemples (dans ses *Consultations*, p. 83). Schenckius (*Lib. I, de Parat.*) a vu aussi une paralysie presque générale qui dura plusieurs mois, produite par la même cause.

plexie, ou d'épilepsie, qui ont été pareillement précédées de cette sensation de vapeur.

Galien est peut-être le premier qui a rapporté des faits semblables. Il a donné (1) les histoires de deux jeunes gens, chez qui cette sensation de vapeur montait à la tête, en parcourant successivement dans un côté du corps, la jambe, la cuisse, et jusques au col; et dès qu'elle arrivait à la tête, leur ôtait toute connaissance.

Rumler a vu à la suite d'une plaie de tête, la formation d'une paralysie du côté droit, être précédée d'une sensation de vapeur qui monta du gros orteil vers les parties supérieures; etc.

On ignore quelle peut être la nature de cette sensation singulière; et si elle n'est point une illusion du sens interne. Quoi qu'il en soit, sa reproduction successive est un phénomène de l'ordre des sympathies, qui se répète, suivant le trajet du nerf; depuis l'endroit lésé jusqu'à la première origine des nerfs.

Une affection intermédiaire de l'origine des nerfs à la moëlle de l'épine, paraît avoir lieu sensiblement dans ces coliques suivies de paralysie, qu'Hillary a observées aux Barbades (2). Il a remarqué que dans ces coliques, lorsque les douleurs dimi-

(1) *De Locis Affectis*, Lib. III, C. 7.

(2) *Observations on the Epidemical diseases in the Island of Barbadoes*, p. 185.

nuent, la paralysie des extrémités commence ; le malade ressent de la douleur aux extrémités des épaules et aux muscles voisins ; avec une sensation extraordinaire, une espèce de frémissement tout le long de la moëlle de l'épine, qui de-là s'étend bientôt jusqu'aux nerfs des bras et des jambes.

SECONDE SECTION

DE LA SYMPATHIE QUE CHAQUE VAISSEAU SANGUIN, OU CHAQUE NERF, A AVEC SON SYSTÈME.

Sommaire. — La sympathie de chaque nerf ou de chaque vaisseau avec son système, paraît avoir été soupçonnée par Hippocrate. — Effet des ligatures d'une artère ou d'un nerf qui y séparent les affections des parties supérieures et inférieures de la ligature. — Le pouls, seule affection propre aux artères, est arrêté ou très-affaibli dans les parties inférieures d'une artère qu'on a liée, en même temps qu'on l'a tenue dilatée par l'introduction d'une canule dans son tuyau. — Une sympathie analogue est indiquée dans les veines par l'analogie.

Les sentiments qu'on excite dans la partie inférieure d'un nerf fortement lié, n'ont plus de relation avec les sentiments du Principe de la Vie dans tout le reste du système nerveux. La ligature du nerf y fait une irritation plus forte et plus permanente que la section. — Si l'on n'admet point que les nerfs sont animés de forces toniques, qui exercent dans toutes leurs parties un antagonisme constant, on ne peut expliquer comment le sentiment de la lésion d'un nerf ne se propage point dans la partie supérieure à la ligature, et ainsi dans tout le système nerveux.

Par l'effet des ligatures des nerfs, répétées en remontant vers leur origine, on voit que cette origine des nerfs est le centre des sympathies de chaque nerf avec son système. — Les lésions de ce tronc commun des nerfs font que les forces de chaque nerf avec son système ne sont plus soutenues par leur sympathie avec ce tronc; et que les forces conjointes de ces nerfs sympathiques entre eux, s'éteignent.

La moëlle allongée paraît être l'origine commune des nerfs. — Les blessures en sont promptement mortelles (comme les Anciens l'ont reconnu). Les lésions des parties qui en sont voisines sont fortement ressenties dans tout le corps. — Ces parties sont souvent agitées de mouvements convulsifs par l'effet de la lésion profonde d'un organe très-sensible, etc.

Dans les divers animaux, le cerveau et le cervelet qui semblent former avec la moëlle allongée deux appendices du tronc commun du système nerveux, ont une grandeur correspondante à l'inégalité de la grandeur relative des nerfs qui en partent. (On ne peut pas conclure qu'à la grandeur du cerveau d'un animal, réponde le degré de son intelligence.) Quoique certains nerfs paraissent avoir une grosseur relative à la force des mouvements habituels des parties auxquelles ils se distribuent, cela n'est point général, ni pour tous les nerfs, dans un même animal, ni dans les divers animaux. — Les forces motrices ne sont point inhérentes dans les nerfs; mais dans les muscles même.

CXCIX.

LA sorte de sympathies que je vais prouver par les faits, semble avoir été soupçonnée par Hippocrate. Du moins c'est en lui attribuant ce dogme, que je crois qu'on doit éclaircir ce qu'il a dit au commencement d'un de ses Livres (*De Locis in Homine*) (1).

Quoique ce passage d'Hippocrate que j'indique, n'ait pas été jusqu'ici interprété assez exactement; je ne veux pas négliger l'intérêt que peut donner à ma Théorie sur ce point, un degré même faible de conformité sensible avec les idées d'Hippocrate; qui me paraît être le plus grand Génie qui ait écrit sur la Nature Humaine.

Les sympathies des vaisseaux sanguins et des

(1) Dans le Livre *de Locis in Homine* (que les Anciens et les Modernes ont attribué généralement à Hippocrate, quoiqu'il paraisse avoir souffert des interpolations, ou d'autres altérations considérables), il est dit au commencement : *Minima corporis pars omnia habet quæcunque et maxima. Quidquid vero bonum aut malum, minima pars pertulerit; refert ad partes ejusdem generis, unaquæque ad suum genus. Et propterea corpus et dolet et lætatur ob cognationem quam habet cum vel minima parte : quia in minima omni genæ insunt particula, et hæ singulæ referunt et transmittunt omnes affectus ad cognatas sibi ipsis.*

Prosper Martianus a très-bien vu qu'Hippocrate a voulu parler des veines, des artères, et des nerfs qui se distribuent dans chaque partie. Mais il a cru que les genres auxquels Hippocrate a rapporté les diverses parties du corps, doivent être distingués; suivant que ces parties ont dans leur tissu à proportion plus de nerfs, ou de veines, ou d'artères.

Cette explication me semble beaucoup moins naturelle, que celle qu'on peut donner à ce passage d'après ma manière de voir; en faisant dire à Hippocrate : que les parties similaires simples, qui se distribuent dans un organe composé quelconque, transmettent leurs affections aux systèmes respectifs auxquels elles appartiennent.

nerfs avec leurs systèmes respectifs, sont indiquées directement, et rendues plus sensibles, par le pouvoir qu'ont les fortes ligatures d'une artère ou d'un nerf, de séparer dans cette artère ou ce nerf, les affections des parties qui sont au-dessus, et des parties qui sont au-dessous de la ligature; ou d'empêcher les communications des forces de ces diverses parties.

Une forte ligature doit être regardée comme un diminutif de la section d'une artère ou d'un nerf. On voit par les faits, qu'en affaiblissant l'unité du système artériel, ou du système nerveux; cette ligature sépare les affections des parties qu'elle divise dans ce système, et intercepte les communications quelconques de ces affections, qui existaient auparavant.

CC.

La seule affection qui soit propre aux artères est le pouls; qui est produit (comme je le dirai ailleurs), par un mouvement péristaltique très-rapide, que le Principe Vital répète successivement en allant du cœur vers les extrémités du système artériel.

Or si l'on fait à une artère une ligature, qui en comprime avec force les parois, qu'on tient en même temps dilatées, de manière que cette ligature ne resserre point sensiblement son canal; les pulsations de la partie inférieure de l'artère sont

arrêtées ; ou elles n'ont plus avec les pulsations de
la partie supérieure, la même harmonie de force,
qu'elles avaient dans l'état naturel.

De même que (comme il a été dit ci-dessus) la
section d'une portion d'intestin arrête sympathiquement dans tous les organes digestifs le mouvement péristaltique , qui est une fonction de ces
organes ; la forte ligature d'un tronc artériel arrête
sympathiquement dans ses branches le mouvement
péristaltique du pouls.

Schulze (1) a expérimenté sur un chien vivant ;
qu'en insérant une canule de deux pouces de longueur dans une artère , où l'on fait une ouverture
d'un pouce , et d'un même diamètre que cette canule ; lorsqu'on a lié l'artère autour de la canule ,
il ne se fait plus de pulsation dans la partie de
l'artère qui est au-dessous ; quoique le passage
du sang soit aussi libre dans la canule qu'il était
dans l'artère.

Galien avait fait cette expérience avec le même
succès (2) , ayant trouvé que l'artère est alors immobile au-dessous de la ligature. Il a été contredit
par Th. Cornelius (3) , et par Vieussens (4) , qui

----

(1) *Diss. de Effectibus Elasticit. in machinâ hum. Collect.
Thes. Physiol. ab Hallero*, T. III, p. 667.

(2) *Lib. an Sanguis in art. natur. cont. C. ult.*

(3) *Progymnas.*, p. 275.

(4) *Nevrograph.*, p. 23.

ont répété la même expérience. Cependant j'observe que ces Auteurs ont reconnu que les battements de l'artère étaient sensiblement moins forts au-dessous, qu'au-dessus de l'endroit où le tuyau avait été inséré : ce qui montre qu'une forte ligature d'une artère sépare toujours en quelque degré les affections des parties supérieure et inférieure de ce vaisseau.

On peut présumer par analogie, qu'il existe aussi une sympathie de chaque veine avec le système veineux : quoique les veines n'ayant aucun mouvement dont le progrès soit sensible, les lésions des veines et leurs ligatures ne puissent rendre cette sympathie manifeste ; comme est celle des artères avec leur système.

CCI.

Je passe à l'exposition des faits qui démontrent ; que la forte ligature d'un nerf sépare les affections de la partie inférieure de ce nerf, des affections de sa partie supérieure, et de celles de tout le reste du système nerveux.

On réussit constamment à prévenir les attaques d'épilepsie ou d'autres maladies convulsives, que précède une vapeur qui se porte d'une extrémité du corps à la tête ; si l'on peut faire assez tôt au haut de cette extrémité, une forte compression qui intercepte le progrès de cette vapeur, ou de la répétition des affections sympathiques qu'elle indique.

Toutes les fois qu'on a lié fortement un nerf, les sentiments qu'on excite par des piqûres, ou d'autres lésions dans la partie inférieure de ce nerf, ainsi que la douleur qui a affecté primitivement un organe où cette partie du nerf se distribue uniquement, n'ont plus de relation avec les sentiments du principe de la vie dans tout le reste du système nerveux.

Cependant la sensibilité de cette partie inférieure du nerf se conserve encore quelque temps. Elle se manifeste lors des irritations directes dans cette partie, par les mouvements convulsifs des muscles où les rameaux de ce nerf se distribuent.

L'opinion de Haller et du vulgaire des Physiologistes est que le sentiment ne peut que remonter vers le cerveau. Mais il est naturel de rapporter à un sentiment qui descend, ou plutôt qui se répète sympathiquement dans les nerfs qui partent de la moëlle épinière; les convulsions qu'on excite dans les animaux peu après qu'on leur a coupé la tête; lorsqu'on dissèque, ou que l'on presse la moëlle épinière.

On connaît la fameuse expérience de la contraction qui est excitée dans le diaphragme, par la pression faite successivement le long du tronc du nerf phrénique vers ses rameaux (1) (2).

CCII.

La sympathie d'un nerf avec son système cesse, ou se renouvelle, après que la ligature qui a été faite à ce nerf est relâchée ; suivant que cette ligature était forte ou faible.

Morgagni a rapporté des expériences de Valsalva, dont il a conclu que l'animal meurt moins vite après la section des nerfs, qu'après leur ligature. Ainsi la ligature du nerf fait une irritation plus forte et plus permanente que ne fait sa section.

Si la ligature reste toujours très-forte ; le nerf qui est placé au-dessous, et ses rameaux perdent toute sensibilité sympathique avec le système ner-

(1) Voyez les expériences sur le nerf phrénique, que rapporte Monro (le père) dans son *Anatomie des Nerfs*, §. XLIV.

(2) On pourrait rapporter ici un grand nombre de faits analogues ; comme l'observation de Schwencke, qui vit une fille de vingt ans à qui une passion violente avait fait perdre la voix depuis trois semaines ; et qu'il guérit sur-le-champ, en frottant à l'endroit des nerfs, le long de la trachée artère, etc. (Limbourg, *De Corpore consentiente*, §. 106.)

Schelhammer rapporte (*Ephem. Nat. Cur.*, *Dec. II*, *An VII*, *Observ.* 197) qu'un épileptique avait avant l'attaque de son mal, la sensation de quelque chose qui descendait de son cerveau à son bras, et que son bras était de suite agité de mouvements convulsifs, qui peu après s'étendaient à tout le corps.

veux : et (comme l'observe Monro) ils se flétris-
sent, de même qu'une jeune branche de végétal
périt, si elle est entourée d'un fil fortement serré.

Si la ligature d'un nerf, ou sa compression,
sans être très-forte, est long-temps continuée,
elle peut produire un effet paralytique durable.
Plater raconte qu'un homme ayant dormi tout une
nuit appuyé sur son coude, eut le bras frappé de
stupeur ou d'insensibilité, et de paralysie en quelque degré : et que quoique cet homme fît divers
remèdes; ce ne fut presque qu'au bout de deux
ans, qu'il recouvra le sens du tact dans cette
partie.

La partie inférieure d'un nerf qui a été liée,
conserve avec ses rameaux une sympathie de forces
sensitives, qui peut être réciproque.

CCIII.

Voilà ce que l'expérience nous apprend. Mais
nous ignorons comment la Nature fait cesser toute
sympathie entre le système nerveux, et la partie
d'un nerf inférieure à celle qui a souffert, par la
ligature ou la section, un affaiblissement ou une
solution de la continuité de son tissu.

Il est naturel de penser, que lorsqu'on pique,
ou lie fortement un nerf; le sentiment de cette
lésion se propage dans les rameaux de la partie inférieure de ce nerf, et excite des mouvements con-

vulsifs dans les muscles auxquels ces rameaux se distribuent (1).

Mais puisque le sentiment de cette lésion de ce nerf doit sans doute s'y propager en même temps dans sa partie supérieure, et par elle dans tout le système nerveux auquel elle reste unie; comment ce sentiment n'excite-t-il point alors de mouvements convulsifs, dans aucun des organes auxquels

(1) M. Fontana (dans ses *Recherches Philosophiques sur la Physique Animale*) rapporte, qu'il résulte de ses expériences; que dans un animal vivant un nerf peut être comprimé, jusqu'à être écrasé et rompu en morceaux; sans que le muscle auquel il se distribue se contracte; pourvu qu'on observe de faire croître cette compression par degrés insensibles. Il s'est assuré encore par l'expérience, que le muscle ne se meut point du tout; si l'on coupe son nerf d'un coup fort avec un bon couteau, ou si on l'écrase d'un coup de marteau très-rapide.

M. Fontana explique ces faits en disant, que dans le premier cas, le fluide nerveux ne reçoit point un mouvement suffisant pour contracter le muscle; et que dans le second, la grande vitesse du coup que reçoit le nerf, ne laisse point le temps nécessaire pour que le mouvement soit communiqué au fluide nerveux.

On peut également concevoir comment le muscle n'est point affecté d'un sentiment d'irritation qui le détermine à se contracter, dans l'un et l'autre cas de ces lésions de son nerf; soit (comme le dit Fontana) parce que le fluide nerveux (qu'il faut toujours voir comme différent de ce qu'on appelle les esprits animaux) ne reçoit point une impulsion suffisante, pour agiter les fibres musculeuses; soit parce qu'il ne se produit pas une traction suffisante des derniers filets de ce nerf, pour agiter les fibres de ce muscle où ils sont répandus.

la partie supérieure de ce nerf blessé, et tous les autres nerfs se distribuent?

Pour rendre raison de ce phénomène (qui est inexplicable dans toutes les théories connues jusqu'ici) il suffit d'admettre que les nerfs sont animés de forces toniques, de même que les muscles et les autres organes mous du corps vivant; et qu'il existe entre les différentes parties du système des nerfs, une communication perpétuelle et réciproque de leurs forces toniques, ou un antagonisme constant qui tient ces forces en équilibre (1).

Ainsi dans le système presque entier des nerfs, dont un seul a été séparé en quelque degré par la suite d'une blessure, ou d'une ligature; les forces toniques des nerfs communiquant entre elles, et se soutenant mutuellement par leur antagonisme, peuvent en général résister aux mouvements que pourrait imprimer au système le sentiment propagé d'une irritation vive et insolite qu'a soufferte le nerf lésé.

Telle paraît être la raison pour laquelle des

(1) On pourrait même supposer qu'il existe un véritable antagonisme des forces toniques dans les nerfs, analogue à celui qui a lieu dans les muscles. Cet antagonisme me semble pouvoir être rendu probable d'après différentes observations; comme, par exemple, d'après celle-ci qui est rapportée dans les Ephémérides des Curieux de la Nature (*Dec. III*, *An VII*, *Observ.* 337). Un homme qui était sourd d'une oreille, y recouvra l'ouïe; en devenant d'ailleurs entièrement paralysé du côté du corps où était cette oreille.

mouvements convulsifs ne sont que très-rarement
excités, à l'occasion de l'irritation d'un nerf lié
ou coupé, dans les organes auxquels tous les autres
nerfs se distribuent (1).

CCIV.

La partie d'un nerf lié, qui est supérieure à la
ligature, conserve sa sympathie générale avec le
système nerveux ; et ses sympathies spéciales avec
tous les autres nerfs, auxquels ce nerf tient supérieurement par des connexions étroites. Mais si
l'on fait une nouvelle ligature au-dessus de l'origine commune de ces nerfs *connexes* et sympathiques ; leurs forces conjointes s'éteindront, bientôt
après qu'elles auront été ainsi isolées de toute
communication avec celles de la partie supérieure
de leur tronc commun, ou de tout le système
des nerfs.

En remontant ainsi de proche en proche, d'a-
près les faits, jusqu'à la première et commune
origine des nerfs ; on verra que cette origine, qui
est le tronc de tout le système nerveux, est le cen-

(1) Cependant Albinus (*Acad. Annot.*, L. III, C. XVI) observe,
qu'à l'irritation des nerfs la convulsion survient parfois ; même
dans des muscles auxquels ces nerfs ne se portent point. Il
pense que la Nature excitée par cette irritation inaccoutumée
s'exalte et produit ces mouvements convulsifs. Il rapporte à ce
sujet, plusieurs exemples de convulsions de tout le corps produites par une irritation manifeste dans une seule partie.

tre des sympathies de chaque nerf avec ce système; d'autant qu'il s'y fait la plus fréquente et la plus forte répétition de ces sympathies particulières.

Si cette première origine du système nerveux vient à souffrir une compression ou lésion extrêmement violente; les forces conjointes de tous les nerfs, plus ou moins sympathiques entre eux, s'éteindront très-promptement. Toutes ces forces laissées à elles-mêmes, ne seront plus soutenues par leurs sympathies avec le tronc primitif des nerfs; qui périra peu après, par l'interception totale du cercle des fonctions de la vie (1).

L'origine commune des nerfs dans l'homme et les animaux à sang chaud, me paraît être la moëlle allongée, que produit la réunion des substances médullaires du cerveau et du cervelet; dans l'espèce de collet qu'elle forme entre ces deux organes, et le principe de la moëlle épinière. Ce collet est embrassé par la dure-mère, qui a dans cet endroit une tension et une sensibilité singulières.

(1) Cette origine commune des nerfs a plus ou moins d'extension dans les divers âges. M. Lorry, cet illustre Médecin dont la mémoire me sera toujours chère, et respectable à tous égards, établissait cette première origine de la vie dans la moëlle épinière, entre la première et la troisième vertèbre cervicale, chez les adultes; entre la seconde et la quatrième chez les animaux plus jeunes. Cependant je crois que le scalpel plonge entre la première et la seconde vertèbre, cause encore à ceux-ci la mort la plus prompte. D'où il suit que l'organe principal de la vie a plus d'étendue dans ces jeunes animaux.

Les résultats des expériences me semblent dire ; que les blessures de cette partie dans les animaux à sang chaud, sont plus promptement mortelles que toutes celles du cerveau ou du cervelet (1).

(1) Les Anciens ont connu la mort soudaine que causent ces blessures. C'est celle dont Homère fait périr dans l'instant Archiloque, blessé d'un javelot lancé par Ajax. Il dit qu'Archiloque fut ainsi frappé dans la jointure de la tête et du col, à l'endroit de la *première* vertèbre (car c'est ce que signifie καττα αρρηκτα, et non pas comme on a traduit *extremam ad vertebram* (*Homeri Iliad.*, L. XIV, v. 465-6)).

Valerius Flaccus (*Argonautic.*, L. IV, v. 409-11) indique cette sorte de blessure, et la mortalité dont elle est suivie, quand il dit :

> . . . . . *Vitalia donec*
> *Vincula, qua primo cervix committitur artu (a)*
> *Solvit dextra gravis* . . . . .

Ce siège principal de la sensibilité nerveuse n'est pas le même dans toutes les classes d'animaux. Il est différent par exemple dans les poissons, de ce qu'il est dans les quadrupèdes.

Pline (*Histoire Nat.*, L. XXXII, Sect. 5) dit : *Murænas animam in cauda habere certum est, eaque icta celerrime exanimari, at capitis ictu difficulter.* — Sur quoi J. M. Gesner dit (*Chrestomath. Plin.*, p. 805) qu'on observe aussi la même chose dans son pays sur les carpes, les truites, etc. qu'on fait mourir le plus promptement possible; quand on leur frappe avec violence la queue, ou qu'on l'écorche (*gestreiffet*).

(a) *Articulo (cum capite).*

CCV.

J'observe que le Principe Vital ressent dans tout le corps de la manière la plus grave, les lésions des parties voisines de la moëlle allongée ; et qu'il excite souvent des affections convulsives dans ces mêmes parties; lorsqu'il est affecté au plus haut point, soit par la lésion d'un organe très-sensible, soit par une maladie d'un caractère prochainement funeste.

Galien a remarqué que les lésions des muscles crotaphites, et des muscles des yeux, produisent des fièvres, des convulsions, des délires, des léthargies; à raison du voisinage où ces muscles sont de l'origine des nerfs. On peut rapporter ici les dangers extrêmes qu'ont souvent la dentition, les esquinancies de mauvais caractère ; etc.

On sait que dans le tétanos causé par un déchirement des parties tendineuses et aponévrotiques des extrémités; la déglutition est empêchée, et les mâchoires se resserrent. Morgagni a remarqué aussi que les convulsions qui surviennent aux plaies (et surtout à celles des parties génitales), sont souvent précédées d'un sentiment de douleur et d'embarras dans la gorge.

La lésion de la déglutition est du plus mauvais augure dans les fièvres ardentes. Il paraît que ce symptôme (dont Van Swieten explique mal la signification funeste) est alors une convulsion entiè-

rement analogue aux convulsions des muscles des
yeux, de la bouche, de la tête et du col; qui ont
lieu dans l'état extrême et mortel des maladies
aiguës.

Ces dernières convulsions de l'agonie annoncent
que le Principe Vital déjà éteint dans les autres
parties du système nerveux, est comme retiré
vers le centre de l'origine des nerfs; où il va finir
en excitant quelques vains efforts dans les muscles
voisins de cette origine.

La sensibilité vitale paraît se rétrécir dans la
vieillesse, et se concentrer à l'origine commune
des nerfs. Il semble au contraire que dans le premier âge de la vie, son influence se développe; et
qu'elle s'étend ensuite par degrés aux organes
éloignés. C'est ainsi que dans les enfants, lorsque
le Principe de Vie est ému avec violence; il produit fréquemment des convulsions des muscles de
la face, et rarement des convulsions des extrémités
du corps; suivant que Willis l'a observé.

<h2 style="text-align:center">CCVI.</h2>

On peut regarder le cerveau joint au cerverlet,
et la moëlle épinière, comme des *appendices* ou
prolongements de la première et commune origine
du système nerveux, qui participent plus ou moins
à l'extrême vitalité de cette origine. La grandeur
relative de ces appendices diffère beaucoup dans
les diverses espèces d'animaux.

Il me paraît en général que dans les diverses espèces d'animaux, le rapport de grandeur qui est entre ces deux appendices, correspond à l'inégalité de la grandeur relative, qu'ont dans le système nerveux les nerfs qui prennent immédiatement leurs origines de l'une ou de l'autre appendice.

Ainsi dans les quadrupèdes, la proportion de la masse du cerveau à celle de la moëlle épinière est toujours moindre que dans l'homme. Quelque considérables que soient dans ces animaux, les nerfs olfactifs et optiques, qui viennent du cerveau; et les nerfs de la cinquième paire, qui venant du cervelet, se distribuent aux muscles de la face et des mâchoires; les nerfs qui partent de l'épine, et qui se distribuent aux muscles destinés à mouvoir le tronc et les extrémités; ont encore relativement beaucoup plus de masse que dans l'Homme.

Dans les quadrupèdes amphibies, le cerveau est d'autant plus petit par rapport à la moëlle épinière; que les nerfs de l'épine sont plus considérables, et se distribuent à des parties qui ont à faire de plus grands efforts relatifs. Cette petitesse relative du cerveau est singulière dans le crocodile; dans le castor, dont les jambes de derrière sont extrêmement fortes; et dans la tortue, qui porte sur son dos une écaille très-massive.

Dans les insectes, le cerveau est en général très-petit à proportion de la moëlle épinière; et

même à tel point qu'ils ont paru n'avoir pas de
cerveau proprement dit dans la boîte cornée de la
tête. Mais ils ont une moëlle épinière, qui parcourt
la longueur de tout le corps, et qui a des nœuds
(formant comme autant de portions dispersées du
cerveau ; Swammerdam, Malpighi) desquels partent les petits nerfs qui vont aux trachées.

Les poissons ont le cerveau extrêmement petit,
si on le compare à la grandeur relative de leur
épine, et de leur moëlle épinière.

En général dans les oiseaux, la moëlle épinière,
qui donne les nerfs des muscles des ailes, a un
volume très-considérable par rapport au cerveau.

CCVII.

Cette vue générale que j'indique sur les grandeurs relatives du cerveau, de la moëlle épinière,
et des autres parties du système nerveux dans les
diverses espèces d'animaux, me rappelle ce que
Wepfer et d'autres ont pensé : que les nerfs axillaires et sciatiques, qui se distribuent aux extrémités du corps, étant les plus considérables de
tous ; leur grosseur est relative à la force des mouvements habituels de ces extrémités, et surtout des
inférieures.

Cependant on serait induit en erreur, si en rai-
sonnant par analogie, d'après cette opinion de
Wepfer ; on assurait que dans les différentes espèces d'animaux, les nerfs ont (à proportion des

masses de ces divers animaux) une grosseur relative plus considérable dans les muscles correspondants, qui doivent opérer des mouvements semblables avec une plus grande force dans tel animal que dans tel autre.

En effet, M. Wolff a remarqué (1) que dans les extrémités antérieures du lion, les nerfs proportionnellement à la grandeur de cet animal, sont beaucoup moindres que dans l'homme. Il en a conclu que c'est dans les muscles même, et non dans leurs nerfs, que paraît résider la force motrice.

M. Wolff dit aussi (2) que dans le lion, comparativement aux autres animaux, les troncs des artères sont moindres par rapport aux ventricules du cœur; et leurs rameaux décroissent par rapport aux troncs d'une manière semblable.

On peut conjecturer que cette moindre proportion, tant des nerfs, que des vaisseaux des muscles des extrémités antérieures du lion, tient à ce que ces muscles ne peuvent être contractés avec tant de force et de constance, que par une énergie extraordinaire que possèdent leurs forces motrices; et que cette énergie propre à ces muscles (*insita*) fait que leurs forces ont d'autant moins de besoin d'être excitées, et soutenues par leurs communications avec les forces sympathiques des autres organes; communications dont les nerfs et les

(1) Dans les *Nouveaux Mémoires de Petersbourg*, T. xv.

(2) T. xvi des *mêmes Mémoires*.

vaisseaux propres à ces muscles sont les principaux instruments (1).

(1) Je ne m'arrêterai point ici à discuter les assertions du célèbre M. Soemmering, sur la comparaison de la grandeur du cerveau dans l'homme et dans plusieurs espèces d'animaux.

M. Soemmering a le premier trouvé, dit-on, que l'Homme est entre les animaux, celui qui a le plus grand cerveau, par rapport à la petitesse des nerfs qui en partent. D'où il a conclu que l'homme a dans cet organe la base la plus avantageuse pour les forces de l'intelligence.

M. Soemmering a pensé aussi, d'après plusieurs observations d'Anatomie comparée, qu'il existe, dans chaque espèce d'animaux, un très-grand rapport entre le degré d'intelligence qui lui est propre, et la proportion de grandeur qu'y ont les nerfs qui partent du cerveau, comparés avec la partie de ce viscère, qui est distincte des origines même de ces nerfs.

Mais on peut objecter contre ces assertions trop générales de M. Soemmering plusieurs faits très-remarquables.

1° La connexion qu'il établit entre le degré d'intelligence qui est propre à l'animal de chaque espèce, et la grandeur de la portion du cerveau, distincte de celle dont naissent les nerfs dans cet animal, relativement à la masse de ces nerfs; est contraire à toutes les observations qu'on a des développements singuliers que l'intelligence peut recevoir de l'éducation, dans des animaux qui ont le cerveau très-petit. Ainsi la petitesse du cerveau du crocodile, n'empêche pas que cet animal si féroce ne puisse être merveilleusement apprivoisé (suivant les rapports d'Hérodote et de Greaves). Brown (*Histoire de la Ja-maïque*) parle aussi de lézards américains, qui ont très-peu de cerveau, et qu'on peut dresser jusqu'à un certain point.

2° Quelle supériorité d'intelligence peut-on accorder dans le genre des araignées, à la tarentule; qui a le cerveau fort grand (et qui a huit yeux), suivant que l'a observé M. Serao?

3° L'éléphant qui est après l'homme le plus intelligent des animaux, a un cerveau extrêmement petit. Sans doute sa grande intelligence ne dépend point du grand rapport de masse qu'à son cerveau comparé aux nerfs qui en partent; mais probablement elle tient à une autre cause que j'indiquerai dans la suite.

CHAPITRE XI.

DU RAPPORT QU'A LA CONSERVATION DES FONCTIONS DE CHAQUE ORGANE COMPOSÉ, A L'INTÉGRITÉ DES SYMPA-THIES DE SES NERFS ET DE SES VAISSEAUX SANGUINS AVEC LEURS SYSTÈMES RESPECTIFS.

CCVIII.

Un très-grand nombre d'expériences faites sur les animaux vivants, a démontré que les ligatures des troncs des nerfs et des vaisseaux sanguins qui sont propres à chaque organe, font cesser en peu de temps les mouvements et les fonctions de cet organe.

Mais un effet immédiat de ces ligatures est d'intercepter les sympathies des nerfs, ou des vaisseaux sanguins de cet organe, avec leurs systèmes respectifs (ainsi qu'il a été expliqué dans le Chapitre précédent). Donc il existe en général un *rapport* de la perpétuité des fonctions de chaque organe, à l'intégrité des sympathies que ses nerfs et ses vaisseaux conservent avec leurs systèmes respectifs.

Je parlerai ailleurs du rapport qu'ont à la sympathie des nerfs de l'estomac avec le système nerveux, la digestion des aliments et leur expulsion de l'estomac ; qui sont arrêtées après la ligature des nerfs de la huitième paire ; l'empêchement des sécrétions, qui suit la compression ou l'obstruction des nerfs des glandes, etc., etc.

Je m'arrêterai, dans la Première Section de ce Chapitre, à exposer et à développer de la manière la plus simple, les expériences relatives au mouvement musculaire ; qui ont fait connaître que ce mouvement est empêché dans chaque muscle, lorsqu'on lie les troncs des nerfs, des artères, ou des veines qui s'y distribuent.

Les considérations que je déduirai de ces faits, étant jointes à celles que j'ai déjà proposées sur les forces musculaires en général (1) ; me semblent devoir former une Théorie neuve et solide sur le mouvement des muscles.

J'exposerai dans la Seconde Section, les modifications singulières qu'indiquent dans le siége, ou dans l'espèce de la lésion des nerfs d'un organe, les phénomènes divers des affections paralytiques de cet organe.

Je considérerai dans la Troisième Section, les principales exceptions à l'interception immédiate et constante des fonctions de tout organe, dont les nerfs souffrent une lésion grave.

____

(1) Dans la *Première Section* du Quatrième Chapitre.

PREMIÈRE SECTION.

DE LA CESSATION DES MOUVEMENTS DANS LES MUSCLES DONT ON LIE LES NERFS OU LES VAISSEAUX SANGUINS.

SOMMAIRE. — Considérations sur le rapport qu'a la perpétuité des fonctions des muscles à l'intégrité des sympathies que leurs nerfs et leurs vaisseaux ont avec leurs systèmes respectifs. — La ligature des troncs des vaisseaux sanguins, et surtout des artères d'un muscle, y fait cesser les mouvements de contraction, de même que la ligature de ses nerfs. — La quantité des artères collatérales que reçoit un muscle peut y rendre cette ligature d'un effet beaucoup moindre. — La ligature des veines produit un effet moins prompt et moins constant. — L'interruption de la communication ou de la sympathie des diverses parties des fibres d'un muscle entre elles, paraît aussi nuire beaucoup à la contraction de ce muscle. (Expérience de Baglivi.) — La compression et l'obstruction, etc. d'un nerf, peuvent produire des effets analogues à sa ligature. — Vice des théories où l'on fait dépendre le mouvement musculaire des oscillations des fibres nerveuses, ou de l'action d'un fluide nerveux. — Faits qui démontrent contre ces hypothèses, que la sensibilité ne remonte pas du nerf au cerveau, et que le mouvement n'en descend pas.

Diverses irrégularités de la chaleur animale peuvent être produites par des altérations des nerfs, qui troublent ou affaiblissent le mouvement tonique des solides, et le mouvement intestin des fluides.

CCIX.

Dans les animaux vivants, tout muscle dont on coupe ou lie les nerfs, perd constamment et bientôt la faculté de se mouvoir.

Après cette section ou ligature de leurs nerfs ; divers muscles conservent plus ou moins de temps dans les diverses espèces d'animaux, la faculté de produire quelques mouvements. Mais ces mouvements ne sont alors déterminés que par des irritations qui sont isolées des affections du Principe Vital dans tout le reste du corps ; lorsque ces irritations se font dans les chairs même du muscle, ou dans la portion du nerf qui y vit encore.

On a expérimenté dans les animaux à sang chaud ; que la ligature des troncs des vaisseaux sanguins, et surtout du tronc des artères qui se distribuent à un muscle, y fait cesser les mouvements de contraction (1) ; de même que fait la ligature de son nerf, quoique moins promptement (et sans doute moins constamment).

On a observé généralement, qu'en liant l'aorte descendante d'un chien vivant au-dessus de sa bifurcation en iliaques ; on détruit, et souvent en fort peu de temps (comme en deux minutes) le

____

(1) Pline a dit : *Præcisis arteriis torpescit ea pars corporis. Hist. Natur.* Lib. ii, 37, Sect. 89.

mouvement et le sentiment des extrémités postérieures. Cette expérience a été répétée avec le
même succès par Kaau Boerhaave, et par d'autres.
Stenon qui l'a faite le premier ; a vu qu'on sup-
primait ou rétablissait les mouvements volontaires
de ces extrémités ; suivant qu'on serrait ou relâ-
chait la ligature de l'aorte.

Il paraît cependant que cette expérience n'a pas
toujours réussi ; soit dans les chiens dont les extrémités postérieures recevaient plus d'artères collatérales des branches de l'aorte (émulgentes, sper-
matiques, etc.), naissant au-dessus de cette bifurcation ; soit par quelque autre cause.

CCX.

Kaau Boerhaave et d'autres ont aussi vu cesser
les mouvements des extrémités postérieures d'un
chien vivant, dont on avait lié la veine cave au-
dessus de sa bifurcation en iliaques. Mais le succès
de cette expérience est plus tardif, et a été trouvé
moins constant (soit à raison des veines collatérales qui s'insèrent au-dessus de cette bifurcation,
soit par d'autres causes) que le succès de l'expérience précédente (1).

(1) M. Cigna (*Dissertation sur l'Irritabilité*, Sect. III, Art. 4)
dit : En général la paralysie suit de trop près la ligature de la
veine, pour qu'on puisse l'attribuer à une gangrène ou à un

On pourrait rapporter encore ici l'expérience de Baglivi (1) , qui ayant lié dans un animal vivant le ventre d'un muscle avec un fil qu'il passait autour (de manière à ne pas comprimer *fortement* les troncs des nerfs et des vaisseaux de ce muscle) , observa après avoir noué le fil , que la contraction languissait dans tout le corps du muscle ; et qu'il

défaut d'humidité ; car elle suit immédiatement dans l'espace de deux minutes (Kaau Boerhaave, §. 291). Il ajoute que la ligature de la veine cave ne cause point de dérangement dans la moëlle épinière ; comme pourrait être celui auquel Haller a attribué la paralysie qu'on produit quand on lie l'aorte.

(1) Voici les termes du passage de Baglivi que je cite : *Quod si per acum trajecto filo musculum (unum de musculis coxendicis anatis) adeo comprehenderis, ut musculi ventrem valeas colligare ; tunc videbis , vel astricto nodo , contractiones toto in musculo cessare , atque languescere ; vel paulisper relaxato , ad pristinum rursus motum redire.*

Baglivi ne dit point qu'il faisait cette ligature du ventre du muscle d'un animal vivant , de manière à ne pas *comprimer fortement* les nerfs , ni les vaisseaux (c'est-à-dire les troncs des nerfs et des vaisseaux propres à ce muscle ; car il ne peut s'agir ici des derniers nerfs ou vaisseaux disséminés dans son tissu).

Mais Baglivi a donné cette expérience en preuve de son opinion ; que la force de contraction du muscle réside principalement dans ses fibres charnues et membraneuses.

Or il n'a jamais pu croire que cette opinion fût prouvée par ce fait ; que la contraction cessait dans un muscle vivant, lorsqu'on en avait lié le ventre avec un fil ; si cette ligature avait embrassé , ou si on avait d'ailleurs fortement comprimé les troncs des nerfs ou des vaisseaux de ce muscle.

Mais c'est trop s'arrêter sur cet endroit ; qui a occasionné une critique mal fondée , et peu importante.

reprenait sa première activité, lorsqu'on lâchait le
le nœud (1).

Le résultat de tous ces faits me paraît être ; que
le Principe Vital qui est inhérent à chaque muscle,
et qui fait partie du principe de vie de l'animal entier, peut dans l'état naturel opérer à chaque instant le mouvement de ce muscle : mais qu'il perd
bientôt cette faculté, et paraît s'éteindre ; lorsque
le nerf surtout, ensuite l'artère, et enfin la veine
de ce muscle sont séparés par la section on par une
forte ligature, de toute communication avec les
parties qui leur sont similaires dans tout le reste
du corps vivant (2).

(1) *Oper. Baglir.*, p. 521.

(2) Albinus s'est refusé avec toute raison à admettre les théories généralement reçues concernant l'influence des nerfs sur
les mouvements des muscles auxquels ils se distribuent : et il a
très-nettement développé son incrédulité sur ces théories.

Il avait d'abord (*Acad. Annotat.*, L. 1, Cap. xii) montré
comme douteux, si les expériences, où l'on voit que le muscle
ne peut se mouvoir, quand on a lié ou comprimé son nerf ;
prouvent que la puissance nerveuse meut ce muscle : ou si
elles indiquent seulement que cette ligature ou cette compression du nerf y fait naître tel empêchement, on y cause tel dé-
triment, que le muscle ne puisse se mouvoir ; quoiqu'étant
excité par un principe de son mouvement autre que la puissance nerveuse (principe que font présumer les mouvements
des parties retranchées du corps d'un animal vivant).

Ce grand Anatomiste a insisté depuis sur le même point de
doctrine. Il a dit (Livre cité, Lib. iii, Cap. xvi) : « Les expé-
« riences indiquent que pour que le muscle soit propre à se

L'expérience de Baglivi paraît dire aussi, qu'il est nécessaire pour la contraction parfaite d'un muscle, que toutes les parties *des fibres* de ce muscle ayent entre elles une libre communication ou sympathie.

CCXI.

Cette manière de voir qui présente dans leur vrai jour, les faits relatifs au mouvement musculaire ; semble devoir amener des corollaires aussi utiles, que sont vaines les conséquences des Théories qu'on a données jusqu'à présent sur cette fonction : Théories où les difficultés toujours renaissantes forcent à multiplier sans fin les suppositions.

Les Physiologistes sont partagés généralement

« mouvoir suivant son état naturel, l'intégrité de son nerf est
» une chose requise : elles montrent que lorsque le nerf d'un
» muscle est irrité, ce muscle entre en convulsion : mais font-
» elles voir que ce muscle se meuve par la puissance des nerfs ?
» je ne le crois pas, et je désire qu'on m'excuse ; je n'aime point
» à être induit en erreur (*non amo falli*). »

Caldani reconnaît (*Institut. Physiol.*, N° 199) que si les Médecins pouvaient oublier qu'on eût jamais feint l'existence d'un fluide passant par les nerfs, qui fût le ministre du sentiment et du mouvement ; ils ne trouveraient pas qu'il fallût conclure autre chose des expériences faites sur les ligatures ou les sections des nerfs ou du cerveau, si ce n'est que ces ligatures ou ces sections ôtent l'intégrité de ces parties ; et font seulement cesser par ce moyen une des conditions sans lesquelles le mouvement et le sentiment ne peuvent s'exercer.

en deux sectes ; dont l'une fait dépendre le sentiment et le mouvement de toutes les parties, du jeu
du fluide nerveux ou des esprits animaux : et dont
l'autre veut que ces fonctions soient produites par
des oscillations des fibrilles nerveuses. Chacune de
ces deux sectes défend son opinion par des argu-
ments très-faibles ; mais combat par des raisons
victorieuses l'opinion contraire.

Entre les difficultés sans nombre que présentent
ces Théories, je ne ferai qu'une objection, qui me
paraît décisive contre l'une et l'autre hypothèse.

C'est que dans l'une et l'autre, on admet gratui-
tement et sans vraisemblance ; que des forces motrices spontanées, dont la nature est inconnue, et
dont l'action ne peut être conçue mécaniquement ;
et même des forces sensitives, dont l'idée est entièrement différente de celle des forces motrices ;
doivent se propager dans les corps vivants, suivant
les lois de la communication du mouvement entre
les corps qui sont privés de sensibilité et de mobilité spontanées.

Comment une ou plusieurs files de corps fluides
quelconques, ou séries de fibres nerveuses peuvent-elles étant ébranlées, transmettre rien qui ait
une analogie imaginable avec un mouvement vital,
ou un sentiment, et le transmettre suivant les lois
du choc des corps, dans la direction des nerfs (1) ?

(1) Newton dit (dans la *Question* 24, à la fin de son *Optique*)
qu'un *esprit très-subtil* pénètre les corps les plus denses, et y

CCXII.

De plus on ne peut ni prouver, ni même concilier aisément avec divers faits bien attestés ; cette assertion générale , qui est liée à ces hypothèses : que tout mouvement doit descendre du cerveau , et que tout sentiment y remonte.

Il est manifeste (comme on a dit ci-dessus) que la sensibilité descend du tronc aux rameaux , dans la partie inférieure d'un nerf qui a été lié ; lorsque l'irritation de cette partie détermine des contractions vives du muscle où elle se distribue.

Russel a vu une hémiplégie se guérir, de manière que le sentiment et le mouvement revinrent dans le bras par degrés , en remontant des doigts vers l'épaule ; et au contraire dans l'extrémité inférieure, en descendant successivement de la cuisse

reste caché : que son action produit non-seulement les attractions réciproques des particules des corps , et les phénomènes de l'électricité ; mais même les sensations et les mouvements volontaires des animaux. Il dit (*Ibid.*) que toute sensation est excitée, et que les membres des animaux se meuvent à volonté, par des vibrations de cet esprit subtil ; qui sont produites dans les filets solides des nerfs depuis les organes des sens externes d'où elles se portent au cerveau ; et qui sont semblablement propagées du cerveau aux muscles.

Mais le grand nom de Newton ne change rien à la nullité de ces hypothèses.

vers les orteils (1). On a senti dans l'affection du nerf sciatique, la douleur se propager en allant vers le pied, par une succession continuée le long du nerf, etc. (2).

On voit combien ces faits s'accordent peu avec l'assertion générale sur le progrès nécessaire du sentiment vers le cerveau, et du mouvement vers les extrémités. On a donné comme vérité d'expérience cette fiction; par laquelle en transformant la question sur les causes du mouvement musculaire, on a cru rendre plus facile la solution de cette question qui est réellement insoluble.

C'est une faiblesse de l'esprit humain, de masquer les problèmes dont la solution est au-dessus de sa portée; en leur donnant une forme arbitraire, à laquelle il puisse appliquer plus commodément des hypothèses qu'il s'arrête ensuite à développer.

Mais en se conformant à la bonne Méthode de philosopher que je suis, et que je recommande sans cesse; il ne faut pas chercher à résoudre ces problèmes. Ce qui importe seulement en traitant des objets qui y sont relatifs, est d'y rappeler l'état de

(1) *Medical Observations and Inquiries, by a Society of Physicians in London : V. I*, p. 301-2.

(2) On connaît que le nerf cutané a été blessé dans la saignée; par la douleur et l'engourdissement qu'on sent se propager tout le long de l'avant-bras, jusqu'aux deux derniers doigts de la main.

chaque question à ses termes les plus simples et
les plus généraux ; pour parvenir directement à
des recherches neuves et utiles sur les effets ; sans
s'occuper à suivre des hypothèses sur les causes nécessaires de ces effets.

De même que le mouvement des muscles est arrêté après la section ou la ligature de leurs nerfs ;
dans diverses affections paralytiques, il est affaibli
proportionnément à la suite des obstructions,
compressions, et autres lésions de chaque tronc
des nerfs d'un muscle particulier ; ou de l'origine
commune de tous les nerfs. Ces lésions sont analogues à des ligatures, et altèrent à divers degrés la
sympathie des nerfs avec leur système.

<h2 style="text-align:center">CCXIII.</h2>

Les altérations des nerfs, qui interceptant plus
ou moins dans les muscles les sympathies de ces
nerfs avec le système nerveux, traînent à leur
suite l'empêchement de la contraction de ces
muscles ; peuvent aussi produire diverses irrégularités de la chaleur vitale des parties que ces nerfs
pénètrent. Ces altérations des nerfs affaiblissent,
et troublent les forces de mouvement tonique des
solides, et de mouvement intestin des fluides ; par
lesquelles le Principe Vital devrait entretenir la
chaleur dans cette partie.

Dans les maladies nerveuses, il se produit
souvent très-rapidement dans tout le corps, ou

dans quelques-unes de ses parties , tantôt la sensation la plus vive de chaleur, et tantôt celle du froid
le plus cuisant (1).

C'est ainsi que dans des membres paralytiques ,
la chaleur peut être moindre , tandis que le pouls
reste bon ; comme l'a observé M. de Haen : que
Petit a vu un refroidissement de l'extrémité inférieure , causé par la compression du nerf sciatique
dans une luxation consécutive de la cuisse , etc.

M. Caverhill qui a pensé que la Chaleur Animale
est produite par le suc nerveux, a été conduit à
cette opinion par des expériences qu'il a faites sur
des animaux vivants ; où il a observé , que lorsqu'il
avait percé ou déchiré la moëlle épinière , la chaleur de l'animal souffrait de très-grandes diminu-

(1) MM. Wrisberg et Odier (*Biblioth. Britann.*, T. x , p. 349)
ont bien remarqué les variétés de refroidissement , et de bouffées
de chaleur, que les accès des maladies nerveuses causent en diverses parties.

M. Portal a bien observé que les différences de l'irritation nerveuse produisent dans divers enragés , ou un froid glacial , ou
une chaleur brûlante ; comme aussi en diverses parties du corps
du même hydrophobe.

Plater raconte qu'un homme comparait aux sensations de
douleur et de fourmillement que cause dans les deux doigts
extrêmes de la main , la contusion du nerf qui passe sur l'articulation du coude ; le sentiment d'ardeur insupportable qu'il
éprouvait, tantôt dans les extrémités des doigts des mains , et
des pieds ; tantôt dans les lèvres, ou la pointe du nez ; et qui
passait d'une de ces parties à l'autre ; et changeait tôt ou tard de
place.

tions ; tandis que le cœur continuait à se mouvoir, et même plus vite. D'autres observations ont donné lieu à l'assertion de MM. Rœderer et Wrisberg : que l'origine de la Chaleur Animale est dans le cerveau.

SECONDE SECTION.

DES MODIFICATIONS SINGULIÈRES QUI INDIQUENT DANS LE SIÉGE OU DANS L'ESPÈCE DE LA LÉSION DES NERFS D'UN ORGANE, LES PHÉNOMÈNES DIVERS DES AFFECTIONS PARALYTIQUES DE CET ORGANE.

SOMMAIRE. — Le sentiment et le mouvement peuvent être simultanément affaiblis, ou l'être exclusivement l'un de l'autre dans divers cas de paralysie d'un muscle. — La paralysie que déterminent les plaies de tête, et même les attaques d'apoplexie, affecte souvent les parties de la moitié du corps opposée au côté de la tête qui est lésé, (Expériences de Du Petit de Molinelli, etc.) — Réfutation de l'opinion des auteurs qui rapportent ce phénomène à un entrecroisement des petites fibres médullaires de l'origine des nerfs. — La pathologie indique fort bien que la moelle allongée et la moelle épinière sont partagées en deux moitiés distinctes.

Le cerveau a un mouvement tonique qui peut aller jusqu'à produire des contractions spasmodiques. Les deux moitiés du cerveau étant ainsi comme dans un état d'antagonisme perpétuel, si l'une vient à être affaiblie par une blessure, etc. l'autre moitié pourra être souvent affectée par la prédominance de ses forces toniques, d'un spasme, qui amène la paralysie du corps de son même côté, en y affaiblissant la con-

tinuité de l'origine des nerfs avec cette moitié de leur système.
— Si une irritation violente se continue dans la moitié
blessée du cerveau, celle-ci même peut être affectée de
spasme, et produire la paralysie de son côté. — Il en est à
cet égard de la moelle épinière comme du cerveau.

CCXIV.

Dans divers cas de paralysie semblablement
causée par obstruction ou par compression des
nerfs, l'organe paralysé peut conserver le sentiment du tact après avoir perdu le mouvement; retenir la faculté de se mouvoir, lorsqu'il a perdu
le tact; enfin avoir ce sentiment et son mouvement
affaiblis à des degrés très-différents.

On explique communément ces différences, en
disant que l'affection paralytique d'un organe peut
être causée par des lésions particulières, ou simultanées, ou inégales, des nerfs qui se portent aux
muscles; et d'autres nerfs séparés qui vont à la
peau. Mais ces différences ont lieu dans des cas où
l'on ne peut admettre que les nerfs des muscles,
et les nerfs cutanés soient séparés au-dessus de
l'endroit de la lésion qui cause la paralysie. C'est
ce que je vais éclaircir par un exemple.

Galien rapporte qu'un homme étant tombé d'une
voiture, et s'étant heurté à la partie supérieure du
dos; avait perdu depuis trente jours le sentiment
dans trois doigts de la main, et y avait conservé
le mouvement (dans le petit doigt, dans l'annulaire, et dans la moitié du doigt du milieu). On

avait appliqué inutilement plusieurs topiques sur ces doigts affectés.

Galien conjectura que dans la première origine du nerf qui sort sous la septième vertèbre du col, quelques parties avaient souffert une inflammation à la suite de la chute; et qu'elles étaient alors dans un état d'induration. Il jugea affectée la partie inférieure de ce dernier des nerfs cervicaux, qui se porte aux deux plus petits doigts et à la moitié du doigt du milieu (qu'il faisait par conséquent répondre à la branche du cubital (1) qui se distribue aux parties externes convexes de ces doigts). D'après cette vue, Galien fit appliquer un médicament approprié sur l'endroit de l'épine, où il jugea qu'était offensé le principe du nerf affecté; et il remédia ainsi à la paralysie des doigts.

Le succès de cette cure prouve seulement, que la cause de l'affection paralytique était la lésion de cette origine de ce nerf du bras; et que cette lésion fut corrigée par les effets salutaires du topique appliqué vers la dernière vertèbre du col. Mais ce succès ne prouve point la conjecture de Galien, sur la continuité distincte qui joint le rameau cutané du nerf cubital au dernier des nerfs cervicaux.

(1) Voyez les *Planches* d'Eustachi (deuxième édition d'Albinus), Tab. XIX, N° II, 48-49, 51; et Tab. XXI, N° II, 38.

En effet les nerfs des quatre dernières paires cervicales, qui se réunissent à ceux de la première paire dorsale pour former les nerfs brachiaux, s'entrelacent et se confondent de telle sorte; qu'il est impossible de déterminer auquel de ces nerfs cervicaux et dorsal appartient chaque branche des nerfs brachiaux.

De là il suit que dans les cas de paralysie, où le sentiment du tact est seul empêché; on est fondé à admettre que la lésion exclusive des nerfs cutanés a pour cause une lésion particulière d'un tronc de ces nerfs; lors même que leur origine ne peut être manifestement séparée dans ce tronc, de celle des nerfs qui vont aux muscles voisins. Il faut recourir dans ces cas à un ordre préétabli, qui a marqué aux sympathies nerveuses des limites constantes, quoique sans division physique; dans la substance d'un tronc commun de différents nerfs, ainsi que dans celle des ganglions et du cerveau.

CCXV.

Un phénomène des plus singuliers, entre ceux que présentent les affections paralytiques; est que la paralysie qui a lieu à la suite des plaies de tête, affecte communément les parties de la moitié du corps, opposée au côté de la tête qui a été blessé.

Cette observation qui remonte à Hippocrate,

a été confirmée par un très-grand nombre d'Auteurs : qui ont vu de plus que dans les affections apoplectiques, où une moitié du corps est paralytique ; il faut *communément* chercher la cause du mal dans l'hémisphère opposé du cerveau ; si du moins elle est dans un vice sensible de cet organe (1).

M. Du Petit et d'autres Anatomistes ont cru pouvoir expliquer ces phénomènes par l'entrelacement croisé de plusieurs petites fibres de la substance médullaire de l'origine des nerfs (2). Mais on peut faire contre cette opinion, deux objections qui paraissent être sans réplique.

(1) Il faut rapporter ici les expériences, où l'on a vu des symptômes paralytiques produits du côté opposé à l'hémisphère du cerveau qu'on avait seul blessé, suivant Petit, Saucerotte, Molinelli, Zinn, et autres.

(2) On a étendu une semblable assertion à la moëlle épinière. Mais M. Sabatier nie qu'il y ait aucunes fibres médullaires transverses, ni aucune communication nerveuse entre les différents côtés de la moëlle épinière (*Mémoires de l'Académie*, 1786, et *septième volume* des *Mémoires des Savants Etrangers*).

M. Soemmering a particulièrement vérifié le croisement des nerfs optiques. Il l'a mis presque hors de doute par ses observations sur des animaux qui avaient perdu un œil par accident, ou par consomption : ce qui fait un nouvel exemple intéressant *pathologiæ physiologiam informantis.*

M. Blumenbach rapporte (dans le *second Tome* de sa *Bibliot. Médic.*, p. 391) une observation analogue de Billmann sur le croisement des nerfs optiques.

M. Soemmering a parlé aussi de la décussation vraisemblable d'autres paires de nerfs du cerveau et de la moëlle épinière.

La première est celle de Morgagni, qui remarque, qu'il n'est que peu de fibres qui se croisent dans le grand nombre de celles qui vont des deux hémisphères du cerveau à la moëlle allongée : de sorte que si on suppose blessé l'hémisphère droit du cerveau, cet hémisphère est celui dont la moitié gauche du corps qui devient paralytique, reçoit le moins de fibres.

La seconde objection que je fais, et qui me semble également forte, contre cette explication mécanique vulgaire; est qu'on y suppose sans aucun fondement, qu'il faille regarder ces fibres croisées qui font partie de la substance médullaire, comme y étant isolées, avant qu'elles n'aient formé des nerfs distincts.

CCXVI.

Je vais proposer des *conjectures* que je crois pouvoir former pour rendre raison de ces faits extraordinaires, et de toutes leurs variétés qui ont été recueillies par Morgagni et par Haller.

La moëlle allongée, et la moëlle épinière sont partagées en deux moitiés que la Nature a bien distinguées (1), non par des séparations que l'A-

(1) M. Tissot soupçonne avec beaucoup d'apparence, que Galien dans certaines expériences qu'il dit avoir faites sur les nerfs, a décrit une opération idéale, telle qu'il l'imaginait; mais qu'il n'a jamais exécutée. Telle est, dit-il, l'expérience

natomie puisse manifester, mais par des traces invisibles et certaines ; que démontrent les faits (indiqués dans le dernier Chapitre) qui prouvent que les sympathies des deux moitiés droite et gauche du corps sont séparées entre elles.

On ne rapporte en général les hémiplégies qu'à la compression, l'obstruction, ou l'atrophie de la moitié de la substance médullaire du cerveau, ou de la moëlle épinière qui est du même côté ; et qui produit les nerfs de la moitié du corps paralysée.

Mais il me semble qu'il faut reconnaître aussi entre les causes que peut avoir l'hémiplégie ; le resserrement spasmodique de la moitié de cette substance médullaire, qui est du même côté que la moitié du corps paralysée. Car ce spasme peut faire une sorte d'étranglement, qui suffise pour affaiblir la continuité de l'origine des nerfs avec la moitié de leur système qui vient de ce côté de la substance médullaire.

La substance du cerveau a un mouvement tonique, ou faible dans l'état naturel. Rien n'empêche que ce mouvement ne puisse être augmenté par irritation dans une partie du cerveau, jusqu'à produire des contractions spasmodiques très-vives : et

dont parle Galien sur la section de la moëlle épinière, qu'on peut faire longitudinalement, sans qu'il suive aucune affection paralytique ; si l'une des moitiés de cette moëlle n'est coupée transversalement.

ce spasme peut sans doute s'accroître et se fixer jusqu'à avoir des effets analogues à ceux d'une ligature.

De semblables augmentations du mouvement tonique du cerveau se sont manifestées dans une expérience qu'a faite M. Schlichting (1). Ayant plongé un stylet dans la moëlle allongée d'un chien vivant, pour exciter des convulsions, et porté en même temps son doigt à l'endroit de la blessure, dans la substance médullaire du cerveau ; il a aperçu très-distinctement que la substance de ce viscère pressait autour de son doigt avec une sorte de palpitation, qui se continuait aussi longtemps que duraient les convulsions. Il a fait vérifier ce fait par d'autres personnes. Il a observé de plus un semblable frémissement du cerveau, durant les convulsions spontanées qui survenaient à un animal qu'on faisait périr par une hémorragie funeste.

Les deux moitiés droite et gauche de la moëlle du cerveau et de celle de l'épine, qu'on doit regarder comme séparées, relativement à leur influence sur le système nerveux ; puisqu'elles sont pareillement douées de forces toniques, doivent être considérées comme étant dans un état d'antagonisme perpétuel.

(1) *Mémoire prés. à l'Académie des Sciences de Paris*, T. i, p. 120.

C'est pourquoi si l'une de ces moitiés vient à être extrêmement affaiblie par une blessure, ou une cause d'apoplexie, tandis que l'autre reste avec sa force entière; celle-ci pourra être affectée d'un spasme, qui pourra survenir très-souvent (et non nécessairement) à la prédominance de ses forces toniques; de même que le spasme survient dans un muscle dont l'antagoniste vient à être coupé ou paralysé.

CCXVII.

Ainsi on peut croire que les hémiplégies qui viennent à la suite des plaies de tête, ou des apoplexies, sont causées très-souvent par une affection spasmodique de la moitié correspondante de la substance médullaire du cerveau; qui est antagoniste de celle qu'a affaiblie la blessure, ou quelqu'autre lésion organique.

Dans d'autres cas, la moitié de la substance médullaire du cerveau, dont le spasme cause la paralysie de la moitié correspondante du corps; peut être celle même qui a été blessée ou autrement lésée; si elle continue toujours à souffrir des piqûres ou d'autres irritations violentes.

Haller a dit que les blessures d'un côté de la moëlle épinière ne sont jamais suivies de paralysie du côté opposé. Mais cette assertion peut être trop générale. Le contraire est rendu probable par l'observation suivante qu'a rapportée Stalpart Van der Wiel (1).

Un jeune homme ayant reçu un coup d'épée à la poitrine, perdit la faculté de parler (sans doute par une lésion des nerfs récurrents); et en même temps il devint paralytique du bras et de la jambe du côté opposé à celui de la blessure. Dans la suite il recouvra la parole, et le mouvement de la cuisse presqu'entièrement; mais non celui de la main.

Il paraît que dans ce cas singulier, une moitié de la moëlle épinière fut fortement affaiblie par la sympathie d'une blessure que souffrit quelqu'un des nerfs costaux du même côté : et que l'autre moitié de cette moëlle fut attaquée par une suite de son antagonisme, d'une affection spasmodique; qui paralysa les parties dont elle produisait les nerfs.

On peut rapporter ici, et expliquer d'une manière analogue, par un spasme de la moëlle épinière (mais excité dans toute sa partie inférieure), un autre fait singulier qu'a publié Morgagni (2); d'un homme qui ayant reçu une blessure pénétrante dans la cavité de la poitrine; eut un nerf costal piqué (comme l'indiquait une douleur qui répondait à la partie antérieure du corps dans la direction de ce nerf); et devint peu avant de mourir, paralytique de la moitié inférieure du corps.

—————

(1) *Cent. I, Observ. XXXI.*

(2) *De Sedibus et Causis Morb. Epist. LIII. N*° 19.

TROISIÈME SECTION.

DES PRINCIPALES EXCEPTIONS A LA CESSATION IMMÉDIATE ET CONSTANTE DES FONCTIONS DE TOUT ORGANE, DONT LES NERFS SOUFFRENT UNE LÉSION GRAVE.

SOMMAIRE. — Dans les animaux à sang froid, la conservation des fonctions des organes n'est pas liée à l'intégrité de sympathie de leurs vaisseaux avec le système vasculaire; et elle ne l'est que faiblement à l'intégrité de sympathie de leurs nerfs avec le système nerveux. — Différences dans le degré de force des liens de la vie selon l'âge des animaux. — La contractilité du cœur, des artères, etc. des muscles de la respiration et du diaphragme, dépend moins de l'intégrité de leurs nerfs que celle des autres muscles ; comme on le voit dans les attaques d'apoplexie qui ne sont pas très-fortes.

Les lésions des nerfs, même très-graves, qui s'établissent peu à peu, ne font pas cesser les fonctions des organes. — Elles se rétablissent après la section des nerfs, par l'effet des rameaux nerveux qui reproduisent la sympathie des nerfs avec leur système. — On a rapporté ce retour des fonctions à la régénération des nerfs. (Doutes de Fontana et de Soemmering sur cette régénération.) — La sympathie d'une artère liée se rétablit par le moyen des artères collatérales. — Le Principe Vital s'accoutumant à ces lésions graduées, ces petites branches peuvent entretenir bientôt une communication suffisante avec leur système.

CCXVIII.

Je vais exposer successivement ces exceptions principales, qui ne détruisent point la généralité du rapport que j'ai établi; entre la conservation des fonctions de chaque organe, et l'intégrité de la sympathie des nerfs de cet organe avec le système nerveux.

1° Dans les animaux à sang froid, la conservation des fonctions des organes n'est point liée à l'intégrité des sympathies des vaisseaux de ces organes avec leurs systèmes; et elle est liée beaucoup plus faiblement que dans les animaux à sang chaud, à l'intégrité des sympathies de leurs nerfs avec le système nerveux.

Ainsi M. Fontana a vérifié dans un très-grand nombre d'animaux à sang froid, que le muscle n'est point empêché de se mouvoir, comme il l'est dans les animaux à sang chaud; après qu'on a lié son artère ou sa veine (1).

On sait que les animaux à sang froid vivent, et se meuvent plusieurs heures après qu'on leur a ôté le cœur; et que diverses parties de leurs corps continuent à se mouvoir pendant un temps fort long, après que leurs nerfs n'ont plus de communication avec le cerveau.

(1) *Ricerche Filosofiche sopra la Fisica animale*, T. III, p. 167-9.

M. Monro le Fils a vu qu'en coupant les nerfs qui vont aux jambes de derrière d'une grenouille, on leur faisait perdre sur le champ le mouvement et la sensibilité (ce qui est conforme à l'observation générale sur la dépendance où l'action des muscles est de l'intégrité de leurs nerfs) : mais que l'action des vaisseaux se soutenait sans affaiblissement pendant plusieurs mois (1).

Redi a vu que la tortue peut vivre six mois, après qu'on lui a enlevé tout le cerveau; sans autre mal sensible que d'avoir les yeux fermés pour toujours.

Il paraît que cette différence tient à ce que les liens de la vie, que forment les sympathies des systèmes principaux des parties similaires, sont beaucoup moins étroitement resserrés dans les animaux à sang froid.

Dans ces animaux, la circulation du sang est plus languissante ; les battements du pouls se font à de plus grands intervalles : les mouvements de la respiration sont plus rares. Ceux-ci sont souvent suspendus pendant longtemps, et avec des intervalles très-inégaux, et peuvent être fort longtemps arrêtés dans le vide, etc. (2).

(1) *Essays and Observ. Physical and Litterary*, T. III, pag. 296.

(2) M. Blumenbach a présenté la même idée que j'avais indiquée ici. Il a dit qu'une moindre influence d'une classe de fonctions sur une autre classe dans les amphibies, est prouvée

CCXIX.

Il semble que c'est par une raison analogue, que le cœur dont la communication avec le cerveau est interceptée, conserve plus longtemps ses mouvements dans les animaux à sang chaud qui sont jeunes, que dans les vieux; ainsi que Whytt l'a observé. Sans doute les liens de la vie sont moins forts dans le premier âge, où ils n'ont point acquis ce degré de puissance que l'habitude leur ajoute dans la suite.

2° Il est des organes principaux, où les fonctions ne cessent point aussitôt; mais se perpétuent quelque temps, après qu'on a détruit la sympathie de leurs nerfs avec tout le reste du système nerveux.

C'est ce qu'un grand nombre d'expériences connues a démontré par rapport aux mouvements du cœur.

Les forces des instestins survivent singulièrement à la conservation de l'intégrité de sympathie de leurs nerfs avec le système nerveux. Elles peu-

par les expériences de Redi, et autres semblables qu'on a faites sur la tortue.

M. Blumenbach a dit aussi, que par l'exemple des grenouilles, qui sautent après qu'on leur a arraché le cœur, et détruit les poumons; on voit combien dans ces animaux, les mouvements du cœur, et la circulation du sang influent peu sur l'action du système nerveux; tandis que dans les animaux à sang chaud, la sympathie de ces systèmes est si intime et si puissante.

vent même déployer plus d'énergie, lorsque leur communication est rompue avec les forces du reste du corps. MM. Caldani et Fontana ont vu que les intestins, qui se meuvent à peine dans un animal qu'on ouvre vivant ; aussitôt qu'il est mort, font des mouvements fort vifs, qui se continuent pendant des heures entières.

M. Fontana a observé dans les animaux tués par le coup foudroyant de l'électricité (dans lesquels il dit que l'irritabilité des fibres était généralement détruite), que néanmoins les intestins ne perdaient que peu ou point de la force de leurs mouvements.

On peut présumer que la vitalité singulière du cœur et des intestins est relative à ce qu'ils sont pendant tout le cours de la vie continuellement excités ; comme étant les instruments essentiels des fonctions de la circulation du sang, et de la digestion des aliments ; et comme étant principalement affectés par les sympathies des organes qu'unit l'analogie de ces mêmes fonctions.

Quoique la destruction des nerfs du cœur produise la cessation de ses mouvements, ou la mort (1) ; la ligature des nerfs de cet organe n'en arrête pas les mouvements *en peu de temps* (2). Ces mouvements ne sont point excités par l'irritation

(1) Haller, *Physiol.*, T. i, p. 465.

(2) Haller, *Physiol.*, T. iv, p. 526.

des nerfs du cœur (1), quoiqu'ils puissent l'être
par l'irritation de la moëlle épinière.

CCXX.

Il est prouvé par ces faits, ainsi que par l'irritabilité forte et durable du cœur, lorsqu'il vient
d'être séparé du corps d'un animal vivant ; que le
Principe de la Vie, qui est spécialement inhérent
dans cet organe, lorsqu'il en opère les mouvements ; a beaucoup moins de relation sympathique
nécessaire avec le système des nerfs, qu'il n'en a
dans presque tous les autres muscles.

Je remarque que la force vitale de contraction
des artères, qui produit leurs pulsations, dépend
aussi beaucoup moins de l'intégrité des nerfs, qui
doit conserver la sympathie des nerfs de chaque
organe avec le système nerveux ; que n'en dépend
la force de contraction de presque tous les muscles.

Le Principe Vital a aussi la faculté (qu'il paraît
devoir à la répétition perpétuelle des mouvements
de la respiration) de continuer les contractions
alternatives du diaphragme et des muscles intercostaux ; pendant quelque temps après l'interception de la sympathie de leurs nerfs. Ces nerfs
viennent presque uniquement de la moëlle épinière
(si l'on excepte quelques-uns des nerfs du dia-

______

(1) Haller, *Physiol.*, T. 1, p. 463, et *Præf. ad* T. vii, p. ix.

phragme) : et cependant après qu'elle a été coupée transversalement, le jeu des muscles de la respiration ne cesse point tout-à-coup.

Cæsalpin semble avoir remarqué le premier, que dans les bœufs qu'on fait périr en coupant la moëlle épinière dans son principe; les mouvements de la respiration subsistent encore quelque temps, quoiqu'ils reviennent à de plus longs intervalles.

On peut rapporter à ces considérations ; comment les mouvements du cœur, des intestins, et de la respiration survivent plus ou moins longtemps à tous les autres ; dans les attaques d'apoplexie qui ne sont point portées au plus haut degré de violence.

La lésion de la sympathie nerveuse est plus constamment liée avec le défaut d'action dans les organes dont les fonctions sont moins importantes, et moins assidûment répétées. On peut rapporter à ce principe ; que dans l'affection comme apoplectique que produit une dose trop forte d'opium, les extrémités sont les premières parties qu'occupe la paralysie, et les dernières qu'elle abandonne (ainsi que M. Cullen l'a observé).

CCXXI.

3° Les fonctions des organes peuvent subsister avec une lésion très-grave de leurs nerfs, lorsque cette lésion s'est établie peu à peu; tandis que ces fonctions eussent été détruites par une semblable lésion, si elle fût survenue tout-à-coup.

C'est ce dont on a eu des exemples dans les cas d'hydropisie, où l'on a trouvé que les nerfs étaient fortement comprimés par des humeurs aqueuses et gélatineuses accumulées dans l'intérieur de leurs enveloppes; sans que les malades eussent éprouvé aucun symptôme de paralysie.

Morgani a vu un anévrisme de l'artère sous-clavière droite; qui avait fait une compression continuelle et toujours croissante des nerfs brachiaux placés sous l'aisselle; sans avoir jamais causé aucune douleur ou tumeur, ni aucun engourdissement dans le bras droit. Cependant la faiblesse et l'atrophie du bras succèdent (comme Monro l'a remarqué) aux compressions que ces nerfs éprouvent par l'application fréquente des crosses ou d'autres corps durs, qui ne peut être graduée et continue.

La moëlle épinière peut souffrir, sans qu'il en résulte prochainement des accidents graves, des compressions qui vont en croissant par des gradations lentes; tandis que des compressions de la moëlle épinière également profondes, si elles sont faites soudainement, causent des paralysies très-étendues, et des affections mortelles. Cela est rendu manifeste dans plusieurs sujets, chez qui le rachitis produit dans la colonne vertébrale de très-grands dérangements, auxquels il faut que la moëlle de l'épine se plie et s'accoutume (1).

Une lésion très-grave de la substance même du cerveau peut se former par des gradations lentes ; sans aucune dépravation sensible des fonctions des organes qui sont généralement liées avec la liberté des sympathies nerveuses.

On a de nombreux exemples de fœtus (venus à terme) et d'enfants qui ont péri d'hydrocéphale ; chez lesquels on a trouvé le cerveau, le cervelet, et la moëlle épinière résouts en eau, ou réduits à l'épaisseur d'une simple membrane. Ces sujets avaient dû survivre longtemps à ces dégénérations graduées ; qui étant soudaines, eussent été aussitôt funestes (2).

(1) Entre les faits de ce genre, un des plus singuliers est celui qu'indique une pièce osseuse, qui est décrite dans le Troisième Volume de l'*Histoire Naturelle* de MM. de Buffon et Daubenton.

Dans cette pièce, la première vertèbre est soudée avec l'occipital ; et l'ouverture de cette vertèbre ne répond pas au trou de l'occipital, de sorte que la moëlle de l'épine a dû être fort comprimée à sa partie la plus supérieure. Mais cette compression n'a pu s'accroître à ce point que peu à peu : car on sait que des lésions aussi fortes survenant tout-à-coup au haut de la moëlle de l'épine, font périr sur le champ ; et qu'étant moins considérables, elles causent une paralysie mortelle, de tout le corps qui est au-dessous de la tête et du cou.

(2) Schneider dit que plusieurs enfants, qui ayant péri d'hy-

Dans des têtes de bœufs qui avaient toutes les apparences de la santé, lorsqu'on les a égorgés: on a trouvé des concrétions qui ont fait croire que leur cerveau s'était pétrifié. Vallisneri a fait voir que de semblables concrétions sont formées par le suc osseux, qui vient des cornes et du crâne; qui s'extravase après quelque impression violente ou par quelque autre cause, rompt la dure-mère ou la pénètre, se répand sur le cerveau, et s'y coagule en se moulant aux inégalités de la surface intérieure du crâne.

Mais on doit toujours reconnaître que ces concrétions, qui n'ont point empêché sensiblement dans ces animaux l'exercice des fonctions du système nerveux; n'ont pu que fouler et rappetisser extraordinairement le cerveau : ce qui n'eût pu se faire tout-à-coup, sans arrêter ces fonctions, en même temps que la liberté des sympathies nerveuses.

CCXXII.

4° Dans une lésion soudaine et considérable des nerfs principaux d'un organe, la fonction propre à cet organe est d'abord arrêtée : mais ce désordre est

drocéphale, présentaient cette corruption du cerveau par l'eau surabondante; ont conservé assez bien jusqu'à leur dernier moment, le degré d'intelligence qui convenait à leur âge.

quelquefois corrigé, de telle sorte que la fonction de cet organe se reproduit comme auparavant. La sympathie des nerfs de cet organe avec leur système s'y renouvelle probablement dans ces cas rares, avec une activité suffisante; par le moyen des rameaux nerveux qui y étaient restés entiers, mais trop faibles, ou qu'une affection sympathique avait d'abord altérés.

Valsalva a vu après une opération de l'anévrisme au bras, où le nerf avait été lié avec l'artère; le sentiment et le mouvement du bras être immédiatement arrêtés; et néanmoins l'usage de ce bras être parfaitement rétabli au bout de huit ou neuf mois (1).

Schlichting a vu que la section d'un nerf commun à deux doigts, leur fit perdre le senti-

(1) Cette observation de Valsalva est rapportée par Morgagni dans les *Mémoires de l'Académie de Bologne.*

On lit aussi dans ces Mémoires les histoires données par Molinelli, de deux malades; qui, ayant eu dans l'opération de l'anévrisme au bras, le nerf lié avec l'artère, recouvrèrent au bout de trois mois l'usage entier de ce bras : quoique la ligature faite à ce nerf eût causé sur le champ une perte totale de mouvement et de sensation dans les parties inférieures.

Whytt dit que ce mouvement a été recouvré d'une manière qui nous est inconnue; et que le nerf lié que Molinelli trouva plusieurs années après, dans un cas semblable, être devenu plus épais; devint par là au bout de quelques mois propre à faire ses fonctions (conjecture qui n'explique rien).

ment, qu'ils recouvrèrent ensuite peu à peu, etc.

Si on coupe à un chien vivant les nerfs récurrents, ou ceux de la paire vague; il perd aussitôt la voix. Mais il la recouvre souvent au bout de quelques jours, comme l'ont vérifié Valsalva et M. Emett. Sans doute la sympathie nerveuse est alors rétablie avec assez de perfection, par des nerfs laryngiens qui viennent de la huitième paire supérieurement aux nerfs récurrents, et qui avaient été d'abord altérés sympathiquement (1).

M. Michaëlis a expliqué par la régénération des nerfs qui ont été coupés, le retour de la voix, que recouvrent au bout d'un certain temps, les chiens qui l'avaient perdue par la section des nerfs récurrents de l'un et de l'autre côté.

Il a regardé comme l'effet d'une semblable régénération des nerfs, le retour des douleurs fixes au visage, qui ayant été dissipées par la section du nerf sous-orbitaire, reviennent au bout de quelque temps; de sorte qu'il faut répéter cette section

____

(1) Il n'y a pas d'apparence que personne adopte l'idée de Morgagni (*De Sedibus et Caus. Morb. Epist. LII*, N° 56); qui a cru que dans des cas semblables, les passages de l'intérieur des petits nerfs qui se portent à l'organe dont les principaux nerfs ont été coupés, ne peuvent s'ouvrir aux esprits animaux, qu'après que ces esprits ont fait assez longtemps effort pour y pénétrer.

(comme l'ont observé Albinus, Sandifort, Schlichting, etc.).

M. Michaëlis rapporte à cette régénération des
nerfs coupés, plusieurs cas qu'il a vus en Amérique; où à la suite de blessures de troncs nerveux,
le mouvement et le sentiment avaient été d'abord
perdus dans les membres auxquels ces troncs
se distribuaient; et y étaient ensuite revenus au
bout d'un temps plus ou moins long (1).

(1) M. Michaëlis assure avoir reconnu cette régénération des
nerfs, dans des chiens et d'autres animaux, chez qui il avait
coupé des nerfs à dessein de la vérifier. Il dit qu'elle a lieu souvent, lorsqu'on a détruit un ou deux pouces de la substance du
nerf ; que le nerf produit alors les mêmes effets que s'il n'avait
pas été coupé, lorsqu'on irrite la partie régénérée, comme
celle qui est au-dessus ou au-dessous; que cette partie régénérée
se continue insensiblement avec les autres, et est seulement
plus mince, etc.

Des expériences qui paraissent confirmer cette régénération
des nerfs ont été faites par M. Nannoni, et par M. Arnemann.
Celui-ci a vu que le mouvement était revenu dans le membre
auquel se distribuait le nerf qui avait été coupé; aussitôt que
les extrémités de ce nerf avaient été rejointes parfaitement;
quoique un bout inférieur de ce nerf restât flétri, et n'eût point
de sensibilité.

Cependant M. Fontana a proposé quelques doutes sur des cas
où l'on a cru voir une véritable reproduction des nerfs
(voyez son *Traité sur les Poisons*, T. II, p. 177). M. Sœmmering
nie aussi qu'il se fasse une véritable reproduction du nerf coupé,
dont les bords sont seulement réunis.

CCXXIII.

J'observe que la sympathie d'une artère avec son système, après avoir été interceptée par la ligature de ce vaisseau; peut de même, lorsque le Principe Vital s'est habitué à cette ligature, se rétablir par le moyen des artères collatérales, qui avaient été d'abord trop faibles pour entretenir cette sym-pathie.

L'opération de l'anévrisme (au bras) par la ligature peut réussir; non-seulement lorsque ce n'est pas le tronc de l'artère brachiale qui a été lié, et lorsque l'artère brachiale se divise au haut du bras (comme on l'observe en certains sujets) : mais encore si des branches collatérales (supérieures) du tronc de l'artère brachiale, qui a été lié, peuvent verser le sang dans les grosses branches que ce tronc fournit à l'avant-bras, et avec lequel elles s'anastomosent (1).

Il est souvent arrivé que le pouls, qui d'abord après cette opération, n'avait plus été sensible

(1) Voyez les *Réflexions* de Monro sur l'Anévrisme (*Mém. d'Edimbourg*, T. II, Art. XVII), où il a expliqué par des figures, différentes divisions qu'a l'artère brachiale dans divers sujets.

dans la main (parce que l'artère brachiale avait été
liée); y a recommencé à battre quelque temps
après.

Dans un cas semblable, Molinelli ayant disséqué
le sujet , trente ans après que l'opération de l'anévrisme avait été faite par Valsalva; trouva que la
communication entre la partie supérieure du tronc
de la brachiale , et les artères radiale et cubitale ;
s'était faite par un vaisseau latéral qui formait un
très-grand nombre de plis et de replis et qui était
fort délié.

Morgagni dit avec raison (1) qu'il est très-difficile de concevoir comment cette artère radiale
recevant si peu de sang, et par une artère si
flexueuse ; le pouls était redevenu chez cet homme
aussi fort dans ce bras que dans l'autre.

Il faut reconnaître que dans des cas semblables , le Principe Vital ayant cessé d'opérer
les pulsations de l'artère radiale d'abord après
la ligature du tronc de la brachiale ; s'accou—
tume plus tôt ou plus tard à une lésion aussi
grave de ce tronc ; de manière que lorsque la
sympathie avec le système artériel est assez
fortement renouvelée par le moyen de petites

(1) *De Sed. et Caus. Morbor. Epist. L , N° 8.*

branches du même tronc, la radiale peut reproduire ses pulsations (1).

(1) J'explique d'une manière analogue, l'observation suivante d'Acrell, qui est rapportée dans le trente-huitième Volume des *Mémoires de l'Académie de Suède.*

Un tronc de l'artère fémorale gauche ayant été blessé, on y fit des ligatures au-dessus et au-dessous de l'anévrisme : le malade fut guéri, et son extrémité inférieure gauche resta en bon état.

M. Martin dit (*ibid.*) que la nutrition de cette extrémité put se faire par d'autres vaisseaux ; d'autant que des rameaux de l'artère fémorale superficielle s'anastomosent avec des rameaux de l'artère fémorale profonde. Cependant il ajoute que ce moyen de nutrition est peu considérable, si on le compare avec la grandeur de l'extrémité inférieure.

Mais cette difficulté est levée, si l'on suit une manière de voir analogue à celle que j'indique en cet endroit ; pour expliquer le retour du pouls dans un bras, où il avait été arrêté pendant quelques jours, après qu'un anévrisme de l'artère brachiale avait été opéré par la ligature.

Sans doute il est arrivé de même dans le cas précédent ; que de petits rameaux communiquant des artères fémorales superficielle et profonde, avaient porté le sang dans la partie inférieure du tronc de l'artère fémorale, qui avait été liée (comme la supérieure) dans l'opération de l'anévrisme : que la sympathie de cette partie inférieure avec le système général des artères s'était alors renouvelée par degrés ; et qu'au bout de quelque temps, cette sympathie étant rétablie, le Principe Vital avait conservé entièrement la faculté de nourrir l'extrémité blessée.

FIN DU TOME PREMIER.

[illegible]

TABLE DES MATIÈRES

CONTENUES DANS LE TOME PREMIER.

FIN DE LA TABLE DU TOME PREMIER.